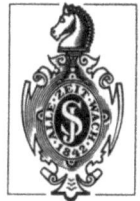

J. Petres · M. Hundeiker

Korrektive Dermatologie

Operationen an der Haut

Mit einem Geleitwort von K. W. Kalkoff

Springer-Verlag
Berlin · Heidelberg · New York 1975

Priv.-Doz. Dr. Johannes Petres, Universitäts-Hautklinik Freiburg i. Br.

Professor Dr. Max Hundeiker, Zentrum für Dermatologie, Andrologie und Venerologie der Universität Gießen

Photographische Dokumentation: Frieder Kaut und Lilo Goerke Universitäts-Hautklinik Freiburg i. Br.

Mit 84 Abbildungen und 21 Tafeln

ISBN-13: 978-3-642-66036-8
DOI: 10.1007/978-3-642-66035-1

eISBN-13: 978-3-642-66035-1

Das Werk ist urheberrechtlich geschützt. Die dadurch begründeten Rechte, insbesondere die der Übersetzung, des Nachdruckes, der Entnahme von Abbildungen, der Funksendung, der Wiedergabe auf photomechanischem oder ähnlichem Wege und der Speicherung in Datenverarbeitungsanlagen bleiben, auch bei nur auszugsweiser Verwertung, vorbehalten.
Bei Vervielfältigungen für gewerbliche Zwecke ist gemäß § 54 UrhG eine Vergütung an den Verlag zu zahlen, deren Höhe mit dem Verlag zu vereinbaren ist.
© by Springer-Verlag Berlin Heidelberg 1975.
Softcover reprint of the hardcover 1st edition 1975
Library of Congress Cataloging in Publication Data. Petres, J. 1934— Korrektive Dermatologie. Bibliography: p. . Includes index. 1. Skin-Surgery. 2. Skingrafting. I. Hundeiker, M., 1937— joint author. II. Title. [DNLM: 1. Skin-Surgery. WR650 P494] RD520.P47 617'.477 74-26876
Die Wiedergabe von Gebrauchsnamen, Handelsnamen, Warenbezeichnungen usw. in diesem Werk berechtigt auch ohne besondere Kennzeichnung nicht zu der Annahme, daß solche Namen im Sinne der Warenzeichen- und Markenschutzgesetzgebung als frei zu betrachten wären und daher von jedermann benutzt werden dürften.
Satz, Druck und Bindearbeiten: Universitätsdruckerei H. Stürtz AG Würzburg

Unserem Lehrer in der Dermatologie
K. W. Kalkoff

Geleitwort

Die fachliche Zuordnung der korrektiven Dermatologie als Grenzgebiet verschiedener Disziplinen der Medizin ist wie bei jedem Grenzgebiet nicht unumstritten. In der Dermatologie besitzt sie seit Ende des vorigen Jahrhunderts einen festen Platz. Das nimmt nicht wunder, da eine Reihe dermatologischer Fachvertreter der ersten Stunde der Chirurgie entstammen. Ich nenne nur den Wiener E. Lang, berühmt durch seine Lupus-Plastiken, und den Tübinger K. Linser, einen der Väter der Verödungstherapie von Varizen. Prominente Vertreter einer späteren, chirurgisch interessierten und engagierten Dermatologen-Generation waren H. T. Schreus und C. Moncorps. In ihren Kliniken wurde eine technisch anspruchsvolle korrektive Dermatologie gelehrt und ausgeübt.

Derjenige Dermatologe, der konservative, radiologische und auch operative Behandlungsmethoden beherrscht, dessen Behandlungsmöglichkeit also nicht von der Methode abhängt, wird seine Patienten am besten betreuen können. Es muß das Ziel der dermatologischen Weiterbildung sein, die Kenntnisse zu vermitteln, die ihm diese Entscheidungsfreiheit ermöglichen. Dazu gehören die Grundlagen der korrektiven Dermatologie, aber auch die Kenntnis der aus den verschiedensten Gründen gezogenen Grenzen. Deren Verlauf bestimmen in der korrektiven Dermatologie nicht nur technische Voraussetzungen, bester Wille und Engagement, sondern auch Talent.

Es ist mir als Schüler und langjährigem Mitarbeiter von C. Moncorps, der sich noch als vom Tode Gezeichneter mit einer leider im Ansatz steckengebliebenen monographischen Darstellung der korrektiven Dermatologie befaßt hat, eine besondere Freude, daß frühere und derzeitige Mitarbeiter mit ihrer Arbeit eine Tradition fortsetzen.

Ich wünsche dieser Monographie, die dem an der korrektiven Dermatologie Interessierten die Möglichkeit zur Auseinandersetzung und zur Weiterbildung gibt, eine erfolgreiche Aufnahme innerhalb und außerhalb unseres Fachgebietes.

K. W. KALKOFF

Inhaltsverzeichnis

1.	*Einleitung*	1
2.	*Operations-Indikationen in der Dermatologie*	2
2.1.	Tumoren, Präblastomatosen, Cysten und Fehlbildungen	2
2.1.1.	Benigne epitheliale Tumoren	2
2.1.2.	Cysten	6
2.1.3.	Präcancerosen	7
2.1.4.	Carcinome	9
2.1.5.	Pseudocancerosen	10
2.1.6.	Basaliome und verwandte Tumoren	11
2.1.7.	Benigne Tumoren der pigmentbildenden Zellen . . .	12
2.1.8.	Prämaligne und maligne Neubildungen der Pigmentzellen	15
2.1.9.	Benigne Tumoren und Pseudotumoren des Bindegewebes	16
2.1.10.	Semimaligne und maligne Tumoren des Bindegewebes	18
2.1.11.	Tumoren des Fettgewebes	18
2.1.12.	Benigne Lymphoplasien der Haut	18
2.1.13.	Maligne Lymphome und Hämoblastosen	19
2.1.14.	Benigne Tumoren der Gefäße und der glatten Muskulatur	19
2.1.15.	Vasculäre Naevi	21
2.1.16.	Semimaligne und maligne Gefäßtumoren	21
2.1.17.	Tumoren der Nerven und Nervenscheiden	22
2.1.18.	Dysplasien, Hyperplasien, Fibrosen	22
2.2.	Entzündliche und funktionelle Hautveränderungen . .	22
2.2.1.	Von Haarfollikeln und Talgdrüsen ausgehende Entzündungen	22
2.2.2.	Von Schweiß-, Duft- und Schleimdrüsen ausgehende Entzündungen	24
2.2.3.	Gefäßgebundene chronisch entzündliche Prozesse . .	24
2.2.4.	Zur Haut fortgeleitete entzündliche Prozesse	25
2.2.5.	Narbig-entzündliche Zustandsbilder und postthrombotisches Syndrom	25
2.2.6.	Fremdkörperbedingte und traumatische Veränderungen	27
2.2.7.	Funktionelle und kosmetische Störungen	29
2.2.8.	Nagelveränderungen	29

3.	*Grundlagen der Dermatochirurgie*	31
3.1.	Indikationen und Voraussetzungen	31
3.2.	Operationsbesteck	33
3.3.	Prä- und postoperative Betreuung	34
3.4.	Anaesthesieverfahren	35
3.4.1.	Allgemeines	35
3.4.2.	Lokalanaesthesie	36
3.4.3.	Allgemein-Anaesthesie	37
3.5.	Schnitt- und Nahttechniken	37
3.5.1.	Allgemeines	37
3.5.2.	Einzelknopfnähte	37
3.5.3.	Haltenähte	38
3.5.4.	Fortlaufende Intracutannaht	38
3.5.5.	Entfernung der Nähte	38
3.6.	Operationstechniken	38
3.6.1.	Probeexcision	38
3.6.2.	Excision mit nachfolgender primärer Wundnaht	39
3.6.3.	Dehnungsplastik	39
3.6.4.	Nahplastiken	40
3.6.5.	Fernplastiken	43
3.6.6.	Glättungsverfahren der Haut	44
3.6.7.	Elektrochirurgie	45
3.6.8.	Currettage	46
3.6.9.	Chemochirurgie	46
4.	*Spezielle Techniken für verschiedene Körperregionen*	47
4.1.	Behaarter Kopf	47
4.1.1.	Allgemeines	47
4.1.2.	Rotationsplastik	47
4.1.3.	Doppelte Rotationsplastik	48
4.1.4.	Rotationsplastik, kombiniert mit freier Hauttransplantation	48
4.1.5.	Freie Vollhauttransplantation	49
4.1.6.	Tranplantation multipler Stanzbiopsien	49
4.1.7.	Entspannungsoperation der Kopfhaut	49
4.2.	Schläfenregion	49
4.2.1.	Allgemeines	49
4.2.2.	Verschiebeplastik von caudal	49
4.2.3.	Kombination von Verschiebeplastik und freier Hauttransplantation	51
4.2.4.	Rotationsplastik von dorsal	51
4.2.5.	Rotationsplastik von caudal	51
4.2.6.	Freie Hauttransplantation	51

4.3.	Stirn	51
4.3.1.	Allgemeines	51
4.3.2.	Rotationsplastik	52
4.3.3.	Verschiebeplastik von beiderseits temporal	52
4.3.4.	Doppelte Rotationsplastik	52
4.4.	Nase	53
4.4.1.	Allgemeines	53
4.4.2.	Schwenklappenplastik	54
4.4.3.	Doppelte Schwenklappenplastik	55
4.4.4.	Verschiebeplastik von lateral	56
4.4.5.	Verschiebeplastik von cranial	56
4.4.6.	Verschiebeplastik von caudal	57
4.4.7.	Rotationsplastik bei seitlichen Nasendefekten	57
4.4.8.	Rotationsplastik bei Nasenspitzendefekten	58
4.4.9.	Tunnellappen	58
4.4.10.	Rekonstruktion der Columella	60
4.4.11.	Insellappen	60
4.4.12.	Composite grafts	60
4.4.13.	Z-Plastik	60
4.4.14.	Freie Transplantation	60
4.4.15.	Rhinophym-Therapie	61
4.5.	Lippen	61
4.5.1.	Allgemeines	61
4.5.2.	Unterlippenplastik nach v. Langenbeck - v. Bruns	62
4.5.3.	Keilexcision	63
4.5.4.	Unterlippenplastik nach von Burow	63
4.5.5.	Plastik nach Estlander	64
4.5.6.	Schwenklappenplastik bei Unterlippendefekten	65
4.5.7.	VY-Plastik	65
4.5.8.	Mundwinkelerweiterungsplastik	65
4.5.9.	Schwenklappenplastik zur Deckung von Gewebsverlusten im Oberlippenbereich	66
4.5.10.	Verschiebeplastik nach von Burow (Oberlippe)	67
4.5.11.	Unterlippenplastik nach Spiessl	67
4.5.12.	Operative Therapie der Cheilitis granulomatosa (Melkersson-Rosenthal-Syndrom)	67
4.5.13.	Korrektur zu schmalen Lippenrots	67
4.6.	Lider	68
4.6.1.	Allgemeines	68
4.6.2.	Verschiebeplastik (Lidinnenwinkel)	68
4.6.3.	Schwenklappenplastik (Lidinnenwinkel)	69
4.6.4.	Verschiebe-Rotationsplastik (Oberlid)	69
4.6.5.	Verschiebeplastik (Unterlid)	69
4.6.6.	Rotationsplastik nach Imre	69
4.6.7.	Schwenklappenplastik (Unterlid)	71
4.6.8.	Korrektur schlaffer Lider	72

4.7.	Wangen	73
4.7.1.	Allgemeines	73
4.7.2.	Verschiebeplastik	75
4.7.3.	Schwenklappenplastik	75
4.7.4.	Rotationsplastik	75
4.8.	Äußeres Ohr, Prä- und Postauricularregion	75
4.8.1.	Allgemeines	75
4.8.2.	Keilexcision	75
4.8.3.	Ohrmuschelverkleinerungsplastik nach Trendelenburg	76
4.8.4.	Teilamputation der Ohrmuschel	76
4.8.5.	Ohrmuschelaufbauplastik bei Teildefekt	76
4.8.6.	Rotationsplastik	76
4.8.7.	Schwenklappenplastik	76
4.8.8.	Verschiebeplastik	78
4.9.	Kinn, Hals und Nacken	78
4.9.1.	Allgemeines	78
4.9.2.	Verschiebeplastik	78
4.9.3.	Rotationsplastik (seitlicher Kinn-Unterkieferbereich)	78
4.9.4.	Rotationsplastik (Hals)	80
4.9.5.	Doppelte Rotationsplastik	80
4.9.6.	Schwenklappenplastik	80
4.10.	Stamm	80
4.10.1.	Allgemeines	80
4.10.2.	Schwenklappenplastik	80
4.10.3.	Rotationsplastik	80
4.10.4.	Doppelte Rotationsplastik	80
4.10.5.	Freie Hauttransplantation	80
4.10.6.	Korrektur bei „Hängebauch"	81
4.11.	Axillen	82
4.11.1.	Allgemeines	82
4.11.2.	Schwenklappenplastik	82
4.11.3.	Rotationsplastik	82
4.11.4.	Operative Therapie der axillären Hyperhidrosis	83
4.12.	Männliche Genitalregion	83
4.12.1.	Dorsalincision	83
4.12.2.	Circumcision	84
4.12.3.	Phimose-Operation nach Rebreyroud	84
4.12.4.	Verschiebeplastik	84
4.12.5.	Amputation des Penis	84
4.12.6.	Defektdeckung im Scrotalbereich	85
4.12.7.	Freie Hauttransplantation	85
4.12.8.	Lymphangioplastik nach Handley und Ziemann	86
4.12.9.	Hodenbiopsie	86
4.12.10.	Varicocelenoperation	86

4.13.	Weibliche Genitalregion	86
4.13.1.	Vulvektomie	86
4.14.	Extremitäten	87
4.14.1.	Allgemeines	87
4.14.2.	Multiple Z-Plastiken	87
4.14.3.	Schwenklappenplastik	87
4.14.4.	Freie Hauttransplantation	87
4.14.5.	Operative Therapie des Ulcus cruris	87
4.15.	Hände und Füße	89
4.15.1.	Freie Hauttransplantation	89
4.15.2.	Schwenklappenplastik	89
4.15.3.	VY-Plastik	89
4.15.4.	Multiple Z-Plastiken	89
4.15.5.	Hochtouriges Fräsen	89
4.15.6.	Nagelextraktion	89
4.15.7.	Nagelextraktion kombiniert mit Keilexcision	89
4.15.8.	Keilexcision nach Emmet	89

Nachwort 90
Literaturverzeichnis 91
Sachverzeichnis 107
Bildtafeln 1–21 113

1. Einleitung

Die Entwicklung der Fachgebiete in der Medizin hat nicht zu einer Untergliederung nach einheitlichen Gesichtspunkten geführt. Manche Fächer sind durch Arbeit an bestimmten Organsystemen gekennzeichnet, wie Innere Medizin, Augenheilkunde, Hals-Nasen-Ohrenheilkunde, Orthopädie, Urologie oder Dermatologie. Einzelne sind durch angewendete Methoden (Chirurgie, Radiologie), andere durch Patientenalter (Pädiatrie, Geriatrie), Exposition (Arbeitsmedizin), pathogenetische Mechanismen oder Beschränkung auf bestimmte Krankheiten definiert. Überschneidungen der Tätigkeitsbereiche sind unvermeidlich und in vieler Hinsicht wünschenswert. Es gibt dementsprechend bereits Übersichtsdarstellungen der Grenzgebiete von Chirurgie und Dermatologie [99, 100, 400]. Eine kurze Einführung fehlte jedoch bisher.

Für die organbezogenen Fächer gilt, daß sie im Interesse einer guten Patientenversorgung alle Möglichkeiten der Diagnostik, Prävention und Therapie von Erkrankungen des betreffenden Organsystems umfassen müssen [480]. Die Operationen am Hautorgan sind deshalb so wenig von der Dermatologie zu trennen wie z.B. diejenigen am Auge von der Ophthalmologie oder die am Innenohr von der Otologie. Zum Teil sind sie wegen des nötigen technischen und personellen Aufwands an die Klinik gebunden. Gerade die häufig erforderlichen Maßnahmen sind jedoch meist mit den Mitteln der Praxis durchzuführen. Leider finden sie bisher in den dermatologischen Lehrbüchern oft nicht entsprechende Berücksichtigung [484].

Rechtzeitige kleine Operationen machen oft spätere große Eingriffe unnötig. Als einziges Organ ist die Haut in ganzer Ausdehnung sichtbar und zugänglich. Dadurch bietet sie besondere Möglichkeiten früher Erkennung und Behandlung, besonders bei Tumoren. Diese machen den Hauptanteil der Operationsindikationen in der Dermatologie aus. Auch jede nichtoperative Therapie von Geschwülsten hat mit der Biopsie zur histologischen Diagnosesicherung eine kleine Operation zur Voraussetzung. Eine Behandlung ohne diese Sicherung dürfte selten zu rechtfertigen sein [15, 151, 473]. Hierfür sind praxisgerechte Techniken wie die Stanzbiopsie entwickelt worden [252, 253, 367, 479]. Häufig ist es jedoch ökonomischer, gleich anstelle einer Biopsie die nicht viel ausgedehntere radikale Entfernung des Herdes durchzuführen [411].

Zur Auseinandersetzung mit den vorhandenen therapeutischen Möglichkeiten und den damit erzielbaren Resultaten und Spätfolgen beizutragen, soll Aufgabe des vorliegenden Buches sein. Es soll und kann nicht dem dermatochirurgisch Tätigen die Beschäftigung mit der umfangreichen Spezialliteratur ersetzen. Es soll vielmehr eine erste Einführung in die für die praktische Dermatologie interessanten Techniken sein. Es ist in drei Abschnitte gegliedert: eine Übersicht operativ zu behandelnder dermatologischer Krankheitsbilder und dafür geeigneter Verfahren, eine kurze Zusammenstellung wichtiger operativer Methoden sowie eine Darstellung der Möglichkeiten des Vorgehens in verschiedenen Körperregionen. Diese ist insofern wesentlich, als die Wahl der

Operationsmethoden häufig durch Besonderheiten der Lokalisation bedingt wird. Wo am Stamm noch eine primäre Naht oder Dehnungsplastik möglich ist, erfordert z.B. ein zu exstirpierender Herd gleicher Ausdehnung im Gesicht häufig eine komplizierte Operation. Die Zielsetzung dieser Einführung bedingt eine Begrenzung von Umfang und Inhalt. Die Auswahl erfolgte nach Häufigkeit und Tragweite der betreffenden Arbeiten und ihrer Durchführbarkeit mit einfachen Mitteln. Seltene und aufwendige Maßnahmen werden insoweit gestreift, wie es für eine rechtzeitige zielgerichtete therapeutische Planung notwendig erscheint. Allgemein übliche Grundkenntnisse werden vorausgesetzt. Mag auch unsere Auswahl wie unsere Darstellung in mancher Hinsicht unvollständig sein, so hoffen wir doch, in Anbetracht des auf diesem Gebiet bestehenden Mangels, dem einen oder anderen damit zu nutzen.

2. Operations-Indikationen in der Dermatologie

2.1. Tumoren, Präblastomatosen, Cysten und Fehlbildungen

Benigne und maligne Neoplasien sowie Präblastomatosen und Cysten machen den größten Teil der operativ behandelten oder durch Biopsie untersuchten Hautkrankheiten aus. Im folgenden werden sie nach geweblicher Herkunft gruppiert und, soweit möglich, gebräuchliche Synonyma, Häufigkeit, Prädilektionsstellen, zu erwartender Sicherheitsgrad der klinischen Diagnose und häufig zu berücksichtigende Differentialdiagnosen [152] angeführt. Danach werden Behandlungsmöglichkeiten und nötigenfalls auch unzweckmäßige Verfahren angegeben.

2.1.1. Benigne epitheliale Tumoren

2.1.1.1. Basalzellpapillom. Verruca seborrhoica. Syn.: Keratosis seborrhoica, Verruca „senilis". Bevorzugt an Stamm und Kopf, bei Kindern selten, in höherem Alter sehr häufig. Die klinische Diagnose kann histologisch in etwa 80% bestätigt werden. Differentialdiagnostisch muß vor allem an Verruca vulgaris und papillomatösen Naevuszellnaevus gedacht werden, selten an Morbus Bowen, Keratoma solare, Carcinoma spinocellulare, Basaliom oder Melanom. Andererseits werden von der Gesamtzahl der zur Untersuchung kommenden Basalzellpapillome entgegen üblichen Annahmen nur etwa 60% bereits klinisch diagnostiziert [15, 86].

Mehr als 20% werden für papillomatöse Naevuszellnaevi gehalten, da besonders bei jüngeren Patienten der Untersucher oft nicht an „Verrucae seniles" denkt.

Therapie der Wahl ist das Abtragen mit scharfem Löffel bzw. Curette. Eine Lokalanaesthesie ist dabei oft entbehrlich [484]. Das gewonnene Material ist bei richtiger Handhabung der Curette für die histologische Untersuchung geeignet. Zeit- und Materialaufwand sind bei diesem Verfahren am geringsten, das kosmetische Spätresultat optimal. Andere Möglichkeiten: niedertouriges Fräsen [211]. Nachteilig ist dabei, daß der entstehende Brei im Zweifelsfalle nicht histologisch untersuchbar ist. Der Materialaufwand ist gegenüber dem scharfen Löffel größer. Das gleiche gilt für die Abtragung mit der elektrischen Schlinge in Lokalanaesthesie. Bei Zweifeln an der Diagnose oder Lokalisation an für den scharfen Löffel nicht geeigneten Stellen, wie z.B. Augenlidern, empfiehlt sich Skalpellexcision in Lokalanaesthesie. Zu vermeiden sind Ätzung und Röntgenbehandlung wegen unbefriedigender Effekte und der Gefahr nachteiliger Spätresultate.

2.1.1.2. Verruca vulgaris. Varianten und Synonyma: Verruca plana, Verruca filiformis, Viruspapillom, Plantarwarze (Condyloma acuminatum s.d.). Häufig besonders an gegen die Virusübertragung exponierten Stellen, wie Händen, Füßen und Gesicht. Viruswarzen sind in allen Altersklassen außer bei Kleinstkindern häufig. Sicherheit der klinischen Diagnose für den histologisch untersuchten Anteil ca. 60%, insgesamt höher. Differentialdiagnosen sind in höherem Alter Verrucae seborrhoicae sowie Keratomata solaria und auf solchen entstandene Carcinome.

Die Therapie der Wahl hängt von der Lokalisation ab. Filiforme Warzen, z.B. im Gesichtsbereich, lassen sich nach Unterspritzung mit einer kleinen Menge Lokalanaestheticum mit einer Pinzette anheben und mit dem Skalpell oder durch Scherenschlag abtragen. Die Wunde ist gut zu adaptieren und mit 1-2 feinen Knopfnähten, die nur 1 Woche liegen bleiben, zu verschließen; dann wird die Narbe praktisch nicht sichtbar. Wichtig bei jeglicher Warzenbehandlung ist, daß nicht bei den Manipulationen Erreger aus Tumoranteilen in Naht oder Umgebung verschleppt werden. Zur Naht werden deshalb immer neue Instrumente benötigt. An den meisten Körperstellen sind Viruswarzen am besten mit flüssigem Stickstoff zu behandeln. Dieser wird mit langem Stieltupfer aufgebracht. Warze und nächste Umgebung verfärben sich weißlich. In den nächsten Tagen folgt Abstoßung oder blasige Abhebung. Wenn nicht, kann die Prozedur wiederholt werden. Das ist besser, als wenn bei von vornherein zu starker Anwendung tiefe Nekrosen und als deren Folge sichtbare Narben entstehen. Dieses Risiko besteht noch stärker bei Elektrodesiccation mit der Kugel. Sie erfordert Lokalanaesthesie und muß vorsichtig dosiert und genau auf den Tumor begrenzt werden. Es empfiehlt sich, mit der Kugel nur die höchste Erhebung der Warze zu berühren, damit die Nekrose nur die virushaltigen Tumorteile umfaßt, denn Umgebungszerstörungen verursachen sichtbare Narbenbildungen. Für Plantarwarzen eignet sich die Heraushebung des Zentrums mit dem scharfen Löffel nach Elektrodesiccation der Peripherie. Die reine Excochleation würde die an sich schon langsame Heilung an dieser Stelle verzögern. Der Patient muß vorher wissen, daß die Lokalanaesthesie an der Sohle zu Beginn schmerzhaft und mit Kitzelreiz verbunden sein kann. Weitere Möglichkeiten bei Plantarwarzen: Tupfen mit Salpetersäure (nicht durch Laien!) oder Auflegen von 60% Salicyl-Pflaster. Am besten wird täglich nach dem Baden neu ein genau auf die Größe der Veränderung zugeschnittenes Stück Salicyl-Guttaplast aufgeklebt und mit Heftpflaster fixiert. Es bleibt für 24 Std liegen. Bei zuverlässiger Durchführung läßt sich fast stets nach 6-10 Tagen der nekrotische Tumor mit dem scharfen Löffel ohne Anaesthesie herausheben. Auch die handelsüblichen Warzentinkturen zeigen gelegentlich Wirkungen. Bei subungualen Warzen lohnt u.U. einmal ein Versuch mit der Araviskij-Methode zur Nagelentfernung (für 8-14 Tage Aufbringen einer Verreibung von āā Kaliumjodid und Lanolin unter Folie). Wo nicht Ausbreitung oder Lokalisation zum Einschreiten zwingen muß bedacht werden, daß im allgemeinen zu irgendeiner Zeit mit immunologisch bedingter Spontanrückbildung zu rechnen ist [385]. Diese dürfte auch oft dem Glauben an eine psychotherapeutische Beeinflußbarkeit Nahrung gegeben haben. Zu warnen ist im Normalfall vor einer Röntgentherapie wegen des Mißverhältnisses von Wirkung und Nebenwirkung [27, 28].

2.1.1.3. Condyloma acuminatum. Syn.: Feigwarze. Das Viruspapillom bzw. Äquivalent der Verruca vulgaris an den gering verhornenden Plattenepithelien des Genital- und Perianalbereiches sowie gelegentlich der Mundhöhle ist häufig, außer im Kindesalter. Die klinische Diagnose ist im allgemeinen sicher, die Differentialdiagnose gegenüber einem Carcinom u. U. bei excessivem Wachstum schwierig. Therapie der Wahl ist die Elektrodesiccation mit der Kugel in Lokalanaesthesie oder Leitungsanaesthesie. Dabei werden nur die Spitzen der Condylome berührt, um die Nekrose auf diese zu beschränken und die intakte Umgebungshaut im Interesse einer raschen Heilung zu erhalten. Bei ausgedehnten Condylombeeten empfiehlt sich nach dem Vorgehen z.B. von Illig [219] ebenfalls die Behandlung mit der Kugel. Die verkochten Tumoren lassen sich dann mit dem Tupfer abwischen, die Epithelisierung erfolgt unter antibiotischer Salbenbehandlung von den dazwischen erhalten gebliebenen Epidermisanteilen aus. Bei großen Flächen sowie bei intraanalem oder intravaginalem Befall ist Allgemeinanaesthesie notwendig. Nachschau anfangs in höchstens wöchentlichen Abständen, um jedes kleinste Rezidiv sofort erneut zu behandeln und so im Laufe mehrerer Wochen Erscheinungsfreiheit zu erreichen. Weitere Möglichkeiten: Podophyllinbehandlung, Ätzbehandlung.

2.1.1.4. Molluscum contagiosum. Syn.: Dellwarze. Mäßig häufig, besonders bei Kindern, bevorzugt an Gesicht, Armen, Händen und Füßen. An Stamm oder Füßen oft nicht, sonst meist erkannt. DD: nach Alter und Lokalisation Talgdrüsenhyperplasie, Basaliom, Plantarwarze.

Therapie der Wahl: Betupfen mit antiseptischer Tinktur, dann Schlitzen mit dem Moncorps-Messer und Exprimieren mit gebogener anatomischer Pinzette. Anaesthesie nicht notwendig. Andere Möglichkeiten: Bei unsicherer Diagnose evtl. Excision in LA.

2.1.1.5. Naevus verrucosus und seltene epidermale Naevi. Diese benignen Epidermistumoren finden sich vorwiegend an Kopf und Stamm. Therapie: nur Excision. Auch die übrigen seltenen epidermalen Naevi rezidivieren meist nach Fräsen oder Schleifen und müssen dann excidiert werden.

2.1.1.6. Naevus sebaceus (Jadassohn). Benigne, vorwiegend am Kopf, selten. DD: Naevus verrucosus, Basalzellpapillom, u. U. Basaliom.

Therapie: nur Excision. Die verbreitete Meinung, daß Kombinationen mit Basaliom sehr häufig seien, ist irrig.

2.1.1.7. Klarzellakanthom (Degos). Benigne, selten; sehr selten klinisch diagnostiziert.

Therapie: meist Excision (unter anderer Diagnose). Möglich: Curettage, Fräsen, Cantharidenblasenmethode nach K. Brehm [41].

2.1.1.8. Seltene benigne Tumoren der Hautdrüsen. Syringocystadenoma papilliferum, apokrines Cystadenom, ekkrines Spiradenom, ekkrines Porom, Hidradenoma papilliferum, benigne Mischtumoren werden häufig unter anderen klinischen Diagnosen behandelt. Als Therapie kommt nur die Excision in Frage. Bei Syringomen ist meist die Entfernung aller Tumoren weder nötig noch möglich.

2.1.1.9. Talgdrüsenadenom. Benigne, vorwiegend am Kopf vorkommende seltene Neubildung. Therapie: nur Excision.

2.1.1.10. Senile Talgdrüsenhyperplasie. Dieser häufige benigne Prozeß wird in erster Linie am Kopf, besonders an der Stirn beobachtet und meist klinisch erkannt. DD: Basaliom, u. U. amelanotischer Naevuszellnaevus.

Therapie: Excision oder Fräsen in LA.

2.1.1.11. Rhinophym. Syn.: Pfund- oder Knollennase. In geringer Ausprägung relativ häufig, in extremer seltener. DD: Gelegentlich ist ein zusätzlich vorhandenes Basaliom in dem veränderten Bezirk schwer abzugrenzen. Therapie der Wahl ist die „Decortication". Die Technik wurde bereits 1881 von v. Hebra angegeben. Nach alten Photos des Patienten wird die ursprüngliche Form der Nase rekonstruiert [153].

2.1.1.12. Naevus comedonicus. Benigner, relativ selten, bevorzugt im Gesichtsbereich im Erwachsenenalter, zu beobachtender Prozeß. DD: u. U. Basaliom, Talgdrüsenhyperplasie. Therapie: Excision. Nach Fräsen usw. Rezidivgefahr.

2.1.1.13. Trichofolliculom. Syn.: Haarfollikelnaevus. Seltener, benigner, am Kopf auftretender, kaum klinisch erkannter Tumor. DD: Naevuszellnaevus, Cylindrom, Epithelioma adenoides cysticum. Therapie: Excision.

2.1.1.14. Epithelioma calcificans (Malherbe). Syn.: verkalkendes Epitheliom, Pilomatrixom. Benigne, nicht zu selten (früher oft als vermeintliches „Atherom" ohne histologische Untersuchung excidiert), besonders im Schultergürtelbereich, an Oberarm und Oberschenkeln, vorwiegend bei jüngeren Patienten. DD: Follikelretentionscysten bzw. Atherome. Therapie: Excision in LA.

2.1.2. Cysten

Alle Cysten müssen in toto excidiert werden, wenn sie nicht rezidivieren sollen.

2.1.2.1. Follikelretentionscysten. Syn. und Varianten: (nichttraumatische) Epidermiscyste, Epidermoidcyste, Atherom. Sonderform: Steatocystoma multiplex (Sebocystomatose bzw. Steatocystomatosis scroti). Außer bei Kindern häufig, besonders an Kopf und Stamm. Wir bevorzugen für die zuerst genannten Formen die Sammelbezeichnung „Follikelretentionscyste", da bei oft innerhalb der gleichen Cyste unterschiedlicher Wanddifferenzierung die gewebliche Herkunft gleich ist und meist, außer bei den traumatischen Formen, sich bei entsprechender Schnittführung der Zusammenhang mit einem Haarfollikel darstellen läßt. Die klinische Diagnose bestätigt sich histologisch in etwa $^3/_4$ der Fälle. Häufige Differentialdiagnosen: Naevi, Histiocytome, Basaliome, entzündliche Granulome, Perifolliculitiden. Unter den etwas selteneren Differentialdiagnosen ist das Epithelioma calcificans Malherbe zu erwähnen: Es wird in etwa $^3/_4$ der Fälle für Follikelretentionscysten gehalten.

Therapie der Wahl: Excision mit dem Skalpell in LA. Dabei wird folgendermaßen vorgegangen: Bei Palpation wird versucht festzustellen, wo die Cyste über eine Haarfollikelmündung mit der Oberfläche zusammenhängt. Sie zieht sich bei Druck etwas ein oder zeigt sich als im Vergleich zu den Nachbarfollikeln etwas weiterer „Porus". Gegen sie ist die Cyste unverschieblich. Diese Stelle wird lanzettförmig umschnitten. Dabei muß das Corium durchtrennt, die Cyste darf nicht eröffnet werden. Sie wird mit einer Klemme

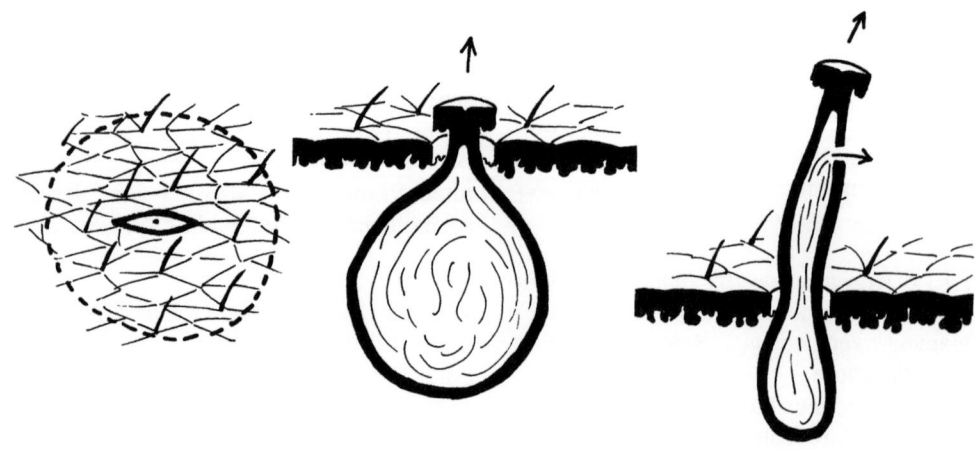

Abb. 1. Technik der Cystenexstirpation

vorgezogen (Abb. 1) und stumpf, wo nötig, mit der Schere freipräpariert.

Sie wird dann außerhalb (um Fremdkörperreaktion und häßliche Narbenbildung zu vermeiden) eröffnet, so daß der unter Druck sich entleerende große Cystenbalg durch die viel kleinere Excisionswunde nachfolgen kann. Diese wird dann durch Naht verschlossen.

Andere Möglichkeiten: Nach Entzündung kann die Cyste narbig mit der Umgebung verbacken sein, sie muß dann evtl. scharf präpariert und durch eine relativ größere Wunde und Naht entfernt werden. Die von Wilkinson [508] für kleine Cysten empfohlene Elektrodesiccation eignet sich nicht für alle Lokalisationen und hinterläßt oft störende Narben. Bloße Incision verursacht wegen Vernarbung schwer zu behandelnde Rezidiven.

2.1.2.2. Traumatische Epidermiscysten. Wie 2.1.2.1, aber ohne follikulären Zusammenhang mit der Oberfläche. Das Vorgehen entspricht dem bei Follikelretentionscysten spontaner Entstehung.

2.1.2.3. Milien. Varianten: a) spontan in jedem Alter auftretende (mäßig häufig, vor allen im Gesicht), b) nach Trauma, Dermabrasion oder Spalthautentnahme sowie Blasenbildung z.B. bei Porphyrie oder Dermatitis herpetiformis in der ersten Zeit nach der Reepithelisierung. Die letztgenannten Formen gewinnen meist nach kurzer Zeit von selbst Verbindung zur Oberfläche und verschwinden.

Therapie: Betupfen mit antiseptischer Tinktur, oberflächliches Schlitzen mit dem Moncorps-Messer und Exprimieren mit zweiseitigem Tupferdruck oder Comedonenquetscher; evtl. Herausheben mit dem Moncorps-Messer.

2.1.3. Präcancerosen

Für diese Aufstellung interessieren vor allem die Präcancerosen im engeren Sinne, wie z.B. das Keratoma solare, weniger die meist nicht einer operativen Therapie zugänglichen zugrundeliegenden Präcancerosen im weiteren Sinne, wie z.B. „Landmannshaut". Wird Röntgen- oder Chemotherapie erwogen, muß bei jüngeren Patienten an die onkogenen Nebenwirkungen gedacht werden.

2.1.3.1. Keratoma solare. Syn.: aktinische Keratose, fälschlich Keratoma „senile" bzw. Keratosis „senilis". Präcancerose i.e.S., bevorzugt an lichtexponierten Stellen (Gesicht, Ohren, Handrücken, Unterarmstreckseiten), nicht nur bei älteren Menschen mit beruflicher Sonnenexposition („Landmannshaut"), sondern auch gelegentlich schon in jüngeren Altersklassen nach mehrjähriger excessiver Sonnen- oder Höhensonnenexposition [217]. Häufigste Präcancerose überhaupt. Sonderform: Keratomata solaria schon in der Jugend beim Xeroderma pigmentosum. Die klinische Diagnose bestätigt sich in etwa 70%; in einem weiteren Zehntel finden sich bereits Carcinome auf dem Boden der ursprünglichen Keratose. Häufige Differentialdiagnosen: Basaliom, Verruca vulgaris, Basalzellpapillom, am Ohr Chondrodermatitis nodularis helicis chronica Winkler.

Therapie der Wahl: Bei Verdacht auf bereits erfolgten Übergang in infiltratives Carcinomwachstum zur Tiefe hin nur Excision in LA; sonst je nach Lokalisation Excision, Chlorzinkschnellätzung nach Schreus [440], Cantharidenblasenmethode nach Brehm [41], Curettage mit dem scharfen Löffel in LA. Weitere Möglichkeiten: Röntgenbehandlung, außer bei jüngeren Patienten und solchen mit Xeroderma pigmentosum (Nachteil: langwieriger Behandlungs- und Abheilungsverlauf). Lokalcytostatische Therapie, Kohlensäureschneebehandlung, Fräsen oder Schleifen mit Rotationsinstrumenten [143, 253, 254, 438, 439]. Die verschiedentlich in der Literatur angegebene Behandlung mit

Vitamin A beeinflußt mehr das Symptom Hyperkeratose als den zugrundeliegenden präcancerösen Prozeß.

2.1.3.2. „Cornu cutaneum". Vgl. 2.1.1.4. Syn.: „Hauthorn", keine nosologische Entität. Verschiedene mit Hyperkeratose einhergehende Prozesse können zugrunde liegen, am häufigsten Keratoma solare oder Carcinom auf dem Boden eines Keratoma solare, nicht viel seltener Verruca vulgaris oder Keratoacanthom. Weitere Diagnostik, im Unsicherheitsfalle Excision in LA [228].

2.1.3.3. Teer- und Ölkeratosen. Syn.: Pechwarzen. Prämaligne, selten. Im Genitalbereich und an den Unterarmen bei Drehern und Schleifern, die gegen chemische Carcinogene enthaltende Öle exponiert sind. Auftreten nur bei ungenügender Körperhygiene. DD: u. U. Arsenkeratosen bei entsprechender Lokalisation.

Therapie der Wahl: Excision in LA, besonders bei Verdacht auf bereits erfolgten Übergang in Carcinomwachstum. Weitere Möglichkeiten: In Einzelfällen Cantharidenblasen-Methode, evtl. Fräsen oder Schleifen, elektrische Schlinge. Cave: Röntgentherapie bei genitaler Lokalisation.

2.1.3.4. Arsenkeratose. Die in den Leistenhautarealen der Handflächen und Fußsohlen auftretende Form arseninduzierter Präcancerosen, die sich am übrigen Körper eher als Morbus Bowen-Herde manifestieren, findet sich besonders bei arsenexponierten Arbeitern aus Kupferbergbau und Buntmetallhütten, aber auch noch bei Patienten, die früher mit arsenhaltigen Pflanzenschutzmitteln gearbeitet oder arsenhaltige Antipsoriatica eingenommen haben. Durchuntersuchung zum Ausschluß interner Arsencarcinome ist notwendig. DD: u. U. Schwielen, Palmoplantarkeratosen. Therapie der Wahl: Excision in LA. Andere Möglichkeiten: keine.

2.1.3.5. Morbus Bowen. Ca. in situ, relativ häufig, bes. in höheren Altersklassen nach oft nicht eruierbarer Exposition gegen interne oder externe carcinogene Noxen; möglicherweise kann ein Bowen-Herd sich auch aus einem Keratoma solare entwickeln. Die klinische Diagnose bestätigt sich histologisch nur in etwa 40%; ein weiteres knappes Zehntel entfällt auf bereits manifeste Carcinome. Häufig als Differentialdiagnosen zu erwägen sind Basaliome, seltener Basalzellpapillome.

Therapie der Wahl: Bei Verdacht auf Carcinomwachstum Excision in LA, sonst je nach Lokalisation Cantharidenblasen-methode nach Brehm [41], Excision, Ätzung nach Schreus [440], Röntgentherapie (Übersicht bei Braun-Falco u. Lukacs [40]), Fräsen oder Schleifen [438], lokalcytostatische Behandlung [19, 183]; jeweils nach Stanzbiopsie zur histologischen Diagnosesicherung.

2.1.3.6. Erythroplasie Queyrat. Prämaligne, relativ selten. Gegenstück zum Morbus Bowen an den „Halbschleimhäuten", besonders am Genitale.

DD: gelegentlich z. B. Balanoposthitis, Balanitis plasmocellularis Zoon etc.

Therapie der Wahl: Excision, z. B. mit plastischer Deckung mit Material des Praeputium nach Happle [192]. Weitere Möglichkeiten: Cantharidenblasenmethode, Röntgen.

2.1.3.7. Leukoplakie. Prämaligne, mäßig häufig. Die Leukoplakie im engeren Sinne ist ein Gegenstück zum Morbus Bowen an den „Halbschleimhäuten", besonders der Mundhöhle, abzugrenzen von nichtpräcancerösen leukoplakischen Zuständen. DD: weiterhin Lichen ruber, Soorbeläge, Plaques muqueuses bei Lues II etc. Eine Sonderform stellt die Leukoplakie der Lippen dar, die einem Keratoma solare oder einer Teerkeratose entsprechen kann (vgl. z. B. [217]). Das gemeinsame der unter dem Bilde der Leukoplakie auftretenden Veränderungen ist die durch aufgequollenes Horn bedingte weißliche Farbe. Therapie der Wahl: Excision bzw. plastische Operation. Bei symptomatischen, nicht präancerösen Zuständen kann Vitamin A nützen. Sie zeigen oft spontane Rückbildungstendenz.

2.1.3.8. Cheilitis abrasiva praecancerosa Manganotti. Sonderform zu 2.1.3.7., gekennzeichnet durch klinische Ausprägung. Behandlung entsprechend der Leukoplakie durch Excision in LA mit Unterlippen-Längsplastik.

2.1.3.9. Radioderm, Röntgenkombinationsschaden. Präcancerose im weiteren Sinne, mit Weiterentwicklung der plastischen Operationen seltener werdend.

Als Therapiefolge an den Prädilektionsstellen der Präcancerosen und malignen Tumoren.

Therapie der Wahl: Ausschließlich Excision [226] und nötigenfalls plastischer Ersatz des röntgengeschädigten Gewebes schaffen die Voraussetzung für eine Dauerheilung.

2.1.3.10. Lichen sclerosus et atrophicans. Syn. und Varianten: am Körper „white spot disease", im Genitalbereich Kraurosis vulvae bzw. Balanoposthitis sclerotica obliterans Stühmer. Präcancerose im weiteren Sinne. Die Tumorprophylaxe besteht in erster Linie in Excision bzw. Circumcision. Weitere Möglichkeiten: Schleif- oder Fräsbehandlung, vgl. [142, 143]; intraläsionale und externe Corticoidapplikation.

2.1.3.11. Intraepitheliales Epitheliom Borst-Jadassohn. Hier erwähnt, da oft frühes Entwicklungsstadium eines Morbus Bowen (wir konnten mit Go, Amsterdam, eine entsprechende Entwicklung nachträglich in Biopsien des gleichen Herdes verfolgen). Wird selten klinisch diagnostiziert und entsprechend unter anderen Diagnosen excidiert.

2.1.4. Carcinome

Die malignen metastasierungsfähigen epithelialen Tumoren der Haut nehmen gegenüber denjenigen der inneren Organe eine Sonderstellung ein durch ihre Sichtbarkeit, Zugänglichkeit, dadurch bedingte häufige Früherkennung, rechtzeitige Behandlung und ausgezeichnete Dauerheilungsaussichten.

2.1.4.1. Carcinoma spinocellulare. Syn.: Plattenepithelcarcinom, Spinaliom; „Hautkrebs" im engeren Sinne. Häufigster maligner metastasierender Tumor, besonders in höheren Altersklassen und in lichtexponierten Hautarealen. Histologische Bestätigungsquote der klinischen Diagnose etwa $2/3$. Häufig zu erwägende Differentialdiagnose: Basaliom, Keratoma solare ohne Carcinomwachstum, Keratoakanthom; seltener Basalzellpapillome, entzündliche Veränderungen, Narben, Morbus Bowen, Verrucae, reaktive Epidermishyperplasie usw. Nach Differenzierung und Verhornungstendenz werden verschiedene Grade (I–IV) und daneben Sonderformen wie z. B. das Bowen-Carcinom, Epithelioma mixtum usw. abgegrenzt.

Therapie der Wahl ist die möglichst frühe Excision in LA. Wenn eine einfache Excision nicht mehr möglich ist, plastische Operation.

Bei Verdacht auf regionale Lymphknotenmetastasen ist Blockausräumung der Lymphknoten notwendig. Weitere Möglichkeiten: Strahlentherapie nach Biopsie zur histologischen Diagnosesicherung. Eine „Nachbestrahlung" nach totaler Excision ist jedoch unsinnig und unverantwortbar. Sie schädigt nur das verbliebene Gewebe und führt zu entsprechenden Spätfolgen. Bei schwer zugänglichen Tumoren kommt Chemochirurgie nach Mohs [309] in Frage [50]. Cytostatische Chemotherapie kann nach den bisherigen Resultaten allenfalls als Palliativmaßnahme angesehen werden.

2.1.4.2. Carcinome der Hautanhangsgebilde. Diese Tumoren sind selten und werden selten bereits klinisch als solche diagnostiziert. Die therapeutischen Möglichkeiten entsprechen denen beim Carcinoma spinocellulare des Oberflächenepithels.

2.1.4.3. Morbus Paget. Syn.: Paget's disease of the nipple, Paget-Carcinom.

Es handelt sich nicht um eine Präcancerose, als die der Prozeß noch heute in Kompendien angeführt wird, sondern um die intraepitheliale Ausbreitung eines Milchgangscarcinoms auf die Brustwarzenumgebung. Sonderform: extramammärer Morbus Paget, selten, in Arealen mit apokrinen Drüsen. Einzige zahlenmäßig häufige Differentialdiagnose für den mamillären Morbus Paget ist das bei ausreichendem Kenntnisstand leicht abzugrenzende Ekzem der Brustwarzenumgebung.

Therapie der Wahl: Sofortige Stanzbiopsie in der Sprechstunde zur Diagnosesicherung, Palpation der Axillarlymphknoten, Anruf bei dem meist die Mastektomie durchführenden Chirurgen (mancherorts Gynäkologen) zur Vereinbarung eines Operationstermins.

2.1.4.4. Hautmetastasen interner Carcinome. Werden klinisch meist dann diagnostiziert, wenn der Primärtumor bereits bekannt ist. Excision, Röntgen- oder in geeigneten Fällen Chemotherapie erfolgen meist als Palliativmaßnahme.

2.1.5. Pseudocancerosen

Hierbei handelt es sich um eine heterogene Gruppe von Tumoren und reaktiv-hyperplastischen Prozessen mit guter Prognose.

2.1.5.1. Keratoakanthom. Syn.: Molluscum pseudocarcinomatosum, Molluscum sebaceum, Akanthokeratom. Sonderformen: aggregierte Keratoakanthome, multiple Keratoakanthome. Pseudocarcinomatöser Tumor des Haarfollikels mit infiltrativem Wachstum, fehlender Metastasierung und spontaner Rückbildung. Häufig (etwa $^1/_3$ so häufig wie Carcinoma spinocellulare, etwa an zehnter Stelle aller Eingangsdiagnosen im Histologielabor). Bevorzugt in höheren Altersklassen in lichtexponierten Hautarealen. Die klinische Diagnose bestätigt sich histologisch in etwa $^3/_4$ der Fälle. Häufig zu erwägende Differentialdiagnosen sind Carcinome, Basaliome, Verrucae vulgares [184].

Therapie der Wahl: Excision. Die spontane Rückbildung wird nicht abgewartet, da ihr Zeitpunkt und das Ausmaß der bis dahin eingetretenen Zerstörungen nicht voraussehbar ist. Außerdem ist die Spontanheilung ebenso wie die nach Röntgentherapie, von ästhetisch störender Narbenbildung gefolgt [223]. Eine histologische Diagnosesicherung ist nur aus einem Querschnitt durch den gesamten Tumor möglich. Eine subtotale Operation zieht schnelles Rezidivieren nach sich.

2.1.5.2. Papillomatosis cutis carcinoides (Gottron). Zugleich mit der Behandlung der Veränderungen, auf denen sich die Papillomatose entwickelt hat, kann auch diese häufig mit gutem Erfolg großflächig excidiert und eine Spalt-, evtl. auch Vollhautdeckung angeschlossen werden. Bei Rezidiven kommt die zusätzliche lokale und systematische Applikation von Cytostatica in Frage [363].

2.1.5.3. Pseudocarcinomatöse Hyperplasie. Zum Beispiel auf dem Boden chronischer Ulceration, Radiodermie, entzündlicher oder tumoröser Prozesse. Excision meist unter der Annahme oder zum Ausschluß anderer Veränderungen.

2.1.5.4. Papillomatosis mucosae carcinoides. Als Therapie kommt praktisch nur die Excision des veränderten Bezirkes in

Frage, häufig unter der Annahme eines Carcinoms.

2.1.6. Basaliome und verwandte Tumoren

Vorwiegend semimaligne, örtlich kaum bis stark destruierend wachsende epitheliale Tumoren der Haut, die im allgemeinen nicht metastasieren und nie aus Präcancerosen im engeren Sinne entstehen [vgl. Übersicht bei 168, 217]. Die verschiedenen Formen können als Differenzierungen innerhalb eines Tumors oder als verschiedene Tumoren beim gleichen Patienten auftreten bei den genetisch determinierten Basaliomatosen. Deswegen werden sie hier zusammen angeführt. Neben gewöhnlichen „induzierten" Tumoren treten gleiche morphologische Varianten bei bestimmten Syndromen multipel oft schon in jüngerem Alter auf.

2.1.6.1. Basaliom. Syn.: Basalzellepitheliom, Basalzellcarcinom. Das gewöhnliche, induzierte Basaliom ist semimaligne. Es tritt bevorzugt in chronisch lichtgeschädigter Haut und in den höheren Altersklassen auf. Zweithäufigster aller Hauttumoren. Etwa ein Fünftel der Routineeingänge dermato-histopathologischer Labore entfällt auf die klinische Diagnose Basaliom. Diese wird in etwa $^3/_4$ der Fälle bestätigt. Häufige Differentialdiagnosen: Spinocelluläre Carcinome, Keratomata solaria mit knotiger aktinischer Elastose, Basalzellpapillome, Keratoakanthome (kürzere Anamnese!), Naevuszellnaevi, Bowen-Herde (besonders für superficiell wachsende Formen). Die für die Therapie wichtige Begrenzung des Tumors ist leicht erkennbar bei den knotigen soliden oder cystischen Wachstumsformen. Hier ist im allgemeinen nicht damit zu rechnen, daß das Tumorwachstum über die sichtbaren von Teleangiektasien überzogenen Knoten hinausgeht. Ebenso markiert bei den vorwiegend superficiell wachsenden „Rumpfhautbasaliomen" der feine Papelsaum am Rande die tatsächliche Grenze des Tumorwachstums.

Beim „Ulcus rodens" jedoch, beim „Epithelioma planum et cicatricans", beim sklerodermiform wachsenden und bei der Extremform des „Ulcus terebrans" ist oft nicht nur der Rand des Tumors schwer feststellbar, sondern auch mit äußerlich nicht erkennbaren unterminierend in die Umgebung gewachsenen Tumoranteilen zu rechnen. Dies ist besonders häufig im behaarten Kopfbereich der Fall. Bei der Operationsplanung muß daran gedacht und vorher überlegt werden, ob eine intraoperative Schnellschnittuntersuchung der Schnittränder durchgeführt werden soll.

Therapie der Wahl ist die Excision und, sofern Größe und Lokalisation dies notwendig machen, plastische Deckung des Defektes. Ist sie nicht möglich, kommt die Chemochirurgie nach Mohs [309] in Frage [49]. Bei kleinen Herden eignet sich oft die Chlorzinkschnellätzung nach Schreus [440]. Bei älteren Menschen und geeigneten Lokalisationen kann die Röntgenbehandlung den Vorzug verdienen[40]. Die Behandlung mit dem Elektrokauter bzw. der Elektrodesiccation und Curettage [104] befriedigt europäische Ansprüche an das kosmetische Spätresultat meist nicht [vgl. 128] und kommt deshalb nur für Patienten in Frage, bei denen dieser Aspekt gänzlich ignoriert werden muß. Im übrigen ist die Voraussetzung jeglicher derartigen Therapie eine histologische Diagnosesicherung durch vorherige Biopsie. Das gleiche gilt für die externe Cytostaticabehandlung [Übersicht bei 183], bei der die Erfassung des Herdes in toto schwer feststellbar ist. Unbedingt zu vermeiden ist Röntgentherapie bei jüngeren Patienten. Zu ihren Spätfolgen gehören u. a. röntgeninduzierte Basaliome. – Im Zweifelsfalle verdient die Radikalität den Vorzug vor allen anderen Gesichtspunkten. Defekte, die sich nicht primär decken lassen, sind häufig durch Epithesen mit hervorragendem Erfolg zu versorgen [82].

2.1.6.2. Prämaligner fibroepithelialer Tumor Pinkus. Selten, klinisch leicht für Fibrom oder Naevus gehalten. Therapie der Wahl: Excision (oft unter anderer klinischer Diagnose). Sonstige Möglichkeiten bestehen kaum. Keine Röntgentherapie, da Auftreten des Tumors in röntgengeschädigter Haut beschrieben wurde.

2.1.6.3. Spiegler-Tumor. Syn.: Cylindrom. Dieses relativ seltene suborganoide Hamartom tritt bevorzugt, aber nicht ausschließlich, im Bereich des behaarten Kopfes auf, mit dem Alter zunehmend. Differentialdiagnose: Follikelretentionscysten bzw. Atherome, Naevuszell-Naevus. Therapie: Excision. Andere Möglichkeiten sind unbefriedigend.

2.1.6.4. Epithelioma adenoides cysticum Brooke. Syn.: Trichoepitheliom. Relativ seltener, multipel im Bereich von Nasenwurzel, Nasolabialfalten und Wangen auftretender Tumor. Therapie: Excision, bei zahlreichem Auftreten evtl. plastischer Ersatz befallener Hautstellen. Andere Möglichkeiten befriedigen nicht.

2.1.6.5. Phakomatose Brooke-Spiegler. Syn.: Naevoide Basaliome. Kombination von 2.1.6.3., 2.1.6.4. und in wechselndem Ausmaß Basaliomen anderer Differenzierungsformen (2.1.6.1.) bei einem autosomal dominant erblichen Krankheitsbild. Die Therapie entspricht den jeweils vorliegenden Einzeltumoren. Dabei muß, vor Anwendung von Röntgenstrahlen, das oft noch niedrige Alter der Patienten und die mögliche Induktion zusätzlicher gewöhnlicher Basaliome durch ionisierende Strahlen erwogen werden.

2.1.6.6. Basalzellnaevus-Syndrom Gorlin-Goltz. Syn.: Naevobasaliome, 5. Phakomatose, Basalzellnaevus-Syndrom. Ebenfalls eine seltene autosomal dominant erbliche Erkrankung, die meist schon im Kindesalter beginnt und mit Basaliomen aller Differenzierungsformen, oft zunächst langsam wachsenden („Basalzellnaevus"), daneben oft auch zahlreichen Naevuszellnaevi auftritt. Assoziiert sind Kiefercysten, gespaltene Rippen, verschiedenste Fehlbildungen des Skelets, vor allem der Wirbelsäule, aber auch des Zentralnervensystems, wie Agenesie des Corpus callosum, Verkalkungen in der Falx cerebri etc., punktförmige Keratosen der Handteller und Fußsohlen. Für die Therapie gilt das gleiche wie bei der Phakomatose Brooke-Spiegler.

2.1.7. Benigne Tumoren der pigmentbildenden Zellen

Ähnlich wie bei Cysten ist zum Teil die Definition als „Tumor" problematisch. Es wird deshalb im folgenden mehr unter dem Aspekt pragmatischer Übersichtlichkeit als systematischer Perfektion vorgegangen.

2.1.7.1. Lentigo. Syn.: Linsenfleck. Besonders im Gesicht häufig, aber selten excidiert aus kosmetischen Gründen oder unter der Annahme eines prämalignen oder malignen Prozesses. Differentialdiagnostisch wichtig sind Junctionsnaevus (der möglicherweise aus einer Lentigo hervorgehen kann) sowie u. U. Melanosis circumscripta Dubreuilh oder superficial spreading melanoma. Die Therapie muß berücksichtigen, daß Pigment nicht nur in der Epidermis, sondern auch im oberen Corium liegt. Die Behandlung besteht in Excision oder Fräsen mit Rotationsinstrumenten.

2.1.7.2. Lentigo senilis. Besonders im Gesicht und auf dem Handrücken bei älteren sonnenexponierten Menschen häufig, aber nicht oft behandelt. Differentialdiagnostisch wichtig sind vor allem die Melanosis circumscripta praeblastomatosa Dubreuilh, daneben flache Basalzellpapillome und u. U. pigmentierte solare Keratosen. Die Therapie muß wie bei 2.1.3.3. berücksichtigen, daß abgetropftes Pigment auch im oberen Corium liegt. Andererseits ist das Hautrelief stark abgeflacht. Möglich sind Excision in LA oder Fräsen mit Rotationsinstrumenten.

2.1.7.3. Naevuszellnaevus. Syn. und Varianten: „Muttermal", „Naevus pigmentosus", ggf. „papillomatosus" und „pilosus"; außerhalb der Humanmedizin ist z. T. „benignes Melanom" gebräuchlich. Sonderform: Halo-Naevus Sutton, Tierfellnaevus: s. u. 2.1.7.6. Häufigster Hauttumor überhaupt, besonders im 2-4. Lebensjahrzehnt an Stamm und Kopf. Klinisch diagnostische Sicherheit über 80%. Häufige Differentialdiagnosen: Verruca seborrhoica (für papillomatöse Formen), Lentigo, Histiocytom und Basaliom (für coriale Formen). Bei jugendlichem Alter und starker Pigmentierung ist eher mit noch bestehender junctionaler Aktivität und mit Wachstumstendenz zu rechnen, bei älteren Patienten und geringer Pigmentierung eher mit weiterem Rückgang des Pigmentgehaltes, allerdings nicht mit Rückbildung der Prominenz. Die in chirurgischer Literatur noch heute vielfach zu findende Vorstellung, daß an gewöhnliche Naevuszellnaevi wegen vermeintlicher Entartungsgefahr nicht gerührt werden dürfe, entbehrt jeder realen Grundlage [155, 232].

Therapie der Wahl ist die Skalpellexcision in Lokalanaesthesie. Dabei muß darauf geachtet werden, daß nicht nur der Naevus selbst − papillomatöse Formen reichen oft weniger in die Tiefe als nicht papillomatöse − ganz excidiert wird, sondern auch alle evtl. den Naevus durchsetzenden Haarfollikel. Die Schnittfüh-

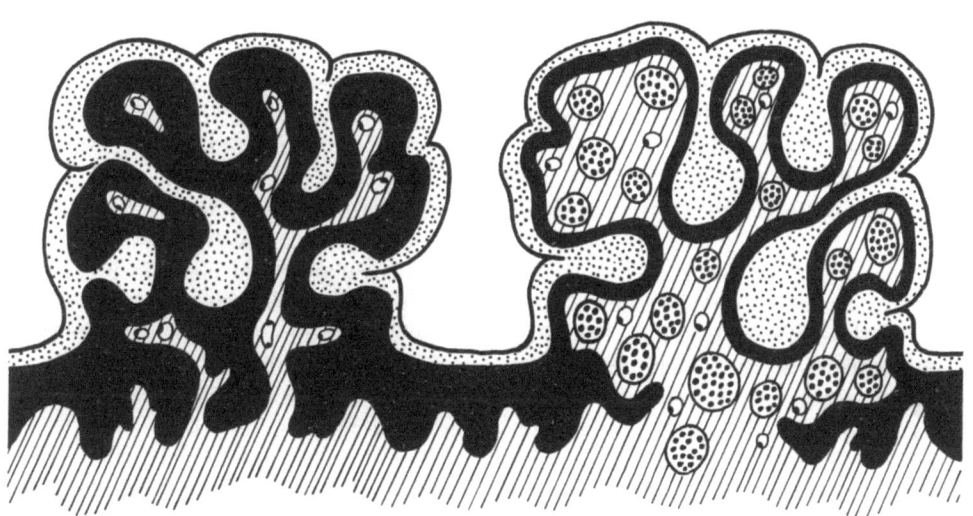

Abb. 2. Schema des Aufbaus von Basalpapillom bzw. Verruca seborrhoica (links) und papillomatösem Naevuszellnaevus (rechts). Feinpunktiert ist die Hornschicht, schwarz die Epidermis, schraffiert das Bindegewebe, grobpunktiert sind die Naevuszellnester dargestellt [aus: Durau u. Hundeiker, Z. Hautkr. 49, 301-308 (1974)]. Die Verruca seborrhoica besteht im wesentlichen aus akanthotisch verbreitertem Epithel. Dieses ist beim papillomatösen Naevuszellnaevus eher verschmälert, der Hauptanteil besteht aus Bindegewebspapillen und Naevuszellnestern. Infolge dieses unterschiedlichen Aufbaues können bei oft sehr ähnlichem klinischen Aussehen papillomatöse Naevuszellnaevi nur durch Excision, Verrucae seborrhoicae aber meist leicht mit dem scharfen Löffel entfernt werden

rung muß deshalb senkrecht zur Tiefe hin und nie keilförmig zulaufend erfolgen, die Abtrennung des Gewebsstückes in der Subcutis unterhalb der Haarfollikel. Diese sind meist im Vergleich zu den Haaren der Umgebung stärker pigmentiert und dicker. Außerdem besteht die Gefahr, daß Haare aus einem durchtrennten Follikel wieder auswachsen, sich durch die frische Narbe bohren, eine Fremdkörperreaktion auslösen und dadurch zu einem kosmetisch unbefriedigenden Resultat führen. Beim Sutton-Naevus braucht nicht der gesamte Hof mit excidiert zu werden; andere Behandlungsmöglichkeiten als die Excision bestehen in bloßem Abwarten, denn die Halo-Bildung ist Zeichen einer Immunaggression gegen den Tumor, die zu dessen spontanem Verschwinden führen kann. Curettage ist auch bei den papillomatösen Formen nicht möglich wegen des hohen Bindegewebsanteils (Abb. 2). Die in älterer Literatur z.T. als „narbenlos" gepriesenen Ätz-Schleif-Fräsverfahren und die elektrochirurgische Behandlung, wie z.B. das Abtragen mit der Schlinge, führen im Vergleich mit Excision und atraumatischer Naht zu einer heute kosmetisch nicht mehr vertretbarer Narbenbildung. Röntgentherapie ist erfolglos und wegen der Spätfolgen nicht zu verantworten.

2.1.7.4. Juveniles Melanom Spitz. Syn.: Spindelzellnaevus, Spitz-Tumor. Benigner, relativ seltener, bevorzugt im Gesicht und in jugendlichem Alter auftretender Tumor. Differentialdiagnostisch wichtig sind andere Naevusformen und Angiome. Einzige erfolgsversprechende Behandlung ist die Excision.

2.1.7.5. Naevus coeruleus. Syn.: Blauer Naevus. Sonderformen sind die zellreichen Varianten wie Neuronaevus bleu Masson bzw. cellular blue Naevus Allen. Die klinische Diagnose des nicht häufigen Tumors hat eine hohe Trefferquote; differentialdiagnostisch wichtig sind Histiocytom und Basaliom. Therapie der Wahl ist die Excision des meist kleinen, aber tiefreichenden und in der Tiefe gegenüber der Oberfläche breiteren benignen Tumors.

Andere Möglichkeiten einer erfolgreichen Behandlung existieren nicht.

2.1.7.6. Tierfellnaevus. Syn.: Naevus pellineus. Relativ selten; angeboren. Bei mikroskopisch im Vergleich zu den Naevuszellnaevi 2.1.7.3. übereinstimmendem Befund ist der Bestand seit Geburt gegenüber jenen ein wesentlicher Unterschied. Gewöhnliche Naevi treten erst während Kindheit und Jugend auf. Ein weiterer Unterschied liegt in der oft großen flächenhaften Ausdehnung. Deshalb verlangt die therapeutisch allein sinnvolle Excision oft, je nach Lokalisation, plastische Deckung oder mehrzeitiges Vorgehen.

2.1.7.7. Melanophakomatose Virchow-Rokitansky-Touraine. Syn.: Neurocutane Melanoblastose. Seltenes Fehlbildungssyndrom mit angeborenen, ausgedehnten, zum Teil systematisierten Tierfellnaevi und wachsenden Naevuszellnaevi verschiedener Differenzierungsformen. Bei dieser Phakomatose entwickeln sich relativ häufig und oft schon in jugendlichem Alter maligne Melanome in Haut oder Zentralnervensystem. Diese müssen als ein eigenständiger Melanomtyp den im folgenden unter 2.1.8. aufgeführten, von Clark et al. [57] unterschiedenen Formen an die Seite gestellt werden.

Die Therapie und zugleich Melanomprophylaxe – im Rahmen des umfangsmäßig Möglichen – besteht in ausgedehnten, meist mehrzeitigen Excisionen; die Defektdeckung ist u.U. sehr schwierig.

2.1.8. Prämaligne und maligne Neubildungen der Pigmentzellen (Klassifikation nach Steigleder und nach Clark et al. [57, 472])

2.1.8.1. Melanosis circumscripta praeblastomatosa Dubreuilh. Syn.: Lentigo maligna Hutchinson. Prämaligner, relativ seltener, im Hautniveau liegender Prozeß, bevorzugt in lichtexponierten Hautarealen (Gesicht) bei älteren Menschen. Differentialdiagnostisch wichtig sind das superficiell spreitende Melanom und die Lentigo senilis, in Einzelfällen mit geringer Pigmentierung auch z.B. Morbus Bowen [eingehende Übersichten bei 428, 475].

Therapie der Wahl: Excision und Röntgenbehandlung sind gleichwertig. Weitere Möglichkeiten: evtl. Versuch mit Fräsoder Ätzbehandlung [z.B. 438, 439] oder Cantharidenblasentherapie. Voraussetzung für jede andere Therapie als die Excision ist die histologische Diagnosesicherung zum Ausschluß eines klinisch oft schwer zu unterscheidenden superficiell spreitenden Melanoms. Hinauszögern der Behandlung kann Melanomentwicklung mit deletärer Prognose bedeuten.

2.1.8.2. Dubreuilh-Melanom, Lentigo maligna-Melanom. Nach wechselnd langer Bestandsdauer einer „Lentigo maligna" sich darin entwickelnder knotiger Tumor. Einzige wichtige Differentialdiagnose ist das häufigere superficiell spreitende Melanom mit sekundärer Knotenbildung. Das therapeutische Vorgehen entspricht dem bei den anderen Melanomtypen.

2.1.8.3. Superficiell spreitendes Melanom. Zunächst intraepidermal flächenhaft sich ausbreitendes malignes Melanom. Die Prognose ist nach heutiger Auffassung zumindest nach dem Beginn vertikalen Wachstums nicht wesentlich günstiger als bei nodulärem Melanom [Übersicht: 195, 219, 234, 285]. Prädilektionsstellen: Stamm und Extremitäten.

Wichtigste Differentialdiagnosen in entsprechenden Lokalisationen sind Melanosis circumscripta praeblastomatosa sowie Lentigo senilis und flache Basalzellpapillome. Die Mehrzahl der früher als Dubreuilh-Herde aufgefaßten Prozesse in nicht lichtexponierten Arealen würde heute wahrscheinlich als oberflächlich spreitende Melanome diagnostiziert werden [233, 234, 235, 303, 348, 349]. Geringste Unebenheiten im Hautrelief können Zeichen bereits vorhandenen vertikalen Wachstums sein [219].

Therapie der Wahl ist dementsprechend die Excision weit im Gesunden. Das Vorgehen unterscheidet sich im Prinzip nicht von dem beim nodulären Melanom.

2.1.8.4. Noduläres Melanom. Dieser prognostisch ungünstige maligne Tumor ist nicht allzu selten. Melanome werden in über 1% der Routineeingänge unseres Histologielabors als führende klinische Diagnose genannt. Die differentialdiagnostische Abgrenzung des nodulären Melanoms ist weit schwieriger als die der anderen Melanomformen. In etwa der Hälfte der Fälle bestätigt sich der Verdacht. Umgekehrt werden unter 60% der histologisch gefundenen nodulären Melanome bereits klinisch erkannt gegenüber 75% bei den anderen Melanomtypen [236a]. Relativ häufig werden Naevuszellnaevi für noduläre Melanome gehalten, seltener Verrucae seborrhoicae, Hämangiome, Naevi coerulei, juvenile Melanome, Basaliome, Narben, Cysten, Histiocytome. Andererseits können sich Melanome unter verschiedensten klinischen Bildern verbergen [232]: Hämangiomen, Naevuszellnaevi, Verrucae seborrhoicae, Morbus Dubreuilh, Morbus Bowen, Stachelzellcarcinomen, Histiocytomen.

Therapie der Wahl ist bei Früherfassung bzw. im Stadium I die Excision mit 5 cm Sicherheitsabstand im Gesunden und bis auf die Fascie [340]. Eingreifendere

Maßnahmen verbessern die statistischen Heilungs- bzw. Überlebenschancen nicht sicher [61]. Doch sprechen Resultate einiger Untersucher [192, 317] für einen Nutzen gleichzeitiger „prophylaktischer" Exstirpation der regionalen Lymphknoten bei geeigneter Tumorlokalisation. Sie sind bei klinisch unverdächtigem Befund ebenso oft befallen wie bei tastbaren Metastasen [501]. Eine rein klinische Stadieneinteilung wird dadurch fragwürdig. Die Monoblockexstirpation vom Tumor und Lymphknoten scheint nur bei kurzer Distanz vorteilhaft gegenüber getrennter Operation zu sein [463]. Das Problem der Erfolgsbeurteilung liegt bisher bei allen Verfahren darin, daß längere Nachbeobachtungszeiten und größere Patientenzahlen erforderlich wären, um überhaupt eine statistische Auswertung zuzulassen [195, 235]. Das gilt vorerst auch für die Kombination von lokaler Excision und endolymphatischer Therapie [91, 92, 236, 502]. Unter den eingreifenden Maßnahmen scheint neuerdings die Kombination von Excision, evtl. therapeutischer Lymphknotenblockresektion und isolierter hyperthermischer Perfusion der befallenen Extremität mit Extremdosen bestimmter Cytostatica wie Phenylalaninlost eine verbesserte Chance für den Patienten zu bieten [282]; Übersicht bei [437]. Sie ist nur in wenigen Zentren durchführbar. Im übrigen wird aus dem Vorstehenden deutlich, daß die Behandlung des Melanoms nur in Zusammenarbeit mit der Klinik möglich ist. Ständige kurzfristige Kontrolluntersuchungen sind notwendig.

Im Stadium II wird zunächst je nach lokalisatorischer Voraussetzung weiteres radikales Vorgehen versucht werden, evtl. auch in Form der isolierten Perfusionsbehandlung. Größere Amputationen kommen nur bei technischer Notwendigkeit (z.B. Nekrose nach Perfusion) in Frage, da sie die Gesamtsituation des Patienten verschlechtern und seine Chancen nicht verbessern [340].

Im Stadium III wird meist noch jeweilige lokale Excision der operativ zugänglichen Metastasen bevorzugt, unter der Annahme einer Begünstigung der immunologischen Abwehrmechanismen bei Verringerung der Gesamt-Tumormasse. Gerade unter diesem Aspekt muß jedoch auch die kryochirurgische Zerstörung der Knoten und Belassung in situ erwogen werden. Wegen der Bedeutung der Immunabwehr für den Verlauf muß eine cytostatische Allgemeinbehandlung gegenwärtig als gefährlicher Irrtum angesehen werden. Vorerst als Zusatztherapie kommen in allen Stadien Maßnahmen in Frage, die die celluläre Immunabwehr aktivieren sollen [25, 39, 283, 402, 404, 430, 467, 475, 476].

2.1.9. Benigne Tumoren und Pseudotumoren des Bindegewebes

2.1.9.1. Histiocytom, Dermatofibrom. Syn. und Varianten: Nodulus cutaneus Arning-Lewandowsky, Dermatofibroma lenticulare Schreus, Nodular subepidermal fibrosis Michelson, Sclerosing angioma Gros-Wolbach u.a. Die einzelnen Formen sind z.T. als selbständige Krankheitsbilder beschrieben worden, stellen aber nach Auffassung der meisten gegenwärtigen Autoren verschiedene Varianten oder Entwicklungsstadien desselben, wahrscheinlich reaktiven benignen Prozesses dar [Literaturübersicht bei 86]. Das Histiocytom ist der häufigste Bindegewebstumor der Haut. Als klinische Eingangsdiagnose in der Routinehistologie tritt es bei uns an 8. Stelle auf. Die Diagnose wird fast stets bestätigt. Umgekehrt wird ein gewisser Anteil der Histiocytome klinisch nicht primär diagnostiziert, sondern für Naevuszellnaevi, Basaliome, Follikelretentionscysten, Fremdkörpergranulome, Naevi coerulei u.a. gehalten. Befallen werden vorwiegend die Extremitäten bei Patienten in jüngerem bis mittlerem Alter. Therapie der Wahl ist die Excision in LA und primäre Naht. Andere Möglichkeiten bestehen nicht. Gelegentlich kommt spontane Abflachung und Abnahme der Hämosiderinpigmentierung vor.

2.1.9.2. Naevoxanthoendotheliom. Syn.: juveniles Xanthogranulom, juveniles Xanthom, Naevoxanthom. Seltener, benigner, innerhalb der ersten Lebensmonate auftretender histiocytärer Tumor mit anfangs sehr schnellem Wachstum, anschließendem Stillstand und meist Spontanrückbildung nach etwa einem Jahr. Befallen werden alle Körpergegenden. Differentialdiagnostisch entstehen gelegentlich trotz des charakteristischen Bildes Abgrenzungsschwierigkeiten gegenüber einem Sarkom. Die Therapie der Wahl besteht im Abwarten der Spontanrückbildung. Im diagnostischen Zweifelsfalle Excision mit Intracutannaht. Teilexcision bzw. Planierungen ohne einwandfreien Wundverschluß sind wegen der Gefahr entstellender Narbenbildung auf jeden Fall zu vermeiden.

2.1.9.3. Xanthelasmen. Häufige Veränderungen vor allem bei Frauen im mittleren Alter an Oberlid und Nasenaugenwinkel. Differentialdiagnostisch treten selten Probleme auf, allenfalls in wenig typischen Fällen bei der Abgrenzung gegenüber einem Basaliom.

Eine Excision in LA ist die einzige therapeutische Möglichkeit, sofern sie bei starker kosmetischer Beeinträchtigung gewünscht wird. Die Patienten müssen jedoch auf die sehr hohe Rezidivwahrscheinlichkeit vor der Behandlung aufmerksam gemacht werden.

2.1.9.4. Xanthome. Xanthome finden sich bevorzugt bei Fettstoffwechselstörungen insbesondere über Streckseiten kleiner und großer Gelenke. Sie bieten selten differentialdiagnostische Schwierigkeiten. Funktionell oder kosmetisch beeinträchtigende Einzelherde können in LA excidiert werden. Im übrigen muß die Grundkrankheit internistisch behandelt werden.

2.1.9.5. Keloid. Häufiger reaktiver bindegewebiger Tumor, bevorzugt nach Einwirkung bestimmter Noxen (Verbrennung bzw. Verbrühung, Vaccination, Fremdkörpereinsprengung) besonders im Kindesalter, in bestimmten Hautarealen, wie Ohrläppchen, Mund- und Kinnumgebung, vorderem Brust- und Schulterbereich, bei prädisponierten Personen auftretend. Eine familiäre Häufung ist besonders in manchen farbigen Bevölkerungsgruppen zu beobachten [406]. Differentialdiagnostisch zeigt sich, daß sehr häufig dem Bilde auch vermeintlich „spontaner" Keloide Fremdkörpergranulome (Sand, Sicherheitsglas, Handschuhpuder, Nahtmaterial) zugrunde liegen. Die Abgrenzung gegenüber hypertrophischen Narben ist fließend [407].

Therapie der Wahl: Das Vorgehen hängt von Größe, Bestandsdauer und differentialdiagnostischen Erwägungen ab [40].

Alleinige Excision ist wegen der Rezidivneigung problematisch. Bei kleinen, weniger als 6 Monate alten Herden kommen Röntgentherapie oder Glucocorticoidunterspritzung [142] allein in Frage. Größere und ältere Keloide sprechen darauf weniger an. Sie werden excidiert. Sobald dann Anzeichen erneuter Keloid- oder hypertrophischer Narbenbildung erkennbar werden, erfolgt Unterspritzung mit Glucocorticoid-Kristallsuspension und evtl. Röntgentherapie.

2.1.9.6. Hypertrophische Narbenbildung. Die Grenzen gegenüber dem Keloid sind, wie oben dargelegt, nicht so scharf zu sichern, wie es zum Teil früheren Auffassungen entspricht [406, 407]. Die Therapie entspricht den konservativen Behandlungsmöglichkeiten beim Keloid [135]. Auch Corticoidexterna werden versucht.

2.1.9.7. Pseudosarkomatöse Fasciitis. Syn.: Fasciitis nodularis, proliferative subcutane Fasciitis. Seltene, in mittlerem oder höherem Alter auftretende pseudotumoröse Veränderungen. Wegen des schnellen Wachstums der Knoten klinisch schwer vom Dermatofibrosarcoma protuberans oder Sarkom abzugrenzen. Die Therapie besteht schon wegen dieser Differentialdiagnosen in der vollständigen Excision des Herdes.

2.1.9.8. Desmoid-Tumor. Syn.: Desmom. Seltener benigner, bei unvollständiger Excision aber rezidivierender Tumor, der bei Frauen, die geboren haben, am Unterbauch auftritt. Die Therapie besteht in der Excision in LA.

2.1.9.9. Nichttumoröse Fibroplasie s. 2.2.

2.1.9.10. Adenoma sebaceum bei Phakomatose Bourneville-Pringle. Die nicht zu verkennenden fibromatösen Knötchen im Zentrofacialbereich sind gelegentlich Objekt kosmetischer Korrekturen zur Erleichterung der sozialen Eingliederung. Sie lassen sich durch Fräsen einebnen. Mit der Zeit treten neue auf.

2.1.10. Semimaligne und maligne Tumoren des Bindegewebes

2.1.10.1. Dermatofibrosarcoma protuberans. Seltener, semimaligner, bevorzugt am Stamm auftretender Tumor des Hautbindegewebes, differentialdiagnostisch anfangs gelegentlich für Histiocytom oder Basaliom gehalten. Einzige erfolgsversprechende Therapie ist die Excision weit im Gesunden.

2.1.10.2. Fibrosarkom. Seltener maligner, in jedem Alter zu beobachtender Tumor, anfangs differentialdiagnostisch oft schwer gegen Histiocytom oder Dermatofibrosarcoma protuberans abzugrenzen, bisweilen auch gegen Basaliom, Carcinom oder Melanom. Die Therapie besteht ausschließlich in radikaler Excision.

2.1.10.3. Andere Sarkomformen. Je weniger faserreich und je weniger differenziert die Sarkome der Haut sind, um so weniger ist eine operative Behandlung Methode der Wahl, und um so größer werden die Aussichten röntgenologischer und polycytostatischer Behandlung.

2.1.11. Tumoren des Fettgewebes

Von praktischem Interesse sind für den Dermatologen nur die relativ häufigen benignen Tumoren.

2.1.11.1. Lipom. Im mittleren Alter nicht sehr häufig an Stamm und Extremitäten auftretend, bisweilen differentialdiagnostisch schwer von Cysten (2.1.2.1., 2.1.2.2.) abzugrenzen. Sonderform: Angiolipom. Excision in Lokalanaesthesie.

2.1.11.2. Lipomatosis dolorosa. Multiples Auftreten zum Teil druckempfindlicher Lipomknoten. Auch hier besteht keine andere therapeutische Möglichkeit als die Excision der am meisten störenden Knoten.

2.1.12. Benigne Lymphoplasien der Haut

2.1.12.1. Lymphocytoma cutis. Syn.: Lymphadenosis cutis benigna Baefverstedt. Relativ seltener benigner in jedem Alter besonders an Gesicht oder Ohrläppchen auftretender Tumor. Differentialdiagnostisch muß je nach Lokalisation und Alter an Histiocytom, Mastocytom, Granuloma faciale, Sarkoidose usw. gedacht werden. Erfolgt keine spontane Rückbildung, ist die Therapie der Wahl Penicillin-, bei mangelndem Erfolg auch Röntgenbehandlung. Für eine Excision gibt es drei Gründe: mangelndes Ansprechen auf konservative Therapie, diagnostische Unsicherheit oder die Tatsache, daß mit einer Excision die Behandlung in der kürzesten Zeit abgeschlossen ist.

2.1.13. Maligne Lymphome und Hämoblastosen

Im Tumorstadium der Mycosis fungoides Alibert-Bazin, bei Hautherden der malignen Lymphogranulomatose Paltauf-Sternberg-Hodgkin, bei den malignen „Retikulosen", der „Reticulosarkomatose" Gottron, den „Reticulumzell"-Sarkomatosen und Hämoblastosen ist die Excision von Einzelherden meist nur eine zusätzliche Maßnahme zur histologischen Diagnosesicherung oder Verlaufskontrolle. Die eigentliche Behandlung ist eine Domäne der Polychemotherapie und der Röntgentherapie [40], häufig in Kombination miteinander und in Zusammenarbeit mit dem Hämatologen.

2.1.14. Benigne Tumoren der Gefäße und der glatten Muskulatur

2.1.14.1. Eruptives Angiom. Syn.: Granuloma teleangiectaticum, Granuloma pediculatum, fälschlich [335] Granuloma „pyogenicum". Häufig in allen Altersstufen und Lokalisationen. Die Diagnose bestätigt sich in etwa $^3/_4$ der Fälle. Differentialdiagnostische Schwierigkeiten können auftreten gegenüber Carcinoma spinocellulare, Basaliom, Verruca seborrhoica oder Histiocytom mit entzündlicher Überlagerung, Keratoacanthom, Naevuszellnaevus und malignem Melanom [232]. Therapie der Wahl: Excision in LA. Nichtoperative Behandlungsmaßnahmen ohne histologische Diagnosesicherung sind wegen der angeführten Differentialdiagnosen nicht zu vertreten. Rezidivneigung bei subtotaler Excision.

2.1.14.2. Angioma senile. Syn.: Senile Angiektasie. Beginn als proliferierendes benignes Hämangiom. Nach spontanem Sistieren des Wachstums bleibt ein Endstadium bestehen, das einen Tumoraufbau nur aus ektatischen Capillaren ohne Capillarsprossen zeigt [431]. Die Diagnose dieses besonders bei älteren Menschen am Stamm sehr häufigen Tumors ist nicht zu verfehlen.

Therapie: meist nicht notwendig. Bei blutenden Prozessen – in gegen Bagatellverletzungen – exponierter Lage oder bei kosmetischer Beeinträchtigung Excision in LA oder Behandlung mit der Diathermienadel.

2.1.14.3. Naevus araneus. Syn.: Spider-Naevus. Häufig im Gesicht und an den Extremitäten bei jungen Patienten, nicht zu verwechseln mit den „Lebersternchen".

Therapie: Verödung des Zentralgefäßes mit der Diathermienadel. Besonders geringe Läsion der Umgebung erreicht man mit einer Epiliernadel; diese wird erst eingestochen und dann kurz der Fußschalter betätigt. Anaesthesie ist nicht notwendig.

2.1.14.4. Angiokeratoma circumscriptum. (Besser [236a]: Angiektasia eruptiva thrombotica.) Variante: Angiokeratoma corporis naeviforme. Frühmanifester Gefäßnaevus, nicht allzu selten, in allen Körperregionen auftretend. Differentialdiagnostisch bereitet bei einzelnen spät auftretenden Tumoren gelegentlich der Ausschluß eines malignen Melanoms Schwierigkeiten [234].

Therapie: Excision in Umgebungsanaesthesie, bei nicht ganz ausgeschlossenem Melanomverdacht evtl. in Schnellschnittbereitschaft; auch Elektrodesiccation in LA ist möglich.

2.1.14.5. Angiokeratoma Mibelli. Seltene, besonders an Fingerrücken und Zehenrücken im Halbwüchsigenalter, manchmal familiär, multipel auftretende Veränderung. Am günstigsten ist die Diathermienadel-Behandlung.

2.1.14.6. Angiokeratoma inpunctiforme scroti s. vulvae Fordyce. Relativ häufig vor allem in höheren Altersgruppen zu findende Veränderung. Differentialdiagnostisch muß gelegentlich daran gedacht werden, nicht eine Manifestation des seltenen und prognostisch ungleich schwerwiegenderen Angiokeratoma corporis diffusum Fabry zu übersehen. Eine Therapie ist meist nicht erforderlich, aber in LA mit der Diathermienadel möglich.

2.1.14.7. Angiokeratoma corporis diffusum Fabry. Die angiokeratotischen Hautveränderungen sind nur eines von vielen Symptomen dieser Genodermatose; operative Maßnahmen bleiben meist auf Biopsien beschränkt.

2.1.14.8. Capilläres Hämangiom. Varianten sind z.B. das eruptive Angiom (2.1.14.1.) und das Angioma „senile" (2.1.14.2.). Syn.: „Blutschwamm", Haemangioma simplex. Häufigste Formen sind die planotuberösen und tuberonodösen Angiome des Säuglingsalters. Im allgemeinen Gebrauch werden diese häufig von cavernösen Hämangiomen (2.1.14.9.) nicht klar unterschieden. Die Angiome des Säuglingsalters bilden sich in der Mehrzahl der Fälle in den ersten Lebensjahren spontan zurück.

Therapie der Wahl: Solange ein Herd sehr klein ist, kann er leicht excidiert und dann, verglichen mit jedem anderen Vorgang, rasch vergessen werden. Im übrigen verdient bei Kindern bei Ausbleiben der Spontanrückbildung oder beunruhigendem Anfangswachstum die Betastrahlen-Behandlung den Vorzug. Sie scheint häufig auch den Anstoß für eine spontane weitere Involution zu geben und ermöglicht es, die Risiken der tieferreichenden, beim Säugling und Kleinkind seither nur noch selten notwendigen Röntgenweichstrahltherapie zu vermeiden [vgl. 229].

2.1.14.9. Cavernöses Haemangiom. Seltener, vom capillären Hämangiom durch tiefere Lage und bindegewebig-muskulösen Wandaufbau seiner Gefäßanteile unterschiedener, in jedem Alter und jeder Hautgegend gelegentlich zu beobachtender Tumor ohne wesentliche Spontanrückbildung (arterielle oder venöse Cavernome [432]).

Therapie: Excision in Lokalanaesthesie. Im Unterschied zu den planotuberösen capillären Hämangiomen ist diese Form wenig strahlensensibel und vor allem auch wegen der tiefen Lage nicht durch Betastrahlen beeinflußbar.

2.1.14.10. Glomustumor. Syn.: Angiomyoneurom, Glomangiom. Es gibt solide und mehr cavernöse Formen. Die cavernösen verursachen weniger häufig Beschwerden. Sie sind relativ selten und werden vorwiegend im Halbwüchsigenalter manifest, besonders an den Extremitäten. Differentialdiagnostisch fällt bisweilen die Unterscheidung vom Leiomyom, manchmal auch trotz dessen fehlender Empfindlichkeit vom Naevus coeruleus, schwer. Die einzig mögliche Therapie ist die Excision in Lokalanaesthesie.

2.1.14.11. Multiple familiäre Glomustumoren. Bei dieser autosomal dominant vererbten, nicht mit weiteren nachteiligen Veränderungen kombinierten Dermatose überwiegen cavernöse Formen ohne Druckschmerz, so daß nicht alle Tumoren excidiert werden müssen.

2.1.14.12. Leiomyom, Angioleiomyom. Seltene benigne, vor allem von glatter Muskulatur der Arrectores pilorum oder der Gefäßwände ausgehende, bisweilen multiple Tumoren, gelegentlich druckempfindlich und dann schwer von Glomustumoren zu unterscheiden. Einzig mögliche Behandlung ist die Excision in Lokalanaesthesie.

2.1.14.13. Granularzell-Myoblastom Abrikosoff. Die gewebliche Herkunft dieses sehr seltenen Tumors, der im mittleren Lebensalter bevorzugt auftritt, ist noch umstritten. Möglicherweise handelt es sich um einen reaktiven Prozeß. Die Diagnose wird selten bereits klinisch gestellt, die Excision ist die einzige mögliche Therapie.

2.1.14.14. Lymphangiome. Bei diesen sehr seltenen Tumoren werden circumscripte oberflächliche und tiefe cavernöse Formen unterschieden.

Die operative Therapie gestaltet sich bei den tiefen Formen oft sehr schwierig und muß für den Einzelfall geplant werden. Die Strahlenempfindlichkeit ist gering. Eventueller Versuch einer Betatronbehandlung.

2.1.15. Vasculäre Naevi

2.1.15.1. Naevus teleangiectaticus. Syn.: Naevus flammeus, Naevus vinosus. Relativ seltene, angeborene Fehlbildung mit umschrieben vermehrten und erweiterten Gefäßen im Corium. Die Veränderung hat nichts mit dem capillären Hämangiom zu tun, mit dem sie häufig in Lehrbüchern der Pathologie verwechselt wird [216, 232a]. Häufig im Gesicht in segmentaler Anordnung; in solchen Fällen muß an die Möglichkeit gedacht werden, daß es sich um einen Naevus flammeus im Rahmen eines Sturge-Weber-Syndroms handeln könnte.

Therapie: Bei kleinen Herden in günstiger Lokalisation ist manchmal plastische Korrektur möglich. Im übrigen besteht die einzige therapeutische Möglichkeit in frühzeitigem korrektiv-kosmetischem Training. Vor der früher gelegentlich empfohlenen Röntgen- wie vor der Kohlensäureschneebehandlung ist dringend zu warnen, da sie nur zu erheblicher Verschlechterung des Zustandes führen.

2.1.15.2. Mediales blasses Feuermal (Unna). Syn.: „Storchenbiß". Wie 2.1.15.1., jedoch median an Stirn oder Nacken gelegen und meist spontan allmählich abblassend, deshalb keine Therapie!

2.1.16. Semimaligne und maligne Gefäßtumoren

2.1.16.1. Hämangiopericytom. Sehr seltener und selten bereits klinisch diagnostizierter, in allen Altersklassen an Stamm und Kopf beobachteter Tumor. Die Strahlenempfindlichkeit ist sehr gering, die Excision weit im Gesunden die einzige therapeutische Möglichkeit.

2.1.16.2. Hämangioendotheliom. Dieser Tumor ist ebenfalls sehr selten. Die verschiedenen Varianten bevorzugen die höheren Altersklassen, zum Teil das Kindesalter. Die Strahlentherapie hat nach Braun-Falco eher Chancen als beim Hämangiopericytom [40].

Therapie der Wahl ist jedoch, sofern möglich, der Versuch einer radikalen Excision.

2.1.16.3. Sarcoma idopathicum haemorrhagicum multiplex Kaposi. Seltener, multizentrisch beginnender Tumor der Extremitäten, besonders der unteren. Differentialdiagnostisch können die Anfangsstadien durch Fremdkörpergranulome u. U. imitiert werden. Die operative Therapie und ebenso die Strahlenbehandlung haben nur bei noch wenig ausgedehnten Prozessen eine Chance, später kommt evtl. Perfusionsbehandlung, ähnlich der beim malignen Melanom in Frage.

2.1.16.4. Hämangiosarkom. Sehr seltener maligner Tumor. Die einzige Chance liegt in frühzeitiger radikaler Operation. Bisher sind keine nennenswerten Erfolge mit anderen Verfahren bekannt.

2.1.17. Tumoren der Nerven
und Nervenscheiden

Es handelt sich durchweg um relativ seltene Tumoren.

2.1.17.1. Neurilemmon, Neurofibrom. Seltener benigner Tumor der Nervenscheiden, wegen des typischen Palpationsbefundes nur selten differentialdiagnostisch schwer von Cysten abzugrenzen. Der Befund kann u.U. Hinweis auf eine noch nicht erkannte Neurofibromatose sein. Einzige mögliche Therapie ist die Excision.

2.1.17.2. Neurofibromatose Recklinghausen. Die Diagnose dieser Genodermatose ist bei Ausprägung des Vollbildes nicht zu verfehlen, bei Auftreten nur einzelner Tumoren oder Café au lait-Flecken schwieriger. Die Krankheit kann durch keine Therapie beendet werden. Kosmetisch und funktionell störende Einzeltumoren können jedoch in LA excidiert werden.

2.1.17.3. Neurofibrosarkom. Äußerst seltener, vermutlich auf dem Boden der Neurofibromatose entstehender Tumor.
Therapie: Nur Excision weit im Gesunden.

2.1.18. Dysplasien, Hyperplasien,
Fibrosen

Die Abgrenzung gegenüber den Tumoren einerseits, wie z.B. beim Keloid und der hypertrophischen Narbe, zu den entzündlichen Veränderungen andererseits ist vielfach problematisch.

2.1.18.1. Tylositas articuli. Eine optimale Therapie ist nicht bekannt. Die Excision ist möglich, es besteht aber eine erhebliche Keloidneigung.

2.1.18.2. Palmoplantarfibrose (Dupuytrensche Kontraktur). Eine operative Besserung der charakteristischen Veränderungen ist aussichtsreich. Die Therapie wird im allgemeinen vom Handchirurgen übernommen.

2.1.18.3. Juvenile Palmoplantarfibrose. Eine operative Behandlung durch den Handchirurgen ist möglich, es besteht jedoch Rezidiv- und Keloidgefahr. Eine Alternative besteht in intraläsionalen Corticoidinjektionen.

2.1.18.4. Induratio penis plastica. Wegen der Gefahr einer nachfolgenden Impotenz sind operative Behandlungsversuche zurückhaltend zu beurteilen. Röntgentherapie und intraläsionale Corticoidinjektion verdienen den Vorzug.

2.1.18.5. Pseudoxanthoma elasticum. Oft ist eine operative Korrektur einzelner störender Veränderungen möglich.

2.1.18.6. Cutis laxa und Cutis hyperelastica. Bei beiden Zuständen sind die Aussichten erfolgreicher korrektiver Maßnahmen gering.

2.2. Entzündliche und funktionelle Hautveränderungen

2.2.1. Von Haarfollikeln
und Talgdrüsen ausgehende
Entzündungen

2.2.1.1. Tiefe nekrotisierende Perifolliculitis (Furunkel und Karbunkel). Häufige, im allgemeinen differentialdiagnostisch problemlose, ganz vereinzelt aber schwer gegen zerstörte Follikelcyste, tiefe Trichophytie oder auch Keratoakanthom abzugrenzende Veränderungen. Die Behandlung erfolgt bei Ausbleiben der Spontanentleerung durch Incision. Ein einfacher Schnitt verklebt oft rasch. Deshalb ist der sog. „Kreuzschnitt" allgemein üblich. Er führt zu sehr auffälliger Narbenbildung. Diese ist, wie bereits Steigleder (1972) in seinem Lehrbuch betont, weit geringer nach Eröffnung mit der rotierenden Hohlstanze. Anschließend werden evtl. Framycetin enthaltende Kegel eingeführt und ein Pflasterverband mit antimikrobiellem Puder (Jodchlorhydroxychinolin, Halquinol, Tribromphenolwismut usw.) aufgelegt, vor allem, um einer Infektionsausbreitung entgegenzuwirken. Hier ist hinzuzufügen, daß von den ebenfalls in Frage kommenden Antibiotica eines, nämlich das Penicillin, wegen einer bei externer Anwendung nahezu obligaten Allergisierungsfähigkeit nicht mehr als Puder oder Salbe verwendet werden sollte. Leider sind noch mehrere derartige Präparate im Handel. Entsprechendes gilt in gewissem Umfang für das infolge seiner ungeheuren Verbreitung in Chirurgie und Gynäkologie hier relativ häufig als Kontaktallergen in Erscheinung tretende Mafenid.

2.2.1.2. Folliculitis nuchae sclerotisans und Perifolliculitis capitis abscedens et suffodiens. Syn.: Acnekeloid bzw. Folliculitis keloidalis. Diese Veränderungen sind meist einer konservativen Behandlung (systemisch oder lokal) nicht sehr zugänglich, so daß eine radikale Excision unter antibiotischer Abdeckung als einzige Möglichkeit verbleibt.

2.2.1.3. Dermatitis perianalis fistulosa. Die durch antibiotische Therapie meist kaum beeinflußbaren Veränderungen führen zu ausgedehnter Fistelbildung. Eine Abheilung ist erst nach radikaler Eröffnung und Epithelisation von den Rändern möglich. Zum gleichen Formenkreis gehört die

2.2.1.4. Pyodermia fistulans sinifica. Diese der Acne conglobata verwandte Erkrankung befällt den Inguinal-, Perigenital-, Perianal- und Glutaealbereich und die Axillen. Sie wird differentialdiagnostisch meist als Hidradenitis suppurativa verkannt. Histologisch zeigen sich jedoch Schweißdrüsen und apokrine Drüsen intakt, die entzündlichen Veränderungen konzentrieren sich um mit geschichteten Hornmassen und Detritus gefüllte Hautsinus und z.T. zerstörte Haarfollikel. Mit der Zeit entwickeln sich ausgedehnte Fistelsysteme mit ständig rezidivierenden Entzündungen. Konservative Behandlung bringt keine Dauerheilung [250]. Erst die radikale Excision beendet das Rezidivieren der Eiterungen [Übersicht 338]. Das funktionelle und kosmetische Resultat ist bei dem bisher in der Literatur bevorzugten Vorgehen mit einer Epithelisation von den Wundrändern her erstaunlich gut. Wir haben jedoch auch schon einmal bei genügend umfangreicher Excision im Gesunden bis auf die nie durchbrochene Fascie und primärer Deckung einen sehr guten und vor allem sehr schnellen Heilungsabschluß gesehen.

2.2.1.5. Acne conglobata, Acne abscedens. Bei den schweren Acneformen entstehen, ausgehend von den Comedonen und Folliculitiden, tiefliegende kleine Abscesse und pseudocystische Veränderungen mit oft sterilem Inhalt, dessen Entleerung mit zunehmender Bestandsdauer schwieriger wird. Nach einfacher Incision mit dem „Moncorps"-Messer erfolgt auch bei richtiger Technik — Eingehen mit der Lanzette im Verlauf des Follikels, sofern noch möglich, dann Schnitt senkrecht nach oben zur Eröffnung [312] — oft rasche Verklebung. Dann ist die breite Öffnung der cystischen Gebilde mit der rotierenden Hohlstanze indiziert [253, 254]. Die Narbenbildung danach ist geringer als bei ständigem Weiterschwelen der Entzündung. Im übrigen muß die interne Acnetherapie mit Vitamin A und mit Tetracyclinen [233] weitergeführt werden. Unterstützend wirken externe schälende, desinfizierende oder die Verhornung beeinflussende Maßnahmen wie Vitamin A-Säure oder u. U. die von uns mit guten Resultaten angewendete Lösung nach Galuschka (Acid. salicylic. 3,0; Acid. lactic. 3,0; Glycerin 3,0; Solut. acid. boric. 30,0; Spirit. Vini ad 100,0). Hier ist nicht der Platz, die zahlreichen extern anzuwendenden Fertigpräparate wie auch die klassischen Externa zu würdigen. Jedoch möchten wir dafür plädieren, daß sich die Dermatologen allgemein energischer gegen corticosteroidhaltige Externa wenden, die eine Acne meist mehr fördern als bekämpfen. — Die Neuentwicklung von Cysten und Abscessen wird zusätzlich vermindert durch mechanische Beseitigung der Comedonen. Dafür ist die Anwendung des Unnaschen Comedonenquetschers nach Applikation einer antiseptischen Lösung oder Tinktur üblich. Noch besser jedoch hat sich die von Flegel [120] angegebene Methode bewährt, die Comedonen durch Aufsetzen einer an eine Wasserstrahlpumpe angeschlossenen Pipette abzusaugen. Narben nach Acne lassen sich oft durch u.U. mehrfach wiederholtes Fräsen [vgl. 142] bessern.

2.2.2. Von Schweiß-, Duft- und Schleimdrüsen ausgehende Entzündungen

2.2.2.1. Hidradenitis suppurativa. Die besonders in den Axillen und Inguines, perigenital und perianal auftretenden entzündlichen Veränderungen sind differentialdiagnostisch oft schwer von der Pyodermia fistulans sinifica abzugrenzen. Eine Therapie im Beginn mit Breitbandantibiotica und zusätzlichen lokaldesinfizierenden Mitteln führt fast stets zu raschem Abklingen der Hidradenitis. Kommt es nicht zur Ausheilung, entwickelt sich häufig eine chronisch rezidivierende Entzündung mit Absceß-, Fistel- und Schwielenbildung. Diese ist nur noch operativ durch radikale Ausräumung des befallenen Gebietes zur Abheilung zu bringen [z.B. 323, 409].

2.2.2.2. Bartholinitis. Die rezidivierenden Entzündungen, Empyeme und Retentionscysten der Bartholinschen Drüsen bzw. ihrer Ausführungsgänge sehen wir heute weniger oft als vor der Antibiotica-Ära. Differentialdiagnostisch sind echte Abscesse oft schwer abzugrenzen. Die Therapie besteht unverändert in Exstirpation unter antibiotischem Schutz ohne Eröffnung der Cyste, möglichst im entzündungsfreien Intervall.

2.2.3. Gefäßgebundene chronisch entzündliche Prozesse

2.2.3.1. Tuberculosis cutis luposa. Syn.: Lupus vulgaris. Von den verschiedenen Formen der Hauttuberkulose ist der Lupus derjenige, der am ehesten Anlaß zu operativer Behandlung gibt. Differentialdiagnostisch kommen bei kleinen Herden bei jüngeren Patienten Abgrenzungsschwierigkeiten gegenüber Naevi oder Histiocytomen, bei älteren gegenüber Basaliomen vor, mit der Konsequenz relativ häufiger irrtümlicher Excision unter diesen Diagnosen.

Unabhängig von der Notwendigkeit der Durchuntersuchung und ggf. Allgemeinbehandlung ist die Therapie oft durch Totalexcision des noch nicht allzu ausgedehnten Herdes am ehesten abgeschlossen.

2.2.3.2. Sarkoidose Besnier-Boeck-Schaumann. Die Erkrankung wird weit häufiger primär klinisch diagnostiziert, als sie vorkommt [150]. Differentialdiagnostische Schwierigkeiten können gelegentlich auftreten, z.B. bei der Abgrenzung gegen

Nekrobiosis lipoidica, Granulomatosis disciformis, Fremdkörpergranulomen. Bei wenig zahlreichen Hautherden lassen sich oft therapeutische Excision und histologische Sicherung verbinden. Die Allgemeinbehandlung mit Corticoiden ist unabhängig davon jedoch meist unvermeidlich, da bei zutreffender Diagnose selten allein das Hautorgan befallen ist [231].

2.2.3.3. *Cheilitis granulomatosa* s. 4.5.12.

2.2.3.4. Tiefe Mykosen und Erkrankungen durch Actinomycetales. Oft wird die Diagnose erst histologisch und mikrobiologisch aus Excisionsmaterial gestellt. Wenn es sich um umschriebene Krankheitsherde handelt, ist die Therapie oft am raschesten und risikoärmsten durch Excision des befallenen Bereiches abzuschließen. Andere Möglichkeiten bestehen in ausschließlicher Chemotherapie.

2.2.3.5. Leishmaniose. Syn.: Orientbeule. Relativ selten bei Patienten aus Mittelmeerländern und als Urlaubsinfektion in hiesigen Breiten zu beobachten. Neben der Chemotherapie ist bei wenigen Hautherden die Behandlung durch Totalexcision möglich.

2.2.4. Zur Haut fortgeleitete entzündliche Prozesse

Im dermatologischen Bereich spielen zwei derartige Veränderungen eine gewisse Rolle:

2.2.4.1. Odontogene Hautfisteln. Sie werden oft nicht primär erkannt und zunächst vergeblich als vermeintliche Perifolliculitiden, Follikelretentionscysten oder Acnepusteln behandelt. Sie sind keine Indikation für eine primäre dermatochirurgische Therapie. Meist erfolgt Spontanheilung nach Extraktion des zugehörigen beherdeten Zahnes. Gelegentlich ist spätere Korrektur der Narbe nötig.

2.2.4.2. Tuberculosis cutis colliquativa. Syn.: Scrofuloderm. Operative Maßnahmen kommen nur zusätzlich zur Chemotherapie in Frage sowie evtl. zur späteren Narbenkorrektur.

2.2.5. Narbig-entzündliche Zustandsbilder und postthrombotisches Syndrom

2.2.5.1. Phimose. Nach rezidivierenden entzündlichen Prozessen kommt es häufig zu narbigen Verengungen des Praeputiums. Im akut entzündlichen Stadium besteht keine Indikation zu operativem Vorgehen, sondern zu lokaler und allgemeiner antiphlogistischer und antibiotischer Behandlung. Eine Ausnahme bildet die *Paraphimose*, die, wenn Stichelung, Hyaluronidaseinjektion und anschließende Repositionsversuche nicht zum Erfolg führen, Dorsalincision und Reposition erforderlich macht. Die eigentliche Behandlung der Phimose besteht in der Circumcision nach Abklingen der entzündlichen Erscheinungen.

2.2.5.2. Superficielle Thrombophlebitis. Die Veränderung wird hier nur kurz gestreift wegen ihrer Beziehung zu den folgenden Krankheitsbildern und um darauf aufmerksam zu machen, daß im Unterschied zu der wenig effektiven konservativen Therapie, das besonders von Sigg [464] propagierte Vorgehen mit Längsincision des tastbar thrombosierten Gefäßes auf ca. 2 cm, manueller Expression des Thrombus und anschließendem Kompressionsverband die Beschwerden sehr rasch abklingen läßt.

2.2.5.3. Varicosis bei chronischer Veneninsuffizienz. Die operative Therapie beim Krampfaderleiden wird gegenwärtig überwiegend von Gefäßchirurgen durchgeführt, die Indikation dazu hingegen meist von dem mit der Varicenverödung befaßten Dermatologen gestellt. Bereits die Inspektion zeigt den Befall des Saphena magna- oder parva-Gebietes. Ausschließlich genuine Varicen sind nicht sehr häufig. Sie sind nicht mit einer Dermatopathie verbunden und fast stets kompensiert. Postthrombotische Zustände hingegen sind häufiger, auch bei leerer Anamnese. Zunächst wird die Kompensation mit den Versuchen nach Schwartz und Trendelenburg I, die Suffizienz der tiefen Venen und Kommunikanten mit denen nach Perthes, Trendelenburg II, Linton, Mahorner-Ochsner, die Lage der Kommunikanten nach Albanese geprüft [vgl. 204, 474] und markiert.

Nötigenfalls kann die Phlebographie (mit Maßstab) Kommunikantenverläufe oder tiefe Verschlüsse lokalisieren helfen. Die klinischen Tests werden um so mehr unterschätzt, je weniger sie beherrscht werden. Schematisches Vorgehen sollte nicht dazu führen, bei Nachweis tiefer Verschlüsse in jedem Falle auf die Verödung auch solcher oberflächlicher Gefäßanteile zu verzichten, die eindeutig retrograd durchströmt sind [464]. Bei ausgeprägter Stammsinsuffizienz der V. saphena magna ergibt sich die Indikation für die Keller-Babcock-Operation bzw. ihre neueren Modifikationen [251]. Auch einzelne große Varicenkonglomerate können bei geringer Stauung äußerlich markiert, von kleinen Incisionen aus doppelt unterbunden und reseziert werden. Besonders aber insuffiziente Kommunikanten können nach äußerlicher Markierung von kleinen Hautincisionen aus aufgesucht, in die Tiefe verfolgt und nach Spaltung der Fascie mit nichtresorbierbarem Nahtmaterial umstochen werden. Bei allen operativen Maßnahmen ist die Kombination mit korrekt durchgeführten Kompressionsverbänden ebenso Erfolgsvoraussetzung wie bei der Verödung. Diese verdient im Hinblick auf die Spätergebnisse und die Wiederholbarkeit den Vorzug bei allen kleineren peripheren Varicen unabhängig von der Gesamtausdehnung des Prozesses.

2.2.5.4. Besenreiservaricen. Für diese kosmetisch oft sehr beeinträchtigenden Veränderungen wird vorwiegend die Verödungsbehandlung empfohlen [464]. Besonders bei sehr kleinen Gefäßen ist diese aber bisweilen recht schwierig, da sie schwer zu punktieren und zu komprimieren sind und leicht Extravasate und Pigmentierungen auftreten. Gerade diese feinen Gefäßanteile lassen sich elegant mit der elektrischen Nadel veröden, ebenso wie Naevi aranei oder wie Teleangiektasien bei Corticoidhautschäden oder Rosacea [219a]. Dabei ist kaum jemals eine Anaesthesie nötig. Am besten wird bei niedrig eingestellter Stromstärke eine feine Epiliernadel in kurzen Abständen in das Gefäß eingestochen und jeweils nur für einen kurzen Augenblick der Fußschalter betätigt. Dabei soll das Gefäß abblassen, die Umgebung sich aber nicht weißlich verfärben. Bei diesem Vorgehen ist mit narbenlosem Verschwinden der Besenreiser in wenigen Sitzungen zu rechnen. Zur Nachbehandlung wird am ersten Tag dünn eine antiphlogistische Creme aufgetragen.

2.2.5.5. Pachydermia vegetans und Papillomatosis cutis. Wesentlich für jeden Therapieerfolg ist die Behandlung der zugrundeliegenden Lymph- und Venenabflußstörungen (s. U.). Zusätzlich wird der fibrosierte Hautbezirk nötigenfalls exzidiert und die Wunde mit Spalthaut gedeckt.

2.2.5.6. Dermatopathia cruris. Diese geringer ausgeprägte Sklerosierung der Unterschenkelhaut bildet sich im Laufe von Jahren nach erfolgreicher Therapie der Blut- und Lymphabflußstörungen zurück und ist selbst kein Anlaß zu operativer

Therapie. Am Rande von Ulcera muß ihretwegen jedoch wegen der schlechten Gewebsversorgung oft incidiert oder circumcidiert werden.

2.2.5.7. Elephantiasis nostras. Chronisches Lymphödem, besonders der unteren Extremitäten und des Genitale, nach chronisch rezidivierenden Streptokokkeninfekten. Eine häufige Eintrittspforte der Infektion sind Hautläsionen bei Fußmykosen. Oft bleibt ein operativer Behandlungsversuch die einzige Möglichkeit, eine Besserung zu erzielen. Alle Verfahren setzen eine gute technische und personelle Situation voraus und sind auf die Klinik beschränkt. Für die Dermatologie kommen weniger die eingreifenden Verfahren mit Integumentektomie oder Verlagerung von Fascienstreifen in Frage, eher die Handley-Zieman-Technik [365] mit Implantation monofiler Kunststoff-Fäden. Diese müssen proximalwärts weit in ein Gebiet mit intakten Abflußverhältnissen reichen.

2.2.5.8. Ulcus cruris. Am häufigsten als „Ulcus cruris venosum" bei postthrombophlebitisch-chronischer Veneninsuffizienz. Nach diagnostischer Abklärung [118] der Durchgängigkeit der tiefen Venen durch die üblichen klinischen Methoden und ggf. Phlebographie nach Untersuchung der Ausdehnung und Lokalisation der zugrundeliegenden Störung (z.B. Saphena magna-, parva- oder Kommunikanteninsuffizienz) fällt die Entscheidung über die operative [177, 204, 251] oder Verödungsbehandlung [170, 464, 477] des Grundleidens. Das auf diesem Boden entstandene Ulcus kann nach Reinigung unter konservativer Therapie oder nach operativer Anfrischung mit Thiersch-Lappen oder Reverdin-Läppchen [396] und Spalthaut, besonders in Form der „Briefmarkenplastik" [150] gedeckt werden. Der Vorteil der Spalthautdeckung ist, daß sie bei Nichtangehen problemlos mehrmals wiederholt werden kann. Das gleiche gilt für das Verfahren der „Hautzüchtung" [150]. Dabei wird in Lokalanaesthesie vom Oberschenkel mit dem Skalpell Epidermisgeschabsel entnommen und in das mit Nährlösung feuchtgehaltene Geschwür eingebracht. Das Verfahren hat zwei Vorteile: Narbenlosigkeit der Spenderstelle und geringe Ansprüche an den Zustand des Ulcus.

2.2.5.9. Arteriosklerotische und diabetische Gangrän. Aufgabe des Dermatologen ist meist die konservative Therapie gemeinsam mit dem den Patienten wegen des Grundleidens betreuenden Internisten. Ist eine Defektheilung nicht erreichbar, bleibt zuletzt nur die Möglichkeit einer Amputation mit dem Ziel eines Wundverschlusses in ausreichend ernährtem Gewebe. Meist wird sie der Chirurg übernehmen.

2.2.6. Fremdkörperbedingte und traumatische Veränderungen

2.2.6.1. Fremdkörpergranulom. Klinisch oft zunächst als Keloid angesprochen, am häufigsten an Gesicht und Händen. Jedes andere therapeutische Vorgehen als die Totalexcision kann allenfalls vorübergehende Effekte haben.

2.2.6.2. Tätowierung und sonstige coriale Fremdkörpereinlagerungen. Neben der einzeitigen oder schrittweisen Totalexcision kommen Ätz-, Schleif- oder Fräsverfahren zur Behandlung in Frage [105, 149, 301, 313]. Sehr oft ist jedoch wegen der tiefen Lage der Pigmente im Corium die Excision das einzige Verfahren, das schließlich eine völlige Beseitigung der Veränderungen mit erträglicher Narbenbildung erreichen läßt.

2.2.6.3. Keloid vgl. 2.1.9.5.

2.2.6.4. Traumatische Epithelcyste vgl. 2.1.2.2.

2.2.6.5. Chondrodermatitis nodularis chronica helicis Winkler. Häufige, vorwiegend bei Männern nach dem 40. Lebensjahr auftretende, reaktiv-entzündliche Veränderung am oberen Ohrmuschelrand, differentialdiagnostisch oft für Keratoma solare oder Carcinom gehalten. Einzige erfolgsversprechende Therapie des schmerzhaften Prozesses ist die Excision im Gesunden.

2.2.6.6. Schwiele, Tyloma. Syn.: Tylositas, Callositas, Callus. Unter der Hornschichtverdickung an mechanisch belasteten Hautstellen verbirgt sich im allgemeinen auch eine Bindegewebsverbreiterung (2.2.1.). Schwielen sind normalerweise kein Gegenstand operativer Behandlung. Sie verlangen wegen der zu Rhagadenbildung und Superinfektion neigenden veränderten Haut entsprechende Externa. Eine Ausnahme bilden die von Illig [219] in den letzten Jahren als eigenes Krankheitsbild abgegrenzten rezidivierenden entzündlichen Schwielen der Großzehenballen bei vorwiegend weiblichen Diabetikern. Unter diesen verbergen sich häufig tiefreichende Fisteln, die meist nur mit Hilfe des Orthopäden oder Chirurgen nach ausgedehnten Operationen zur Abheilung zu bringen sind.

2.2.6.7. Verbrennung und Verbrühung. Patienten mit ausgedehnten schweren Verbrennungen gelangen primär in chirurgische Spezialabteilungen. Der Dermatologe hat sich meist mit umschriebenen Verbrennungen 1. und 2. Grades sowie kleinflächigen drittgradig besonders bei Haushaltsunfällen verbrannten Herden auseinanderzusetzen. Bei diesen ist nach der Initialbehandlung am Unfallort oder unmittelbar nach dem Unfall durch Kühlen in kaltem Wasser die weitere Therapie vorwiegend konservativ. Die u.U. nötige Schocktherapie, die offene Wundbehandlung oder die Salbenverbandstechnik sollen hier nicht erörtert werden; die provisorische Fremdhautdeckung ist bei den meist kleinen Flächen nicht erforderlich, das Abtragen zerstörter Gewebsanteile kann wesentlich zurückhaltender erfolgen als bei schweren Verbrennungen. Alle Sorgfalt richtet sich auf die plastische Deckung der sich nicht von Anhangsgebilden aus epithelisierenden drittgradig verbrannten Anteile, wobei im Falle einer Deckung mit Spalthaut über Gelenken wegen deren Schrumpfungsneigung evtl. versucht wird, Vollhaut mit heranzuziehen.

2.2.6.8. Verätzung. Nach den meist bereits am Unfallort durchgeführten Initialmaßnahmen mit ausgiebiger Spülung unter fließendem Wasser kann u.U. ein Versuch mit Puffern, wie feindispergiertem Eiweiß (Dosenmilch) vertretbar sein, weniger aber die nur zu neuen Schäden führende verbreitete „Behandlung" von Säureätzungen mit verdünnten Laugen und umgekehrt. Es muß versucht werden zu eruieren, ob es sich um einen Berufsunfall handelt, bei dem ein D-Arztverfahren notwendig ist, und welche Noxe eingewirkt hat. Einige Agentien, wie z.B. Ammoniak oder Flußsäure, sind durch schnelle Diffusion oder spätes Erkennbarwerden der Wirkungen besonders tückisch, und gerade bei der Flußsäureverätzung entbehrt die gegenwärtig übliche Behandlung noch allzusehr der realen Grundlagen [219]. Bei den meisten Agentien jedoch markieren sich schnell die Schäden. Wenn sich unter konservativer Behandlung mit antibioticahaltigen und bei Koagulationsnekrosen mit u.U. nekrolytischen Salben Stellen zeigen, die wegen tiefer Zerstörung nicht von Hautanhangsgebilden aus reepithelisiert werden, ist eine plastische Deckung angezeigt.

2.2.6.9. Wunden. Praktisch jeder Arzt wird ständig mit der Versorgung kleinerer Verletzungen verschiedenster Art konfrontiert. Sie werden hier nur erwähnt, um auf zwei häufig nicht genügend beachtete Gesichtspunkte aufmerksam zu machen: Erstens muß rechtzeitig festgestellt werden, ob ein D-Arztverfahren erforderlich ist. Zweitens muß, besonders bei Verkehrsverletzungen, rechtzeitig vor Wundverschluß an die Möglichkeit von Fremdkörpereinsprengungen gedacht werden. Im übrigen ist es für das spätere kosmetische und funktionelle Ergebnis sehr wichtig, nicht in Hast nur einen Verschluß der vorhandenen Defekte, sondern, nötigenfalls unter Erweiterung derselben, eine für die betreffende Lokalisation günstige Nahtführung anzustreben.

2.2.6.10. Nahtdehiscenz. Die frühzeitige Entfernung der Nahtfäden nach kleineren Operationen aus kosmetischen Rücksichten bringt ein gewisses Risiko der Nahtdehiscenz nach mechanischer Beanspruchung mit sich. Zur Prophylaxe werden beim Fadenziehen Klammerpflaster angelegt. Kommt es unter den Augen des Arztes zum Klaffen der Naht, ist es meist möglich, allein mit derartigen Klammerpflastern die Wunde zu schließen, da die Spannung weit geringer ist als zur Zeit der ersten Versorgung. Das Pflaster bleibt eine Woche in situ. Lassen sich die Wundränder nicht ohne weiteres damit richtig adaptieren, ist auch eine sofortige neue Naht der Wunde ohne Risiko möglich. Anders ist die Situation, wenn die auswärts eingetretene Dehiscenz nicht sofort versorgt werden kann. Auch dann läßt sich jedoch heute unter antibiotischer Abdeckung oft durch Excision der ganzen Wunde und neue Naht ein im Vergleich zur Sekundärheilung besseres Resultat erzielen.

2.2.7. Funktionelle und kosmetische Störungen

2.2.7.1. Hyperhidrosis axillarum. Im Bereich der Dermatologie ist eine wichtige Operationsindikation die Hyperhidrosis axillarum. Die Ergebnisse konservativer Therapie sind nicht existent, die vielfach noch geübte Röntgenbehandlung wird von Braun-Falco und Lukacs [40] als nicht mehr verantwortbar bezeichnet. Die einzige sinnvolle Maßnahme ist die Excision [vgl. 209, 410]. Dabei wird, nötigenfalls mit Hilfe des Minorschen Schwitzversuches, die Ausdehnung und Form des hyperhidrotischen Bezirkes bestimmt und dieser entsprechend als längs- oder meist querorientiertes Oval excidiert. Das Oval wird durch eine gerade Naht aus Einzelknopfnähten verschlossen.

2.2.7.2. Kosmetische Operationen. Raffungsoperationen bei schlaffen Augenlidern (baggy eyelids), störenden Stirnfalten, schlaffen Wangen, Doppelkinn, schlaffen Bauchdecken usw. sind im allgemeinen eher ein Arbeitsgebiet des Kosmetikchirurgen und nur im Zusammenhang mit medizinischen Indikationen u.U. Objekt der korrektiven Dermatologie [18]. Die Grundzüge der üblichen Techniken werden im Rahmen des Nötigen bei den entsprechenden Lokalisationen beschrieben. Entsprechendes gilt für die „Glatzenoperationen", deren Spätresultat nach Jahren meist eine narbig veränderte Glatze ist. Sie werden bei den Operationstechniken im Schädelbereich kurz besprochen.

2.2.8. Nagelveränderungen

Zwei Erkrankungen geben in der Dermatologie häufig Anlaß zu kleinen Operationen:

2.2.8.1. Onychomykosen. Wenn die Ablösung von Nagelplatte und Sohlenhorn unter konservativer Therapie, z.B. mit der Araviskij-Methode (Kalii jodati, Lanolini $\overline{aa}$ als Verreibung, evtl. nach Anfräsen, täglich unter Folie aufbringen) oder mit z.B. miconazolhaltiger Creme unter Folie nicht gelingt, bleibt nur die Nagelextraktion in Leitungsanaesthesie und lokale antimykotische intensive Nachbehandlung.

Injektion von Hyaluronidase unter den Nagel erleichtert dessen Ablösung. Das Nagelbett muß fast immer nachcurettiert werden. Die Rezidivquote nach allein interner Griseofulvintherapie ist auch in Verbindung mit der Extraktion hoch. Die meisten Salben und Tinkturen stellen keine Alternative zur Extraktion dar, weil sie nicht in den Nagel eindringen. Im Extremfall kann deswegen unter klinischen Bedingungen der Versuch einer Nagelauflösung mit Strontiumsulfidbrei gerechtfertigt sein, wenn z.B. bei arteriellen Durchblutungsstörungen Bedenken gegen die Extraktion bestehen.

2.2.8.2. Unguis incarnatus. Konservative Behandlung wie auch das vielgeübte Unterstopfen der Nagelecken mit Gazestreifen bleibt erfolglos; nach alleiniger Nagelextraktion kommt es fast immer zu Rezidiven. Eine gute Chance der Rezidivfreiheit und ein gutes kosmetisches Resultat ergibt die Emmet-Operation [z.B. 162] mit Excision eines nicht zu schmalen seitlichen Nagel- und Nagelbettanteils und Epithelisation unter Salbennachbehandlung (4.15.9.).

3. Grundlagen der Dermatochirurgie

Übersichten zur chirurgischen Technik [s. 24, 193, 409]

3.1. Indikationen und Voraussetzungen

Die Entscheidung über die Durchführung eines operativen Eingriffes hängt vom Gesamtzustand des zu operierenden Kranken ab [246, 247, 400]. Bestehen z.B. wesentliche internistische Kontraindikationen, wird man einer anderen möglichen Behandlungsart den Vorzug geben oder bei kosmetischen Eingriffen [494] die Behandlung ablehnen [248]. Andererseits sind nicht selten auch Spätfolgen nach anderen therapeutischen Maßnahmen Anlaß zur Operation. Das gilt besonders für Röntgenstrahlen [269, 460, 503]. Spätschäden [Röntgenkombinationsschäden, vgl. 293, 383] werden vom Dermatologen relativ häufig behandelt [488]. Ihre Therapie, besonders bei Verdacht auf maligne Entartung [27, 182, 343, 378, 419], ist stets operativ [134, 294, 362, 518]. Der konservativen Lokaltherapie obliegt die Aufgabe, das Terrain für den Eingriff entsprechend vorzubereiten [507, 515]. Kleinere Eingriffe werden in Lokalanaesthesie vorgenommen. Ist eine größere plastische Operation erforderlich, muß eine internistische Untersuchung erkennen lassen, daß der Kranke narkosefähig und operabel ist. Die Entscheidung, ob dann der Eingriff in örtlicher oder in allgemeiner Betäubung erfolgt, wird gemeinsam mit dem Anaesthesisten gefällt.

Nach Friederich [128, 129] sprechen in der Tumortherapie neben den ästhetischen Vorteilen vor allem folgende Gesichtspunkte für ein operatives Vorgehen:

1. Verhinderung der Entstehung maligner Neubildungen aus pathologischen Hautveränderungen z.B. bei Keratoma solare, Leukoplakie, M. Dubreuilh, Lupus vulgaris, Röntgenspätschäden [174, 230, 371, 429].

2. Bei bereits manifesten Neoplasien in Knochen-Knorpelnähe (Nasenspitze, Ohrmuschel, Kehlkopfregion, Schläfenregion, behaarter Kopf, Hände, Füße, Phalangen usw.) besteht u.U. bei Röntgentherapie die Gefahr von Knorpel- oder Knochen-Nekrosen [19, 96, 354]. Hinzu kommt die träge Gefäßreaktion z.B. in der Temporal- und Parietal-Region [332, 333], die das Ergebnis einer Strahlenbehandlung in diesem Bereich negativ beeinflussen kann [28], und die Gefahr häufig unvermeidlicher radiogener Epilation bei Neubildungen am behaarten Kopf.

3. Feingewebliche Besonderheiten, wie z.B. beim sklerodermiform-wachsenden Basaliom oder hochdifferenzierten Carcinoma spinocellulare gehen bisweilen mit einer relativ geringen Ansprechbarkeit des Tumors auf ionisierende Strahlen einher [163, 164].

Jede verdächtige Veränderung, die auf eine 1- bis 2monatige konservative Behandlung nicht angesprochen hat, sollte excidiert [108, 339] und histologisch untersucht werden [222]; damit kann eine evtl. Neoplasie gesichert, ihre weitere Ausdehnung verhindert und die Rezidivgefahr verringert werden [33, 356].

Bei benignen Neubildungen und nichttumorösen Veränderungen ist eine klinisch knapp im Gesunden durchgeführte Entfernung ausreichend.

Bei malignen Neubildungen und solchen, die zu lokalen Rezidiven neigen, muß ein ausreichender Sicherheitsabstand zur Seite und zur Tiefe hin eingehalten werden [288, 374, 453], um einer Neuentstehung der Neoplasie im Operationsgebiet wirksam vorzubeugen [90, 196, 357]. Diese Forderung gilt verstärkt für Rezidiv-Operationen [173]. Eine intraoperative Schnellschnittbeurteilung der Excidatränder kann die unter Umständen makroskopisch schwierig zu beurteilende Frage der Excision in toto beantworten. Dies gilt besonders am behaarten Kopf. Bei inkompletter Excision eines malignen Tumors ist die sofortige Nachresektion weit im Gesunden oder eine adäquate Bestrahlung unerläßlich [166]. Bei Basaliomen [480] erfordern knotige Wachstumsformen einen Sicherheitsabstand von wenigen Millimetern, solche vom Typ des Ulcus rodens oder Ulcus terebrans einen größeren, sklerodermiforme eine ausgedehnte Excision mit Schnellschnittkontrolle [vgl. 315]. Bei einem gut abgrenzbaren Carcinoma spinocellulare dürfte ein Sicherheitsabstand von 1—2 cm, beim malignen Melanom nach Möglichkeit von nicht unter 5 cm [71, 91, 208, 340], vom klinisch sichtbaren Tumorrand gerechnet, anzustreben sein. Postoperativ ist jeder Tumorkranke zur möglichst frühzeitigen Erfassung von Rezidiven oder Lymphknotenmetastasen für die Dauer von Jahren ärztlich zu überwachen [146, 165, 166].

Man entschließt sich lieber zu einer plastischen Defektdeckung, als durch zu knappe Excision eine primäre Wundnaht zu erzwingen [205, 274, 287]. Dies ist besonders wichtig in Körperregionen, wo relativ wenig umgebende Haut für einen Wundverschluß vorhanden ist (z.B. Kopf und Extremitäten, vgl. [83]). Es ist selbstverständlich, daß bei malignen Neubildungen so radikal wie möglich operiert wird [7, 292, 384]. Es genügt aber nicht, einen Tumor in toto zu entfernen. Man sollte stets im Interesse des Kranken bestrebt sein, auch ein ästhetisch befriedigendes Operationsergebnis zu erzielen [138, 262].

Die Schnittlinie sollte nach Möglichkeit so liegen, daß die Operationsnaht in eine der „relaxed skin tension lines" zu liegen kommt (Abb. 3 a, b). Diese stimmen nicht immer mit den Spaltlinien der Haut überein [31]. Dieser Forderung kann besonders bei Wundverschluß durch pri-

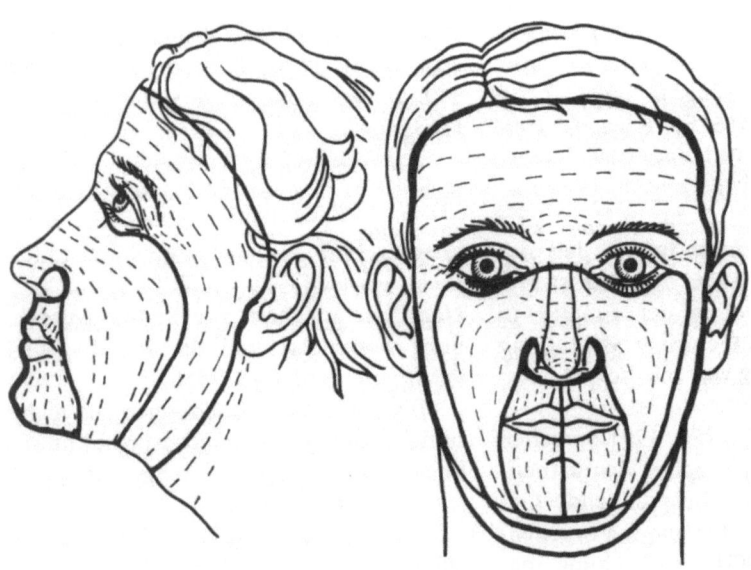

Abb. 3a u. b. „Relaxed skin tension lines" nach Borges *et al.* 1962

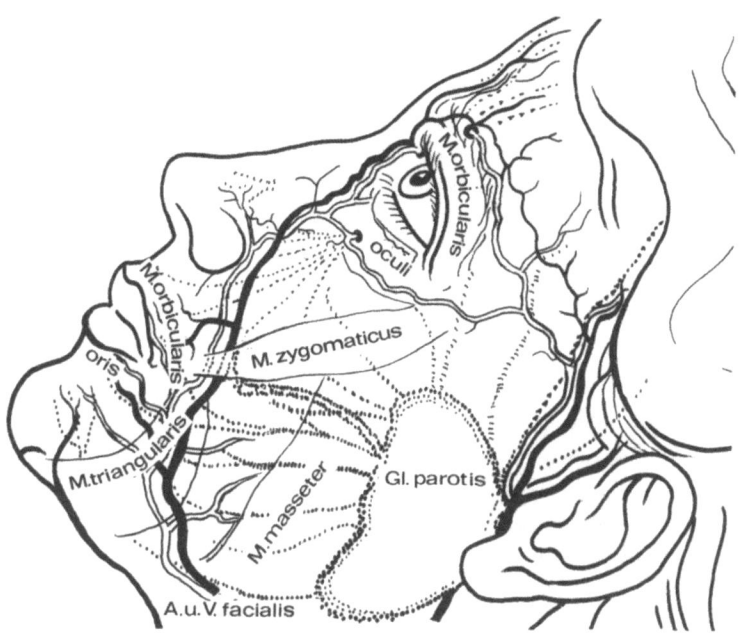

Abb. 4. Schematische Übersicht der Lage und Richtung einiger bei Gesichtsoperationen in den häufigsten Hauttumorlokalisationen zu beachtenden verletzlichen Gebilde: an der Stirn besonders A. und N. frontalis, im Nasen-Augenwinkel neben dem Tränen-Nasengang A. und V. angularis, im Nasolabialbereich A. und V. facialis sowie M. zygomaticus, in der Ohrumgebung die Zweige der Rr. frontalis und temporalis der A. temporalis superficialis und der A. retroauricularis. Vergegenwärtigt man sich im Lippenbereich Lage und Richtung der Muskulatur sowie der Facialis-Äste und der A.a. labialis maxillaris und mandibularis aus der A. facialis, werden die Vorteile der Operationstechniken vom Typ Langenbeck-von Bruns gegenüber den Keilexcisionen in technisch-operativer wie in funktionell-ästhetischer Hinsicht deutlich

märe Naht oder Dehnungsplastik entsprochen werden.

Bei Nahplastiken (z.B. Schwenk- oder Verschiebeplastik) muß man darauf achten, daß die durch die Operation bedingten zusätzlichen Narben in präformierte Falten zu liegen kommen und daß verletzliche Gebilde, wie z.B. die mimische Muskulatur, größere Gefäße und Nerven, nach Möglichkeit geschont werden.

Bei der Deckung von Operationsdefekten mit freien autologen Hauttransplantaten sind die Transplantate von etwa gleich strukturierten Spenderstellen zu entnehmen [45]. Hautlappen vom Oberlid sowie von retroauriculär und supraclaviculär eignen sich besonders für die Verpflanzung in die Nasen- und Wangenregion. Der Hautersatz an der Stirn kann auch von der Oberarminnenseite erfolgen.

3.2. Operationsbesteck

Die Wahl des richtigen Operationsbestecks [vgl. 401] entscheidet nicht selten über Heilungsverlauf und ästhetisches Spätresultat. Grobe Pinzetten, große Nadeln, unhandliche Nadelhalter und Scheren traumatisieren die Wundränder und verursachen so Mikrothromben und oberflächliche Nekrosen, die eine breite Narbe zur Folge haben. Für kleine Rundnadeln müssen Nadelhalter mit möglichst schmalen Branchen benützt werden, um ein

Verbiegen der Nadeln und die Gefahr ihres Abbrechens im Gewebe zu vermeiden. Atraumatisches Nahtmaterial, wobei der Faden an die Nadel angeschweißt ist (z.B. Atraloc), wird besonders dann bevorzugt, wenn die späteren Narben durch die Bekleidung nicht verdeckt werden (Gesicht und Hände) und wenn der operative Eingriff aus vorwiegend ästhetischen Gründen erfolgt.

3.3. Prä- und postoperative Betreuung

Bei Allgemeinanaesthesien muß der Kranke wenigstens sechs Stunden vor dem Eingriff nüchtern sein. Er ist darauf aufmerksam zu machen, daß in diesem Zeitraum weder flüssige noch feste Nahrung erlaubt ist. Der ausdrückliche Hinweis auf eine evtl. Erstickungsgefahr bei Zuwiderhandlung ist wichtig zur Vermeidung von Regreßansprüchen bei einem entsprechenden Narkose-Zwischenfall. Auch Eingriffe in Lokalanaesthesie sollten nach Möglichkeit im nüchternen Zustand des Patienten durchgeführt werden, um das Risiko einer evtl. bei Schockzuständen [456] erforderlichen Notintubation zu verringern.

Zur Operationsvorbereitung von stationären erwachsenen Patienten hat sich bei uns die Gabe eines Sedativums am Abend vor dem Eingriff bewährt (z.B. 15 mg Psyquil oder 10 mg Valium). Kinder erhalten entsprechend geringere Dosen. Wird die Operation in Lokalanaesthesie durchgeführt, so erhält der Kranke eine halbe Stunde präoperativ eine Ampulle Psyquil comp. oder 2 ml Thalamonal [115] und jeweils 0,25–0,5 mg Atropin als Vagolyticum. Diese Prämedikation wird den Patienten auf Station injiziert, wobei sie darauf hingewiesen werden, wegen Kollapsgefahr das Bett nicht mehr zu verlassen. Die Patienten werden liegend in den Operationssaal gebracht und dort von ihrem Bett auf den Operationstisch umgebettet. Bei ambulanten Kranken wird bei Eingriffen in Lokalanaesthesie auf die sedierende Prämedikation verzichtet. Eine ausreichende Rasur des Operationsgebietes erfolgt bei Klinik-Patienten auf der Station. Das Anschnallen auf dem Operationstisch ist trotz des bei modernen Narkoseverfahren geringen Excitationsstadiums empfehlenswert, besonders bei Kindern und Säuglingen. Beim Aufwachen aus der Narkose besteht die Gefahr, daß sich Kranke zur Seite werfen und vom Operationstisch fallen. Ein weich gepolsterter Gurt, der über Unterbauch und Hüften fixiert wird, hilft, solche Zwischenfälle zu vermeiden. Bei der Lagerung ist darauf zu achten, daß keine Gelenke überstreckt und Nervenläsionen vermieden werden. Besonders Äste des Plexus brachialis können bei fehlerhafter Lagerung gezerrt und paretisch werden. Der Arm sollte daher nicht zu sehr außenrotiert und nicht über 90 Grad vom Körper abduziert werden. Nach völliger Relaxierung darf kein Körperteil über einer Metallkante des Tisches liegen! Bei Operationen am Kopf soll die Halswirbelsäule nicht überstreckt werden. Besonders bei älteren Patienten können arthrotische Veränderungen in diesem Bereich vorliegen. Halswirbel-Frakturen wurden vereinzelt beschrieben [200]. Beim Umlagern Narkotisierter ist besondere Vorsicht nötig, da Schutzreflexe und reflektorische Muskelspannung fehlen.

Präoperativ wird das Operationsgebiet mit desinfizierenden Lösungen gereinigt (z.B. Dijozol, Merfen). Eventuell vorhandene Überschüsse dieser Substanzen, vor allem im Bereich von Körperöffnungen (weibliches Genitale, Gehörgang), sind wegen der Gefahr toxischer Reaktionen umgehend zu entfernen. Besteht die Möglichkeit, daß Desinfektionsmittel auf die Lider oder in den Bindehautsack gelangen, muß zuvor in diesen eine schützende Augensalbe eingebracht werden. Auch ein Verkleben des Lidspaltes mit einem schmalen, nicht reizenden Heftpflaster kann eine schmerzhafte und langdauernde Conjunctivitis vermeiden helfen [200]. Bei Verwendung des Elektrokauters muß die Erdungselektrode möglichst breitflächig auf der Haut aufliegen. Um Verbrennungen bei narkotisierten Kranken zu vermeiden, dürfen keine Metallteile der Anschlußstücke mit der Haut in Berührung kommen.

Nach Wundverschluß durch primäre Naht oder Dehnungsplastik wird ein antimikrobieller Puder aufgetragen, mit einer Kompresse abgedeckt und diese durch ein möglichst nicht reizendes Heftpflaster fixiert. Die verwendeten Puder sollten wegen der Gefahr von Fremdkörpergranulomen bzw. Keloiden kein Talkum enthalten. Bei Hautverschiebungen oder -verpflanzungen bevorzugen wir zur Wundabdeckung antibioticahaltigen Gittertüll (z.B. Sofra-Tüll). Damit wird eine Stauung von Wundsekret vermieden und das Ankleben der Wundkompressen verhindert. Diese werden mit halbelastischen Mullbinden über dem Operationsgebiet fixiert. Bei freien Hauttransplantationen im Extremitätenbereich ist eine Ruhigstellung einschließlich der nächstliegenden Gelenke durch Gipsverband für 8-10 Tage empfehlenswert. Eine optimale Verbandstechnik kann Transplantatnekrosen und Sekundärheilungen wirksam vermeiden helfen. Postoperativ müssen in Vollnarkose operierte Patienten bis zu dem Zeitpunkt, da sie völlig wieder ansprechbar sind, pflegerisch überwacht werden.

Zur Verminderung des postoperativen Ödems kann es empfehlenswert sein, Antiphlogistica (z.B. Actol oder Tanderil) prophylaktisch zu verordnen. In Anbetracht der bei aller Sorgfalt nur bedingt erreichbaren Asepsis der Hautoberfläche ist außerdem bei ausgedehnterem chirurgischen Vorgehen oft zusätzliche Gabe von Breitband-Antibiotica (z.B. Reverin, Terravenös, Mysteclin, Ledermycin usw.) zweckmäßig. Bei plastischen Operationen mit größeren Wundflächen werden Saugdrainagen eingelegt, um Hämatom- und Serombildungen vorzubeugen [24, 193].

3.4. Anaesthesieverfahren

3.4.1. Allgemeines

Eine ausreichende Anaesthesie ist Voraussetzung für die erfolgreiche Durchführung und Beendigung einer Operation [36]. Wenn es das Ausmaß des geplanten Eingriffs erlaubt, verdient meist die Lokalanaesthesie den Vorzug, bei weitergehenden Operationen, die eine zu große Menge von Lokalanaesthetica erforderlich machen würden, die Allgemeinnarkose, oder im Extremitätenbereich die Lumbal- oder Plexus-Anaesthesie. Für diese Verfahren wird der Fachanaesthesist hinzugezogen.

Als ein Vorteil der Lokalanaesthesie gilt die Ansprechbarkeit des Kranken während der Operation. Dies ist besonders bei Eingriffen in kritischen Gebieten (Nervus facialis, Extremitätennerven) von Bedeutung, denn nur der wache Patient kann eine aktive Funktionskontrolle durchführen. Ein Nachteil besteht aber darin, daß durch die lokale Injektion des Anaestheticums ein Ödem der Wundränder entsteht und die exakte Wundrandadaption erschwert. Bei komplizierten Schnittführungen im Gesichtsbereich, z.B. bei Lippenplastiken, wird der Ausgleich von Differenzen durch die notwendige Verziehung von Weichteilen durch die Infiltration mit dem Lokalanaestheticum erschwert und das spätere Ergebnis u.U. gefährdet [157]. Bei größeren Eingriffen im Kindes- und Kleinkindesalter ist die Allgemeinnarkose, evtl. Ketaminanalgesie, meist unumgänglich.

Nachteile der Allgemeinnarkose sind die erhöhte Blutungsbereitschaft im Operationsgebiet und die gegenüber der Lokalanaesthesie erhöhte Gefährdung von Herz und Kreislauf. Ein erfahrener Anaesthesist kann aber heute diese Gefahren entscheidend vermindern [446].

3.4.2. Lokalanaesthesie
[zur Technik vgl. 37, 337]

Jeder Arzt sollte die Grundbegriffe der Intubation, der extrathorakalen Herzmassage und der Venaesectio beherrschen. Er sollte in seinem Operationsraum die Voraussetzungen für Therapie und ggf. Reanimation bei Schockzuständen besitzen, wie Endotrachealspatel, Endotrachealtubus und Sauerstoffgerät. Adrenalin, wasserlösliche Corticoide sowie Plasmaexpander seien stets griffbereit.

3.4.2.1. Lokalanaesthetica. Als Lokalanaesthetica werden Lidocain und Mepivacain (z.B. Xylocain, Scandicain) bevorzugt, da entgegen älteren Angaben [101] die Anaesthesin- bzw. Procainpräparate mit einem höheren Risiko allergischer Komplikationen belastet sind. Die Menge sollte pro Sitzung 30–40 ml der 1%-igen Lösung nicht überschreiten. Nach $^{1}/_{2}$ Std können bei Bedarf 5 ccm nachinjiziert werden. Der Zusatz von Adrenalin (bis zu 1 : 200000) zum Anaestheticum bewirkt eine vorübergehende Gefäßverengung, verringert so die intraoperative Blutung und verbessert die Sichtverhältnisse im Operationsgebiet. Auf diese Vorteile muß im Bereich der Acren verzichtet werden, da die adrenalinbedingte Vasoconstriction dort zu Nekrosen führen kann. Die immer noch mancherorts übliche „Oberflächenanaesthesie" mit Chloräthyl-Spray ist heute, abgesehen von ihrer sehr zweifelhaften Wirkung, wegen der Toxicität des bei der üblichen Anwendung zwangsläufig eingeatmeten Agens und der Explosionsgefahr nicht mehr zu vertreten.

3.4.2.2. Umgebungsanaesthesie (sog. Randwallanaesthesie). Es ist empfehlenswert, nicht direkt in das Operationsgebiet zu injizieren. Bei malignen Tumoren besteht möglicherweise die Gefahr der Tumorzellverschleppung. Auch kann das feingewebliche Bild im Excisat durch injektionsbedingtes Ödem beeinträchtigt werden. Das Anaestheticum wird von zwei, bei größeren Prozessen mehreren Einstichen aus fächerförmig um den Krankheitsherd verteilt. Durch wiederholtes Aspirieren bei der Nadelvorbewegung kann die Gefahr intravasaler Injektion weitgehend vermieden werden.

3.4.2.3. Leitungsanaesthesie. Das Lokalanaestheticum wird in die Umgebung der versorgenden sensiblen Nerven proximal vom Operationsfeld injiziert (Übersicht bei [331]). Diese Methode wird bei Eingriffen an Zehen und Fingern sowie am männlichen Genitale angewendet. An den Phalangen erfolgt die Injektion medial und lateral vom Grundgelenk und anschließend dorsal davon (vgl. Abb. 5). Bei richtigem Sitz der Anaesthesie ist die Endphalange nach 5 bis 10 min anaesthetisch.

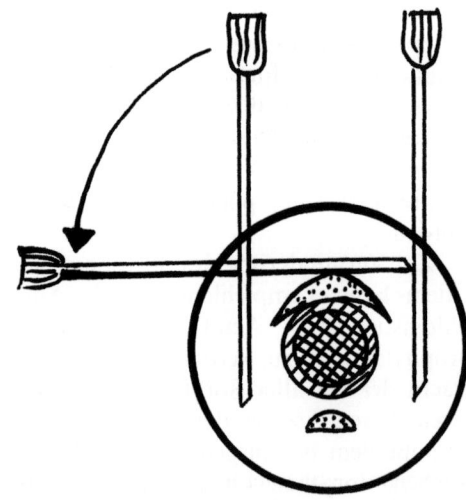

Abb. 5. Leitungsanaesthesie im Bereich eines Fingergrundgliedes

Das Vorgehen am Penis ist entsprechend. Die Injektion erfolgt beiderseits dorsal an der Peniswurzel in die Umgebung des Nervus dorsalis penis. Von der Einstichstelle aus wird die Nadel extrafascial unter der lockeren verschieblichen Haut vorgeschoben und das Anaestheticum über den gesamten Umfang verteilt. Zusätzlich kann durch Injektion eines Depots in die Umgebung des Leistenkanals der Nervus genitofemoralis betäubt werden. Bei der Behandlung von Condylomen im Bereich der Corona glandis und des Frenulum sowie bei der Circumcision empfiehlt sich zusätzliche Infiltration der Corona und des Frenulums. Cave Adrenalin-Zusatz an Phalangen und Penis (Endarterien!).

3.4.2.4. Spezielle Leitungsanaesthesieverfahren. Diese sollten in der Regel von Fachanaesthesisten durchgeführt werden. Dazu gehören z.B. die technisch nicht ganz einfache *Handblockade* durch Injektion des Lokalanaestheticums im Bereich des Handgelenks, die ebenfalls nicht einfache *Fußblockade* durch Injektion eines Lokalanaestheticums im Bereich des medialen und lateralen Knöchels, die *Plexusblockade* durch Injektion in den Plexus brachialis (Cave Pneumothorax!), die *Epidural-Anaesthesie* durch Injektion zwischen die Wirbelfortsätze nahe dem Ligamentum flavum in den extraduralen Raum, die *Spinal-Anaesthesie* durch Injektion in den subarachnoidalen Raum um das Rückenmark, die *Sacral-Anaesthesie* durch Injektion in den extraduralen Raum des Sacralkanals.

3.4.3. Allgemein-Anaesthesie

Bei größeren chirurgischen Eingriffen in unserem Fachgebiet wird die Intubationsanaesthesie der Lokalanaesthesie vorgezogen. Sie bleibt dem Fachanaesthesisten vorbehalten. Grundsätzlich sollte bei Operationen im Gesicht von der Oberlippe an aufwärts oro-tracheal und bei Operationen an der Unterlippe naso-tracheal intubiert werden [368]. Das bei Inhalationsnarkosen häufig verwendete Halothan beeinträchtigt nicht das Einheilen von Hauttransplantaten [380]. Da die Intubationsanaesthesie den apparativen und personellen Aufwand einer Praxis in der Regel überschreitet, bleiben entsprechende Eingriffe, auch der Nachsorge wegen, im allgemeinen auf die Klinik beschränkt.

3.5. Schnitt- und Nahttechniken

3.5.1. Allgemeines

Wichtig für die Kosmetik einer Operationsnarbe ist, daß der Schnitt mit dem Skalpell (Einmal-Skalpell!) möglichst senkrecht zur Hautoberfläche erfolgt. Eine exakte Wundrandadaption wird dadurch wesentlich erleichtert. Besonders im Gesichtsbereich sollten blutende subcutane Gefäße einzeln abgeklemmt und mit atraumatischem Catgut (Stärke 3.0 bis 5.0) umstochen, ligiert oder mit dem Elektrokauter verschorft werden. Sind Subcutannähte erforderlich, so werden sie möglichst sparsam und mit dünnem Catgut angebracht, denn gelegentlich kann eine gestörte Resorption zu Fremdkörpergranulomen führen.

3.5.2. Einzelknopfnähte

Um den Fremdkörperreiz zu reduzieren, sollten sie so fein wie möglich mit monofilen Polyester- oder Seidenfäden geknüpft werden. Diese Materialien sind besonders gewebefreundlich. Der Vorteil von Polyester liegt in seiner Reißfestigkeit und mühelosen Handhabung. Ist es mit Teflon oder Silicon beschichtet, werden Sägewirkung und Durchschneiden der Haut vermindert. Seide steht zwar in diesen Eigenschaften dem modernen synthetischen Nahtmaterial nach, erlaubt aber, exakte Knoten zu legen, ohne das Gewebe einzuschnüren [201]. An sichtbaren Körperstellen sollten Nadel-Ein- und Ausstich in keinem größeren Abstand als 1–2 mm vom Wundrand erfolgen. Es ist nicht unbedingt nötig, die Operationswunde durch Nähte zusammenzuziehen, sondern es genügt, die Wundränder durch viele feine Nähte zu adaptieren [122]. Im Gesicht verwenden wir in der Regel atraumatisches Nahtmaterial von der Stärke an Lidern und Lippen 5.0, 6.0.

3.5.3. Haltenähte

Sie werden, wenn erforderlich, als U-Nähte ausgeführt (Stärke des Nahtmaterials: Gesicht 4.0, Kopfschwarte und Stamm 3.0 bis 1.0).

3.5.4. Fortlaufende Intracutannaht

Auf Grund unserer Erfahrungen ist das kosmetische Ergebnis dieser Technik [Übersicht bei 272] nicht wesentlich der Einzelknopfnaht überlegen. Besonders bei größeren, mit Intracutan-Naht verschlossenen Wunden kommt es gelegentlich zu Faden-Abrissen. Beläßt man aber den Restfaden im Gewebe, können Fremdkörpergranulome und Keloide die Folge sein [497]. Wir verwenden deshalb diese Nahttechnik nur selten.

3.5.5. Entfernung der Nähte

Sie erfolgt so frühzeitig als möglich. Damit können das Einschneiden der Nähte und sogenannte „Fadeneiterungen" meistens vermieden und das kosmetische Ergebnis verbessert werden. Wir entfernen die Fäden im Gesicht am 3.–4. Tag p.op., spätestens nach 7–8 Tagen und bei komplikationslosem Heilverlauf am Stamm und im Bereich der Extremitäten nach 7–10 Tagen, nur ausnahmsweise auch später (Haltenähte, starke Wundspannung).

3.6. Operationstechniken

3.6.1. Probeexcision

Diesem Eingriff [54] kommt in der Dermatologie deshalb eine besondere Bedeutung zu, weil er für die Diagnose-Findung und -Bestätigung einer großen Zahl von Dermatosen unerläßlich ist [vgl. auch 70, 433]. Auch für die Operationsplanung kann die Probeexcision von Nutzen sein, besonders dann, wenn sie zum Ausschluß einer malignen Neubildung beiträgt. So kann dem Patienten ein ausgedehnter plastisch-operativer Eingriff erspart werden, wenn ein größerer Sicherheitsabstand vom Tumorrand nicht erforderlich ist. Es ist aber unmöglich, die Flächen- und Tiefenausdehnung eines Tumors durch die Probeexcision zu bestimmen [33, 289, 397], da häufig nur ein Teil des Tumors auf der Hautoberfläche sichtbar ist [287]. Grundsätzlich sind Probeexcisionen bei Verdacht auf maligne und semimaligne Neubildungen der Epidermis sowie des Bindegewebes erlaubt. Wir ziehen aber die radikale Excision dann vor, wenn sie nicht viel ausgedehnter ist, als die nur zur Verifizierung der Diagnose *vor* einer bereits beschlossenen Strahlentherapie dienende Probebiopsie [vgl. auch 133, 292]. Wegen der Gefahr einer Verschleppung von Tumorzellen in die Blutbahn gilt die Probeexcision bei Verdacht auf das Bestehen eines malignen Melanoms als kontraindiziert. Zu achten ist darauf, daß die Gewebsentnahme zur Seite und zur Tiefe hin ausreichend erfolgt, um eine histologische Diagnose zu ermöglichen.

Prinzipiell bestehen zwei Möglichkeiten zur diagnostischen Gewebeentnahme aus der Haut:

1. Lanzettförmige Excision mit dem Skalpell und anschließender Wundverschluß durch ein bis zwei Hautnähte.
2. Gewebeentnahme mit rotierendem Stanzmesser (Durchmesser 5–10 mm, Gewebetiefe 5–8 mm). Um eine Verkochung des Excidatrandes zu vermeiden, ist es unbedingt erforderlich, die rotierende Stanze rasch durch die Haut zu führen [471]. Der Gewebezylinder wird mit einer atraumatischen Pinzette angehoben, um dann seine Verbindung mit der Subcutis mittels Scherenschlag zu durchtrennen. Die Entnahmestelle wird durch ein bis zwei Hautnähte versorgt. Der kosmetisch ungünstigeren Narbenbildung wegen lehnen wir es ab, Stanzwunden sekundär, d.h. ohne Naht, heilen zu lassen. Die Narbe einer durch Naht verschlossenen großen Stanzwunde ist unauffälliger, als die einer nicht genähten 2 mm-Stanze. Die Bezeichnung der alleinigen Stanztechnik als „narbenloses" Operationsverfahren [253] entspricht nicht den heutigen kosmetischen Ansprüchen. Abzusehen von der Anwendung dieser Methode ist dort, wo die Subcutis nur gering ausgebildet ist und die Gefahr einer Verletzung tieferer Gewebsschichten (z.B. des Periosts) besteht.

3.6.2. Excision mit nachfolgender primärer Wundnaht

Nach lanzettförmiger Excision des Krankheitsherdes Wundverschluß durch Adaptation der Wundränder mittels Einzelknopf- oder fortlaufender Naht. Zur besseren Wundrandadaptation kann es erforderlich sein, einige Subcutannähte zu legen (vgl. Abb. 6). Die vielfach angegebene ovaläre Excision ist bei korrekter senkrechter Schnittführung kaum möglich und führt an beiden Enden zu Aufwerfungen in Form von „dog-ears".

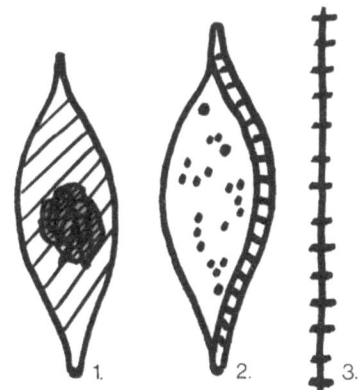

Abb. 6. Primäre Wundnaht bei lanzettförmigem Hautdefekt

3.6.3. Dehnungsplastik

Bei größeren lanzettförmigen Operationsdefekten werden die umliegenden Hautpartien mittels einer Präparierschere subcutan unterminiert [vgl. auch 129, 130]. Durch diese Manipulation kann die Haut gedehnt und der vorher unmögliche primäre Wundverschluß doch noch erzielt werden. Zur besseren Wundrandadaptation ist es vorteilhaft, einige Subcutannähte zu legen, um anschließend mittels Einzelknopf- oder fortlaufender Hautnaht die Wunde spannungsfrei verschließen zu können (vgl. Abb. 7).

Reichen Excision mit primärer Wundnaht oder Dehnungsplastik zur Defektdeckung nicht mehr aus, müssen weitergehende plastische Operationsmethoden Anwendung finden [42, 48, 109, 140, 159, 171, 244, 286, 291, 370, 451, 454, 466, 491]. Ihre Beherrschung ist besonders in der Tumorchirurgie der Haut wichtig, wenn mit einem entsprechend großen Sicherheitsabstand operiert werden muß. Bei einem Tumorrezidiv ist der erforderliche Aufwand einer Zweitoperation wesentlich größer und die Chance einer Dauerheilung geringer [350]. Man unterscheidet grundsätzlich die Methoden der Nahplastik von denen der Fernplastik.

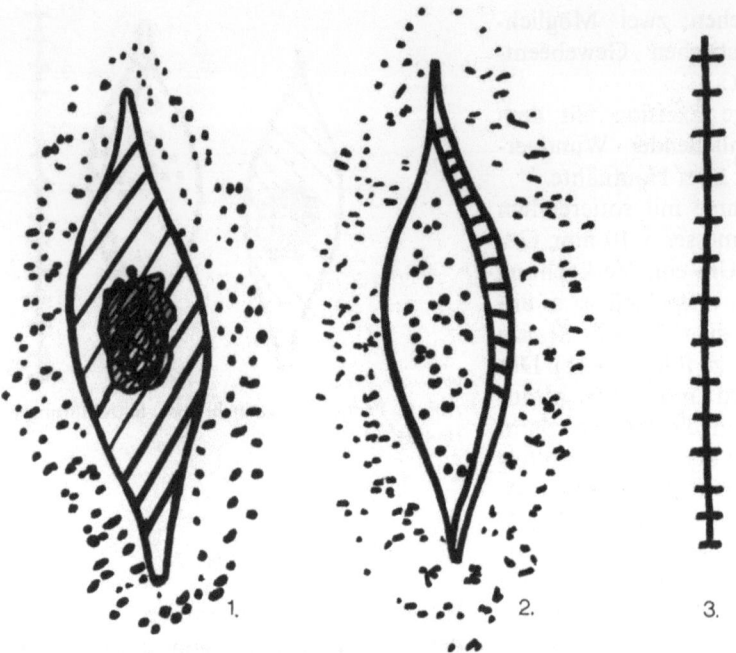

Abb. 7. „Dehnungsplastik" bei größerer lanzettförmiger Operationswunde. Der Wundverschluß erfolgt durch primäre Wundnaht nach Unterminierung der umliegenden Hautpartien

3.6.4. Nahplastiken

Bei der Operationsplanung ist die Gefäßversorgung der zu transplantierenden Hautbezirke zu berücksichtigen, um unnötige Transplantatnekrosen zu vermeiden [444].

3.6.4.1. Z-Plastik (vgl. Abb. 8). Durch gegenseitige Verschiebung von zwei dreieckigen Hautlappen kann eine Gewebsverkürzung erfolgreich behoben [486] und z.B. die Spannung innerhalb einer geraden Narbe korrigiert werden (vgl. Abb. 8). Die zum Anlegen des Z erforderlichen Winkel betragen ungefähr 60°. Diese Methode ist besonders empfehlenswert an Extremitäten, Nase, Lidern, Lippen und Hals [286, 495].

Multiple Z-Plastiken (vgl. Abb. 9) sind die Methode der Wahl bei der Korrektur unfallbedingter Narben [31, 32, 311, 496 u.a.]. Bei der Wundversorgung sollte man sich nach den Spannungslinien der Haut richten. Nur so werden die Narben weniger auffällig (vgl. Abb. 3, 9). Ob man sich dabei nach den Faltenlinien oder nach den „relaxed skin tension lines" orientiert, sollte nach Denecke [74] vom Alter des Patienten abhängig gemacht werden.

3.6.4.2. VY-Plastik. Nach einem V-förmigen Schnitt entsteht nach Unterminierung bzw. Freipräparation des umschnittenen Hautbezirks und Streckung des V eine Y-förmige Naht. Dadurch kann eine Gewebsverlängerung erzielt werden. Diese Technik (vgl. Abb. 10) eignet sich ebenso wie die Z-Plastik zur Korrektur von Hautspannungen, -verziehungen und kleineren Gewebsverlusten. Günstige Anwendungsmöglichkeiten bestehen im Bereich der Nase, der Lider, der Lippen und am Hals [24].

Durch eine doppelte VY-Plastik (VYS-Plastik nach Argamaso) können runde bis

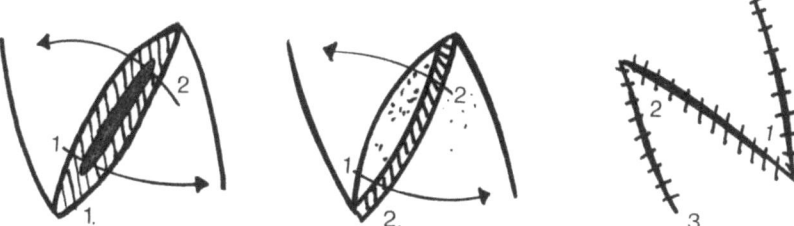

Abb. 8. Prinzip der Z-Plastik

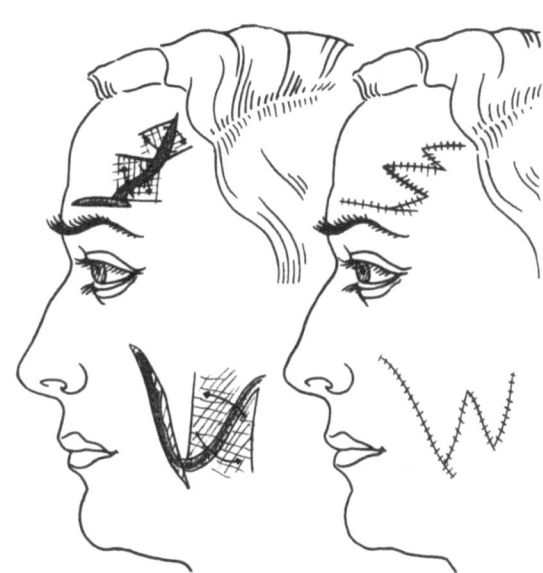

Abb. 9. Operationstechnik der multiplen Z-Plastiken bei der Korrektur ästhetisch unschöner Narben im Gesicht

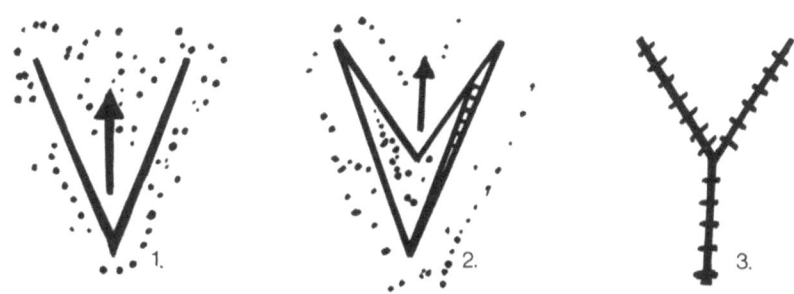

Abb. 10. VY-Plastik. Nach V-förmigem Schnitt und Unterminierung Streckung des V in Längsrichtung. Anschließend Wundrandadaptation durch Y-förmige Naht, wodurch die gewünschte Gewebsverlängerung erreicht wird

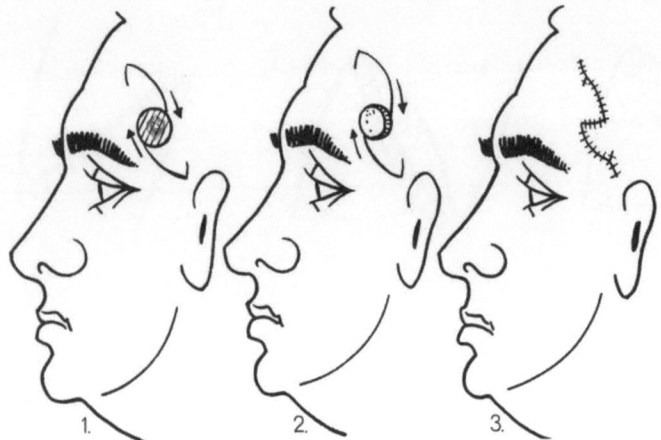

Abb. 11. VYS-Plastik nach Argamaso. Die Abbildung zeigt die Anwendungsmöglichkeit dieser Technik im Schläfenbereich

ovale Gewebsdefekte geschlossen und ästhetisch nicht immer befriedigende lange gerade Narben aufgesplittert werden.

3.6.4.3. Verschiebeplastik. Entsprechend den von Burow [52] gemachten Angaben wird der Krankheitsherd keilförmig excidiert und anschließend die kurze Seite des Dreiecks nach lateral, cranial oder caudal verlängert und ein Burowsches Dreieck auf der kontralateralen Seite excidiert. Nach Unterminierung der zwischen primärer Operationswunde und Burowschem Dreieck liegenden Hautpartie, kann diese verschoben und der Operationsdefekt spannungsfrei geschlossen werden (vgl. Abb. 12).

Bevorzugtes Anwendungsgebiet: Kopf und Stamm [vgl. u.a. 5, 364, 413].

3.6.4.4. Rotationsplastik. Diese Plastik (vgl. Abb. 13) ist eine modifizierte Form der Verschiebeplastik nach Burow [220, 221]. Die Schnittverlängerung im Bereich der kurzen Seite des excidierten Teils erfolgt nicht gerade, sondern bogenförmig. Auch hier werden auf der kontralateralen Seite dieses Schnittes ein oder mehrere Burowsche Dreiecke excidiert [vgl. 144, 351, 359]. Nach Unterminierung der zwischen Excisionsstelle und Schnittende liegenden Hautpartien können diese in den primären Operationsdefekt verschoben und dieser spannungsfrei geschlossen werden. Günstige Anwendungsbereiche dieser Technik: Skalp, Lider, Wangen, Lippen, Hals und Stamm.

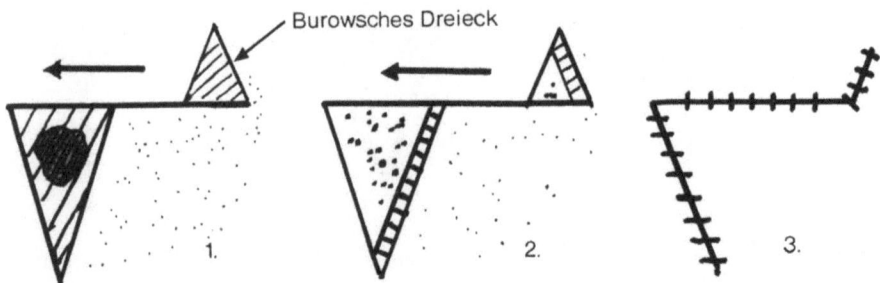

Abb. 12. Verschiebeplastik nach von Burow

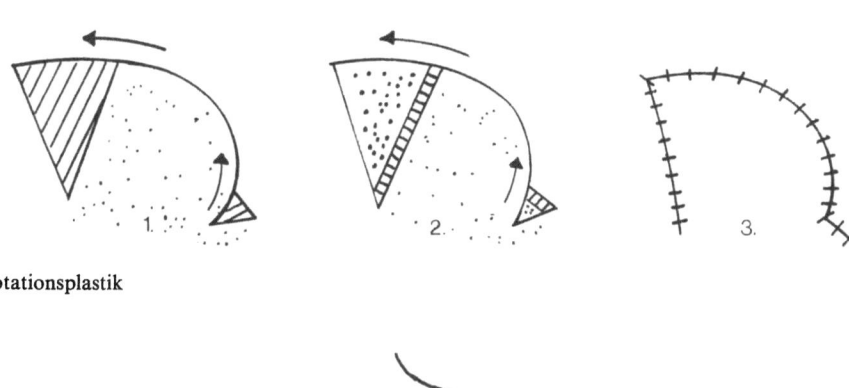

Abb. 13. Rotationsplastik

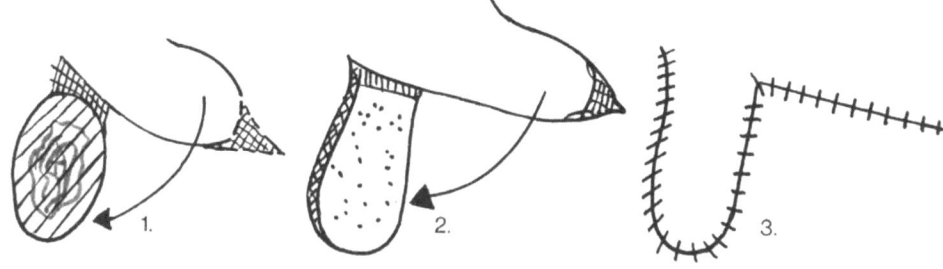

Abb. 14. Schwenklappenplastik

3.6.4.5. Schwenklappenplastik. Das Prinzip dieser auch Transpositionslappenplastik genannten Methode besteht darin, daß nach Excision des Krankheitsherdes ein gestielter Lappen aus der Umgebung in den runden bis länglichen Operationsdefekt hineingeschwenkt wird. Die Lappenentnahmestelle kann durch primäre Wundnaht geschlossen werden [vgl. 66, 130, 227, 361, 447, 448]. Diese Technik ermöglicht günstige postoperative Ergebnisse an Nase, Lidern, Prä- und Postauriculär-Region sowie im Hals- und Stammbereich. Eine besondere Indikation stellen dabei Röntgenkombinationsschäden dar.

3.6.4.6. Insellappen-Plastik. Darunter versteht man die Versorgung eines Gewebsdefektes durch einen Lappen aus der Umgebung mit subcutan verlagertem Gefäßstiel (vgl. Abb. 39). Bevorzugter Anwendungsbereich: Nase.

3.6.4.7. Kombinationen mehrerer bisher beschriebener Techniken der Nahplastik sind bei entsprechend großen Defekten möglich.

Da bei Nahplastiken die Qualität der transplantierten Hautpartien in der Regel der der Excisionsstelle weitgehend entspricht, ist die Gewähr für günstige kosmetische Resultate gegeben. Bei behaarten Hautanteilen müssen Behaarungsgrenzen und Haarwachstumsrichtung nach Möglichkeit berücksichtigt werden.

3.6.5. Fernplastiken

3.6.5.1. Freie Hauttransplantationen. Nach Georg [160] sind wesentliche Vorbedingungen für das Einheilen freier autologer Hauttransplantate neben einem ausreichend durchbluteten, nicht höckrigen Wundbett, der Vermeidung grober Ligaturen und der Elektrokoagulation bei der Blutstillung vor allem eine optimale Verbandstechnik (leichter gleichmäßiger Druck zur Herstellung eines unmittelbaren Kontaktes zwischen Transplantat und dessen ernährender Unterlage). Liegen freie

Transplantate in Gelenknähe (z.B. Extremitäten, Hals), ist eine Immobilisation mittels Schiene oder Gipsverband empfehlenswert [94].

a) Vollhaut-Transplantate nach Wolfe-Krause [vgl. 6, 20, 213, 249, 422, 424, 425, 511]: Zu transplantierende Vollhaut wird am günstigsten „maßgerecht" mit der Hand abpräpariert. Die Vorteile bestehen in der geringen Schrumpfneigung und der guten Belastungsfähigkeit der Transplantate. Ein Nachteil ist, daß bei einer Sickerblutung im Wundbett vollständige oder teilweise Lappennekrosen möglich sind. Vollhauttransplantate heilen bei entsprechender Vorbereitung des Wundbettes relativ gut ein in Gebieten über platten Knochen und auf fester, nicht zu stark gekrümmter Unterlage (Gesichtsschädel, behaarter Kopf, Extremitäten). Im Gegensatz zu den gestielten Lappenplastiken sind die Narben dabei fast nie verbreitert, da in der Regel keine Spannung besteht [485].

b) Spalthaut-Transplantate: Der Vorteil der meist mit dem Dermatom entnommenen Spalthaut liegt in der gegenüber der Vollhaut wesentlich geringeren Gefahr einer Nekrose. Ihre starke Schrumpfungsneigung, die selbst nach postoperativem Anlegen exakter ruhigstellender Verbände [505] beobachtet wird, schränkt die Anwendung in Körperregionen, die einer stärkeren Belastung ausgesetzt sind, ein. Das ästhetische Ergebnis ist an sichtbar getragenen Körperstellen oft mangelhaft. Das Verfahren ist aber ideal bei der Deckung von Ulcera crurum und von großen epithetisch zu ergänzenden Defekten [30, 48, 82].

c) Läppchen-Plastik nach Reverdin [396]: Darunter versteht man die Transplantation kleiner, bis etwa 1 cm im Durchmesser großer, Cutis- oder Spalthautläppchen. Ihre Anwendung ist heute in unserem Fachgebiet nur bei der Defektdeckung kleiner Ulcera vertretbar (schlechte Kosmetik!).

3.6.5.2. Gestielte Fernlappen. Hierbei wird von einer entfernten Stelle ein aus Epidermis, Cutis und Subcutis bestehender Stiellappen entweder direkt [vgl. u.a. 237, 297, 322, 399] oder in mehreren Schritten (Wanderlappen) in einen Operationsdefekt gebracht. Nach Möglichkeit wird man den Lappenstielrest in einer weiteren Sitzung in das Entnahmegebiet zurückverlegen. Plastische Operationen, die gestielte Fernlappen erfordern, sind technisch und zeitlich sehr aufwendig. Sie übersteigen in der Regel die möglichen operativen Indikationsstellungen unseres Fachgebietes. In der Dermatochirurgie wird man mit den Methoden der Nahplastik und jenen der freien autologen Hauttransplantationen sowohl in kurativer als auch in ästhetischer Hinsicht optimale Ergebnisse erzielen können. Da die bei Nahplastiken transplantierte Haut der excidierten in Struktur und Funktion sehr nahe kommt [vgl. 198, 259], sind diese nach Möglichkeit den freien Hauttransplantationen vorzuziehen. Wichtig ist aber die Beachtung der Behaarungsverhältnisse im Entnahme- und Empfangsbereich [214]. Freie Transplantate sind besonders dort indiziert, wo nicht genügend Material für eine Nahplastik vorhanden ist, wie z.B. an den Extremitäten und evtl. der Nase.

3.6.6. Glättungsverfahren der Haut

Die von Kromeyer [253] in die Dermatochirurgie eingeführte Methode des Fräsens kosmetisch störender Krankheitsbilder [vgl. auch 105, 181, 367, 479] bedeutete einen großen therapeutischen Fortschritt gegenüber früher geübten Verfahren, wie Ätzen, Decortication nach Dubreuilh oder gar Röntgenbestrahlung [vgl. 494].

Das Fräsen erfolgt mit elektrisch betriebenen Rotationsinstrumenten, deren Umdrehungszahl auf Anregung von Schreus [442] auf 30–35000 Umdrehungen/min erhöht wurde, wodurch sich das

Gewebe problemloser glätten läßt als mit den alten Geräten, deren Rotationsgeschwindigkeit nur 3000–6000 Umdrehungen/min betrug. Bei den modernen Geräten sollte die Umdrehungsgeschwindigkeit durch Fußbedienung stufenlos verstellbar sein. Zum Schleifen werden neben Metall auch Rubin- und Diamant-Fräsen sowie rotierende Nylon- und Drahtbürsten verwendet. Um störenden Narben vorzubeugen, muß darauf verzichtet werden, über die Epidermis-Cutis-Grenze zu glätten, es sei denn, man nimmt die Narbenbildung bewußt in Kauf, z.B. beim Entfernen von Tätowierungen [417]. Bei Fremdkörpereinsprengungen [vgl. auch 313], wenn diese teilweise in den unteren Coriumschichten oder in der Subcutis liegen, kann eine Kombination von hochtourigem Fräsen (zur Beseitigung der oberflächlichen Läsionen) mit dem Ausstanzen der tiefen Einlagerungen, bei primärer Wundnaht der Stanzwunden, gute kosmetische Ergebnisse erbringen [477]. Die Gefahr von Pigmentverschiebungen nach hochtourigem Glätten der Haut unter Sonneneinwirkung kann dadurch weitgehend vermieden werden, daß die Eingriffe in die Herbst- und Wintermonate gelegt werden [233, 443].

3.6.7. Elektrochirurgie

Hierzu sollte ein Hochfrequenz-Chirurgie-Gerät (z.B. Martin Elektrotom 170 RF) zur Verfügung stehen. Das Grundprinzip der Elektrochirurgie besteht darin, daß von einer großflächigen „Neutralelektrode" ein hochfrequenter Strom über den Patientenkörper zu einer kleinflächigen „Aktivelektrode" geleitet wird. Dabei wird an der Aktivelektrode eine hohe Stromdichte erzielt, die bei Überschreitung von Mindestwerten die zur Koagulation oder zum Schneiden erforderliche Gewebserwärmung verursacht. Hochfrequenzströme mit Frequenzen von 500 kHz sind nötig, um nicht durch den Stromfluß eine faradische Reizung von Nerven und Muskulatur zu verursachen.

3.6.7.1. Elektrotomie. Hierunter versteht man die elektrokaustische Gewebsdurchtrennung. Für glatte Schnitte ohne Oberflächenkoagulation sind Nadel- oder Lanzettelektroden mit möglichst dünnem Querschnitt am besten geeignet. Da durch elektrischen Strom verursachte Wunden eine verzögerte Heilungstendenz besitzen, ist es in der Tumorchirurgie empfehlenswert, den Hautschnitt mit dem Skalpell durchzuführen und dann den Eingriff mit dem elektrischen Messer fortzusetzen. Auch bei der elektrokaustischen Entfernung von Verrucae vulgaris ist es empfehlenswert, diese mit dem Skalpell in 2–3 mm Abstand zu umschneiden und dann erst mit der elektrischen Schlinge abzutragen [zur Technik vgl. 103, 107]. Dabei ist darauf zu achten, daß die Exstirpation nicht zu tief (bis in das Corium) erfolgt, um unschöne Narben zu vermeiden [482].

3.6.7.2. Koagulation. Hierunter versteht man die Verschorfung von Gewebe. Alle Formen von Aktivelektroden können dabei Anwendung finden, z.B. feine Nadelelektroden zur Epilation, Kugel- und Plattenelektroden zum Verschluß blutender Gefäße und von Sickerblutungen. Wichtig ist, daß die Oberfläche der Elektroden stets sauber gehalten wird, da eine Kruste aus verbrannten Gewebs- und Blutresten die Elektrodenoberfläche isoliert und zur Funkenbildung und Verkohlung der Kontaktfläche führen kann.

3.6.7.3. Desiccation. Hierbei handelt es sich um eine durch Koagulation verursachte Gewebsaustrocknung im engeren Bezirk einer in das Gewebe eingestochenen Nadelelektrode. Die Desiccation kann durch das Auge nicht überwacht werden. Es besteht deshalb die Gefahr, daß unerwünscht große Gewebsnekrosen auftreten [vgl. z.B.

489]. Entsprechende Eingriffe werden vor allem in den Vereinigten Staaten relativ häufig durchgeführt.

3.6.7.4. Fulguration. Von einer unter sehr hoher Spannung stehenden Aktivelektrode springen Funken auf das Gewebe über und verursachen so auf der Oberfläche eine Verbrennung. Verkohlungen und schlecht heilende Nekrosen sind nach diesem Verfahren üblich. Es wird nur noch selten angewendet.

3.6.8. Curettage

Hierunter versteht man das Abtragen von Hautveränderungen (z.B. Verrucae seborrhoicae) mit Hilfe einer scharfen Curette oder eines scharfen Löffels. Eine aktive Blutstillung erübrigt sich dabei in der Regel.

3.6.9. Chemochirurgie

Die heute gebräuchliche Technik wurde von Mohs [308, 309] als Weiterentwicklung der Schreusschen Zinkchlorid-Ätzung bei Epitheliomen angegeben. Nach Currettage oder Excision des Tumors wird in das Tumorbett Zinkchlorid-Fixativ gebracht und dann das so fixierte Gewebe parallel zur Oberfläche excidiert. Dieses Vorgehen muß mehrfach wiederholt werden, bis histologisch kein Tumorgewebe mehr nachweisbar ist.

Da eigene Erfahrungen mit dieser Behandlungsmethode nicht vorliegen, muß auf die zahlreiche einschlägige Literatur verwiesen werden [Übersicht bei 49, vgl. auch 276, 307, 328, 369, 490].

4. Spezielle Techniken für verschiedene Körperregionen

4.1. Behaarter Kopf

4.1.1. Allgemeines

Am behaarten Kopf kann man, wenn eine primäre Wundnaht nicht möglich ist, durch eine Verschiebe- oder Rotationsplastik häufig ein gutes kosmetisches Ergebnis erzielen. Nur bei großflächigen Excisionen und bei reduziertem Allgemeinzustand des Patienten muß eine freie Transplantation erwogen werden. Grundsätzlich erfolgt die Excision maligner und semimaligner Krankheitsherde bis auf das Periost. Erforderlichenfalls (z.B. Dermatofibrosarcoma protuberans) kann dieses gefahrlos mit entfernt werden [59]. Auch die zu transponierenden Hautpartien werden bis auf die Knochenhaut umschnitten und einschließlich der Galea verschoben. Dadurch wird eine optimale Gefäßversorgung sichergestellt. Als Wundverschluß kommen Einzelknopfnähte (monofiles Nahtmaterial von der Stärke 0.0 bis 1.0) in Frage. Atraumatisches Nahtmaterial ist nicht erforderlich. Wegen der Gefahr größerer Blutverluste sind Blutgruppenbestimmung und präoperative internistische Untersuchung bei ausgedehnten operativen Eingriffen im Skalpbereich unerläßlich (Verbrauchskoagulopathie!). Blutkonserven müssen während der Operation zur Verfügung stehen.

4.1.2. Rotationsplastik

Nach dreieckiger Excision des Krankheitsherdes im Gesunden wird der Schnitt im Bereich der kurzen Seite des Dreiecks bogenförmig nach dorsolateral oder dorsomedial verlängert und ein oder mehrere Burowsche Dreiecke auf der kontralateralen Schnittseite excidiert. Nach Unterminierung der zwischen Excisionsstelle und Burowschem Dreieck liegenden Hautpartie kann diese in den Operationsdefekt verschoben und dieser verschlossen werden (vgl. Abb. 15).

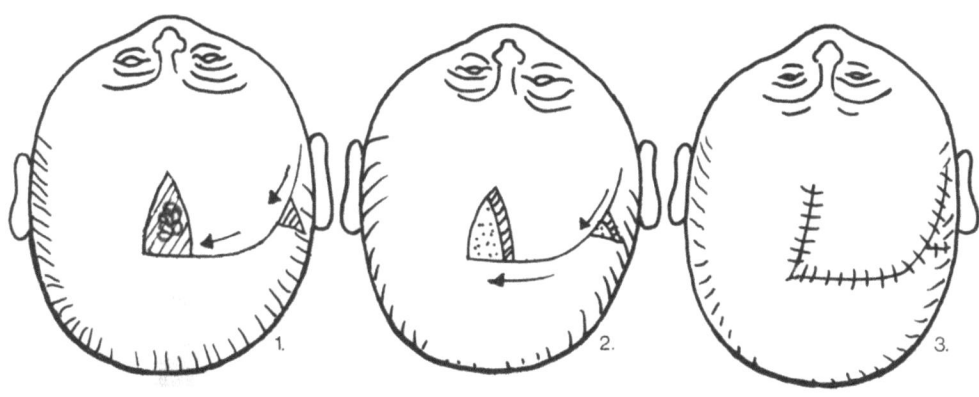

Abb. 15. Rotationsplastik von dorsolateral am behaarten Kopf

4.1.3. Doppelte Rotationsplastik

Im Gegensatz zur einfachen Rotationsplastik werden von zwei gegenüberliegenden Punkten des Operationsdefektes jeweils bogenförmige Schnitte in entgegengesetzter Richtung weitergeführt. Auf der kontralateralen Seite der Schnitte müssen ein oder mehrere Burowsche Dreiecke excidiert werden. Die von den beiden Schnitten begrenzten Hautpartien werden unterminiert und dann gegensinnig verschoben, so daß ein weitgehend spannungsfreier Wundverschluß möglich wird (vgl. Abb. 16, Tafel 1).

4.1.4. Rotationsplastik, kombiniert mit freier Hauttransplantation

Bei größeren Operationsdefekten, insbesondere solcher nach Entfernung von Röntgenulcera [518], die auch durch eine doppelte Rotationsplastik nicht geschlossen werden können, ist diese Methode indiziert.

Die Vorbereitung des zu transplantierenden Lappens entspricht der einfachen Rotationsplastik. Die Deckung des Sekundärdefektes erfolgt nach exakter Blutstillung mit einem freien Vollhauttransplantat [199, vgl. auch Abb. 17]. Das

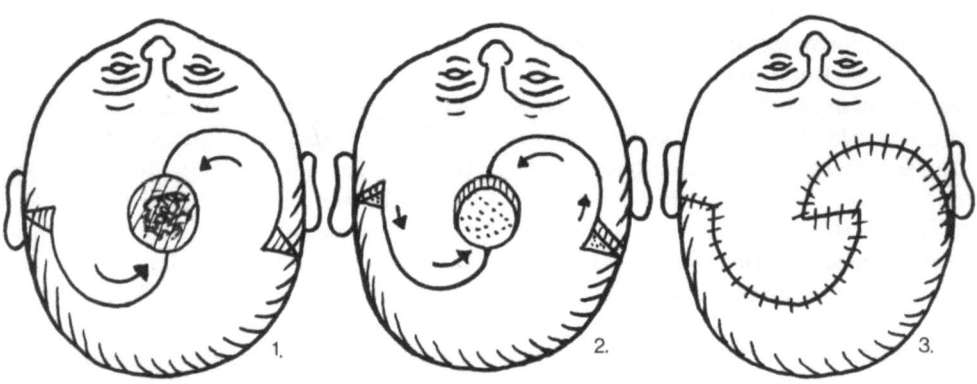

Abb. 16. Doppelte Rotationsplastik am behaarten Kopf

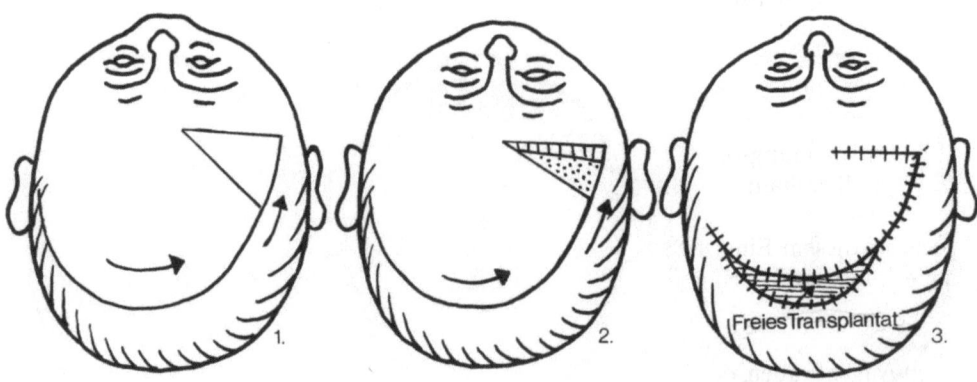

Abb. 17. Rotationsplastik im Skalpbereich, wobei ein Restdefekt mit einem freien Vollhauttransplantat gedeckt wird

Transplantat, das bei größerer Ausdehnung zur Erleichterung des Sekretabflusses gestichelt wird, kann am günstigsten mit einem Elektrodermatom vom Oberschenkel entnommen werden.

4.1.5. Freie Vollhauttransplantation

Bestehen wegen des Allgemeinzustandes oder wegen des Vorliegens einer Gerinnungsstörung Bedenken gegen größere Eingriffe, ist die Defektdeckung mit einem alleinigen freien Vollhauttransplantat möglich [160].

Diese Methode ist auch dann empfehlenswert, wenn der Schädel haarlos ist und durch eine Rotationsplastik kein kosmetisch günstigeres Ergebnis erzielt werden kann.

4.1.6. Transplantation multipler Stanzbiopsien

Die Methode der Transplantation multipler Stanzbiopsien aus behaarter Haut [100, 341] ist zur Behandlung umschriebener Behaarungsdefekte, besonders im Schläfenbereich, geeignet. Ihre Anwendung bei der androgenetischen Alopecie jedoch führt zu sehr unbefriedigenden Spätresultaten [141, 493, 497].

4.1.7. Entspannungsoperation der Kopfhaut

Auch bei diesem Eingriff, der „Epicraniotomie" [139, 500], sind die Spätergebnisse nicht überzeugend.

Über einen 15-20 mm langen Schnitt in den Augenbrauen, oder nach Bruck [44] daumenbreit über derselben, wird die Galea aponeurotica der Stirn in ihrer ganzen Breite durchtrennt und wenigstens teilweise entfernt. Bruck sah bei einem Teil seiner Patienten eine deutliche Besserung des Befundes, jedoch macht auch er darauf aufmerksam, daß spätestens 5 Jahre p.op. der Zustand ante operationem erreicht ist. Durch postoperativ auftretende Hämatome kann der Operationserfolg zusätzlich stark gemindert werden.

4.2. Schläfenregion

4.2.1. Allgemeines

Auch hier bringen die Methoden der Nahplastik optimale Operationsergebnisse [351, 352]. Der günstigen Gefäßversorgung wegen sind die Gefahren der partiellen Lappennekrose auch bei der Transposition größerer Hautpartien relativ gering.

4.2.2. Verschiebeplastik von caudal

Keilförmige Excision des Krankheitsherdes, so daß die kurze Seite des Dreiecks supraauriculär zu liegen kommt. Anschließend Verlängerung der kurzen Seite des Dreiecks präauriculär zum Kieferwinkel. Dieser Schnitt liegt in einer präformierten Falte. Anschließend Excision eines Burowschen Dreiecks unterhalb des Ohres. Nach Unterminierung der zwischen Excisionsstelle und Burowschem Dreieck liegenden Hautpartie kann diese nach oben verschoben und so der Defekt gedeckt werden (Abb. 18). Bei der subcutanen Mobilisation sowie bei der präauriculären Schnittführung sind die Verlaufsrichtungen der Äste des Nervus facialis zu beachten (Abb. 4). Eine periphere Facialisparese kann bei Kenntnis der anatomischen Gegebenheiten vermieden werden.

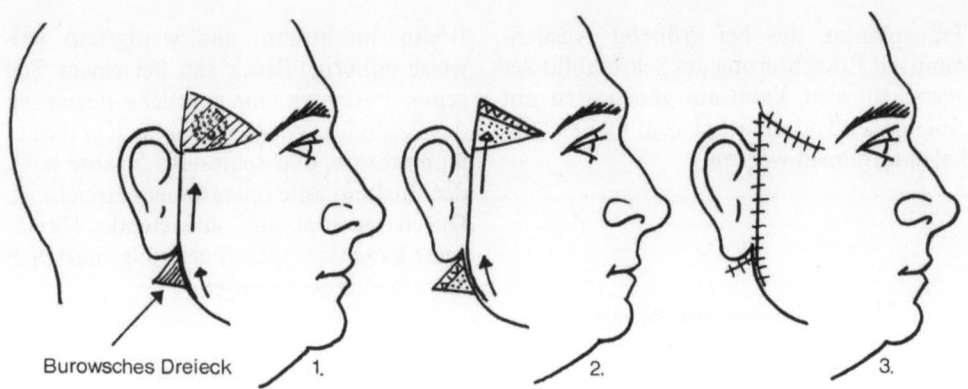

Abb. 18. Verschiebeplastik von caudal in der Schläfenregion

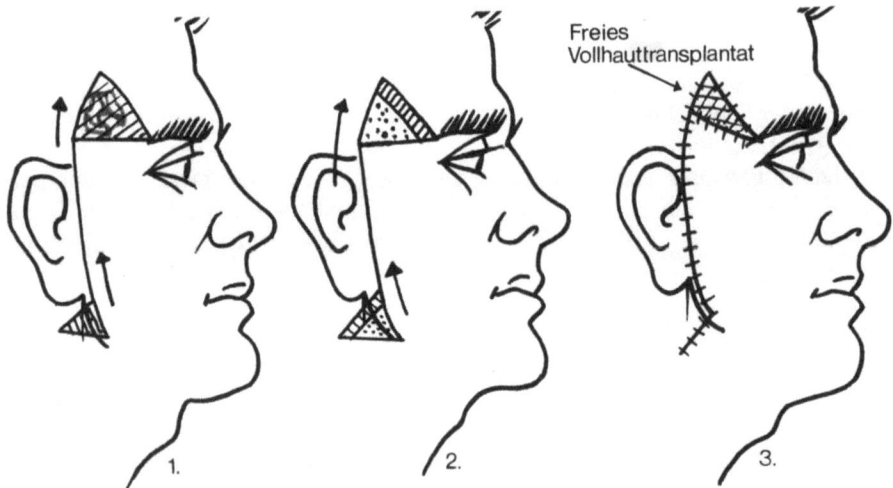

Abb. 19. Verschiebeplastik von caudal im Schläfenbereich. Restdefekt durch freies Hauttransplantat gedeckt

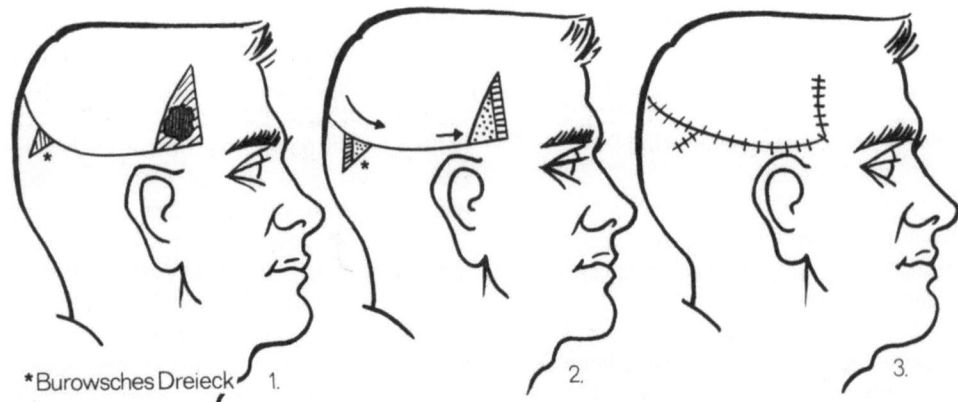

Abb. 20. Rotationsplastik von dorsal im haartragenden Schläfenbereich

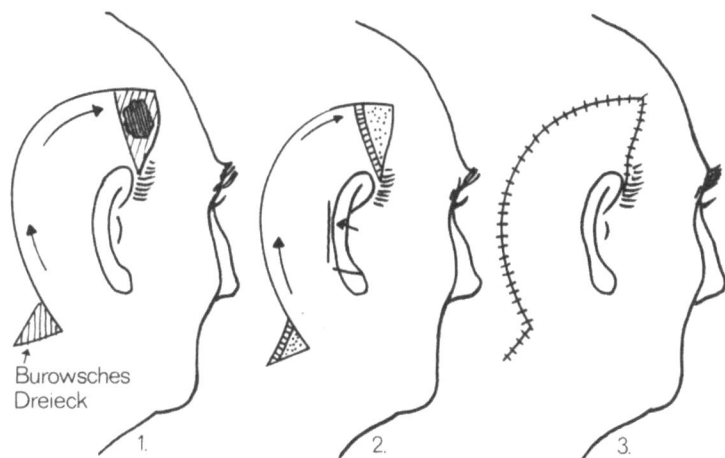

Abb. 21. Rotationsplastik von caudal bei Operationsdefekten im haartragenden Schläfenbereich

4.2.3. Kombination von Verschiebeplastik und freier Hauttransplantation

Kann ein Operationsdefekt durch die alleinige Verschiebe- oder Rotationsplastik nicht geschlossen werden, kommt die Deckung des Restdefektes mit freier autologer Vollhaut von der Oberarminnenseite in Frage (Abb. 19).

4.2.4. Rotationsplastik von dorsal

Dieses Verfahren findet Anwendung bei Operationsdefekten im haartragenden Schläfenbereich. Die Hautverschiebung erfolgt entlang einem bogenförmigen von dem temporalen Defekt bis zur Occipital-Region geführten Schnitt, in dessen Verlauf kontralateral zum Defekt ein Burowsches Dreieck excidiert wird (vgl. Abb. 20).

4.2.5. Rotationsplastik von caudal

Auch diese Technik kann zur Defektdeckung im haartragenden Schläfenbereich herangezogen werden (vgl. Abb. 21). Sie entspricht im Prinzip der unter 4.2.4. beschriebenen Methode. Ebenso wie bei allen anderen Nahplastiken im Skalp- und Schläfenbereich sollte stets eine Saugdrainage eingelegt werden.

4.2.6. Freie Hauttransplantation

Diese Technik ist u.U. vorzuziehen, wenn die Exstirpation maligner Tumoren nicht in toto erfolgte und der Defekt auf Rezidivwachstum kontrolliert werden muß.

4.3. Stirn

4.3.1. Allgemeines

Durch den knöchernen Schädel sind auch bei mittelgroßen Defekten der primären Wundnaht und der Dehnungsplastik Grenzen gesetzt. Die Stirn ist im Kopfbereich die am besten geeignete Region für freie Transplantate. Die abweichende Struktur der Entnahmestelle macht sich hier am wenigsten bemerkbar. Entschließt sich der Operator aber nicht zu einer Deckung mit freier autologer Haut, kann auch eine Nahplastik zufriedenstellende Ergebnisse erbringen.

4.3.2. Rotationsplastik

Bei Lokalisation des Krankheitsherdes im lateralen Stirndrittel keilförmige Excision des Krankheitsherdes, anschließend bogenförmiger Schnitt, dem Haaransatz folgend, über die präauriculären präformierten Falten bis zum Kieferwinkel. Anlegen eines Burowschen Dreiecks auf der kontralateralen Seite subauriculär. Die zwischen Excisionsstelle und Burowschem Dreieck liegenden Hautpartien werden vorsichtig abpräpariert und in den Operationsdefekt rotiert (vgl. Abb. 22). Kann der Defekt durch diese Methode nicht vollständig geschlossen werden, wird der Rest wie im Schläfenbereich mit freier autologer Haut oder durch eine zusätzliche Rotationsplastik von frontal gedeckt (vgl. auch Tafel 2).

4.3.3. Verschiebeplastik von beiderseits temporal

Liegt der Krankheitsherd in der Stirnmitte, kann nach dessen Entfernung der Operationsdefekt durch eine Verschiebung der lateralen Stirnhautpartie gedeckt werden. Hierbei erfolgt die Schnittführung einmal im Bereich des Stirnhaaransatzes und zum anderen oberhalb der Augenbrauen. Im Schläfenbereich, an beiden Enden beider Schnitte, werden Burowsche Dreiecke angelegt. Nach Freipräparation der zwischen Excisionsstelle und Burowschen Dreiecken liegenden Hautpartien erfolgt deren Verschiebung nach medial und so der Verschluß des Operationsdefektes (Abb. 23).

4.3.4. Doppelte Rotationsplastik

Bei größeren Gewebsverlusten in der Stirnmitte kann diese Methode einen weitgehend spannungsfreien Wundverschluß ermöglichen. Von den Enden des ovalären Defektes aus werden zwei bogenförmige Schnitte gegensinnig, einmal entlang des Haaransatzes und zum anderen entlang der Augenbraue, jeweils zur Temporalregion geführt. Dort wird kontralateral zur Excisionsstelle ein Burowsches Dreieck excidiert und anschließend die umschnittene Stirnhaut mobilisiert und medialwärts verschoben (Abb. 24).

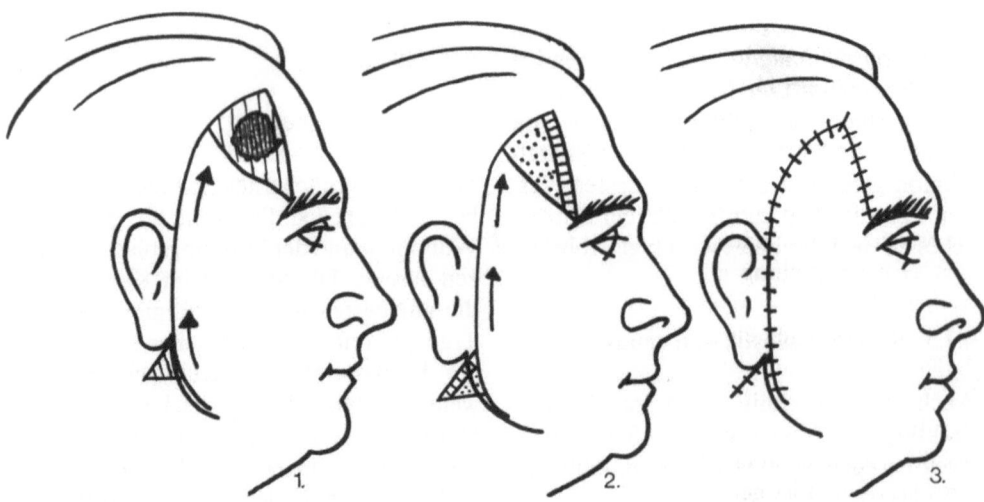

Abb. 22. Rotationsplastik im lateralen Stirnbereich

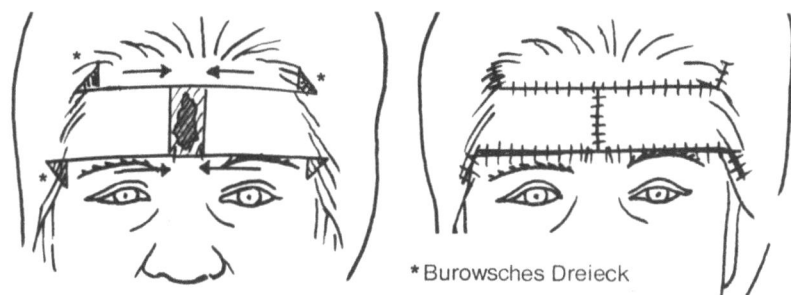

Abb. 23. Verschiebeplastik von beiderseits temporal

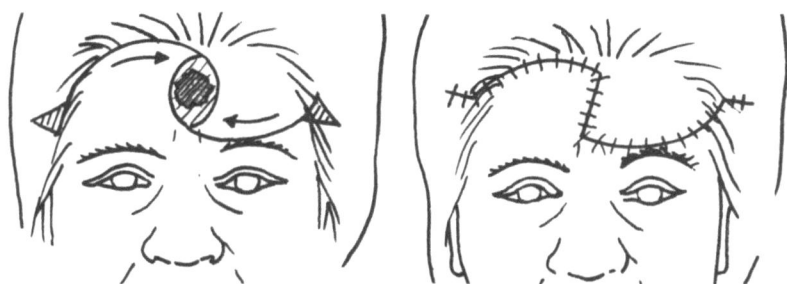

Abb. 24. Doppelte Rotationsplastik bei Defekten in der Stirnmitte

4.4. Nase

4.4.1. Allgemeines

Bei operativen Eingriffen im Nasenbereich ist eine sorgfältige Operationsplanung besonders wichtig [43, 75, 77, 227, 237, 241, 462]. Schon eine geringe Deviation kann funktionelle Störungen, wie Behinderung des Luftdurchgangs, verursachen [327]. Ein ästhetisch unbefriedigendes postoperatives Ergebnis bedeutet unter Umständen eine Entstellung des Patienten [326, 355, 377].

Beim Vorliegen eines Tumors muß die Behandlung so ausgerichtet sein, daß sie zwar zur vollständigen Ausrottung der Neubildung führt, das umgebende gesunde Gewebe aber möglichst schont [284]. Deshalb ist gerade an der Nase oft die chirurgische Methode der radiologischen überlegen [354]. Aufgrund der anatomischen Verhältnisse ist dort die Gefahr von Röntgenschäden der Haut und des unmittelbar darunterliegenden Knorpels besonders groß.

Um eine primäre Naht zu erzielen, wird der besonderen anatomischen Verhältnisse wegen häufig ein zu geringer Sicherheitsabstand eingehalten. Eine große Zahl von Tumorrezidiven wird dadurch verursacht. Ausgehend von der Forderung nach radikaler Entfernung des erkrankten Hautbezirks ist nur bei sehr kleinen Defekten eine primäre Wundnaht möglich. Die Excision eines Tumors ist aber nur dann erfolgversprechend, wenn sie ausreichend im Gesunden erfolgt. Soll keine entstellende Verziehung der Nase in Kauf genommen werden, ist oft eine plastische Deckung des Defektes erforderlich. Dies gilt besonders für die Entfernung von

Röntgenstrahlenfolgen sowie bei Eingriffen im Kindesalter [76], bei denen stets eine chirurgische Behandlung angezeigt ist [75].

4.4.2. Schwenklappenplastik

Bei Lokalisation des Krankheitsherdes am Nasenflügel wird dieser weit im Gesunden excidiert und der entstandene Defekt mittels eines Schwenklappens (Sichellappen) aus der Nasolabialregion gedeckt. Die Lappenentnahmestelle wird primär genäht. Die dabei entstandene zusätzliche Operationsnarbe kommt in die Nasolabialfalte zu liegen und ist später nicht sichtbar (vgl. Abb. 25).

Diese Technik ist anwendbar, wenn die Nasenschleimhaut intakt bleibt oder aber nur kleine Operationsdefekte darin entstehen, die durch primäre Catgutnaht versorgt werden können. Größere Schleimhautdefekte werden durch Einschlagen von Haut aus der Umgebung in Form von Schwenk- oder Insellappen geschlossen [76, vgl. auch Tafel 3b].

Bei durchgehenden Nasenflügeldefekten mit Verlust von Schleimhaut und Knorpelanteilen kann ein entsprechend großer Schwenklappen aus der Nasolabialregion in den Operationsdefekt trans-

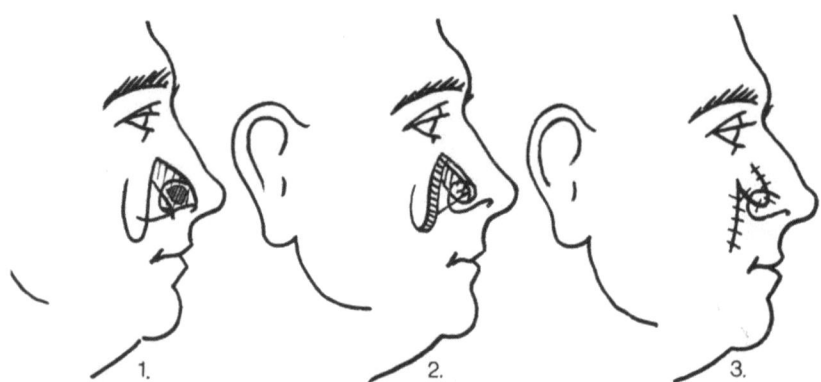

Abb. 25. Schwenklappenplastik bei Nasenflügeldefekten (Nasenschleimhaut intakt)

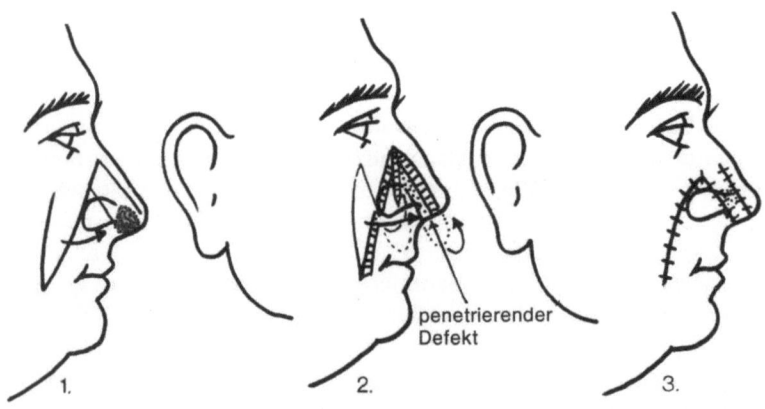

Abb. 26. Schwenklappenplastik am Nasenflügel bei großem penetrierendem Defekt

portiert werden [495], wobei der distale Lappenanteil nach innen umgeschlagen wird und die Innenauskleidung der Nase bildet (Abb. 26, Tafel 4).

4.4.3. Doppelte Schwenklappenplastik

Liegt ein Defekt im Bereich der Nasenspitze, so besteht die Möglichkeit, diesen durch eine doppelte Schwenklappenplastik [vgl. auch 93, 112] zu schließen. Dabei wird die Wunde an der Nasenspitze durch einen Schwenklappen vom Nasenflügel und dessen Entnahmestelle wieder durch einen Schwenklappen aus der Nasolabialfalte geschlossen. Dessen Entnahmestelle wird primär genäht und ist durch ihre Lage nicht auffallend (Abb. 27, Tafel 5). Kleinere Excisionswunden an der Nasenspitze können gelegentlich auch durch einen einfachen Schwenklappen vom Nasenflügel her gedeckt werden [279]. Dabei wird die Entnahmestelle durch Dehnungsplastik geschlossen. Bei Defekten am Nasenrücken kann die doppelte Schwenklappenplastik ebenfalls Anwendung finden [318]. Dabei wird der zweite Lappen aus der Stirn entnommen (vgl. Abb. 28).

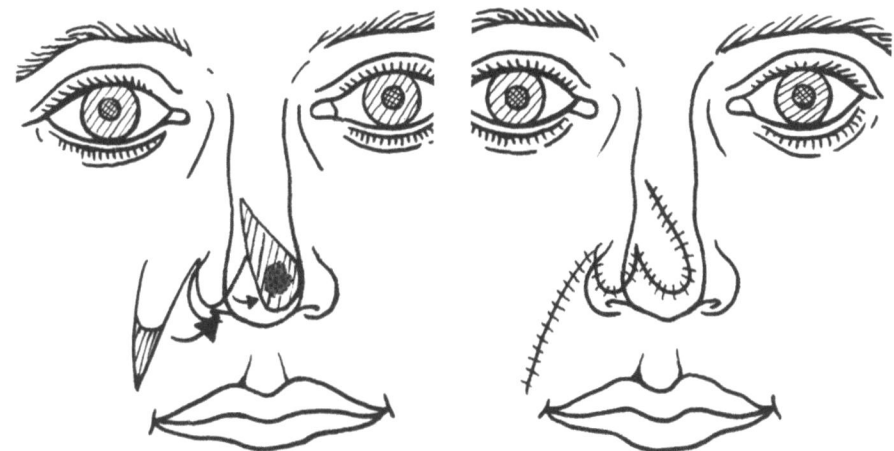

Abb. 27. Doppelte Schwenklappenplastik bei Nasenspitzendefekten

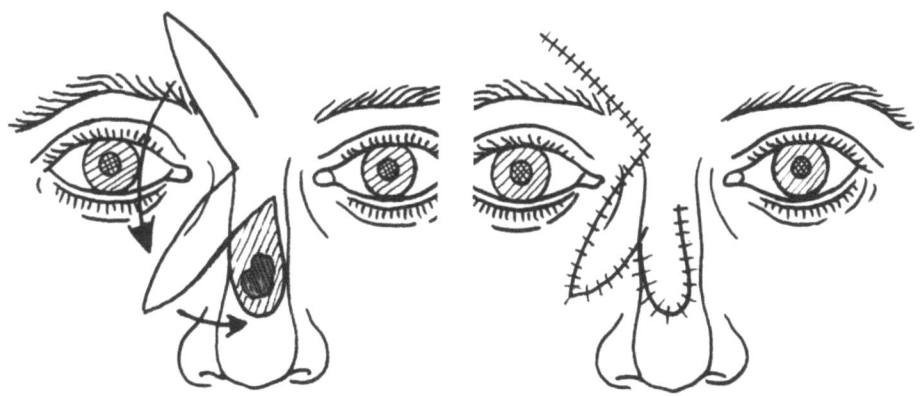

Abb. 28. Doppelte Schwenklappenplastik bei Nasenrückendefekten

4.4.4. Verschiebeplastik von lateral

Keilförmige Excision des Krankheitsherdes im Gesunden. Verlängerung des Schnittes im Bereich der kurzen Seite des Dreiecks nach lateral und Anlegen eines Burowschen Dreiecks auf der kontralateralen Seite im Bereich der Nasolabialfalte. Nach Unterminierung der zwischen Excisionsstelle und Burowschem Dreieck liegenden Hautpartie wird diese in den Operationsdefekt verschoben und dieser spannungsfrei verschlossen. Auch bei dieser Technik kommt die durch die Operation verursachte zusätzliche Narbe in die Nasolabialfalte zu liegen (Abb. 29). Bei entsprechend großen Defekten besteht die Möglichkeit, einen Wundverschluß durch Hautverschiebung von beiderseits lateral zu erzielen (doppelte Verschiebeplastik, Abb. 30).

4.4.5. Verschiebeplastik von cranial

Der Herd wird in Form eines Vierecks exstirpiert. Die beiden senkrecht verlaufenden Seiten werden durch vertikale Schnitte bis zur Glabella verlängert. Dort wird beiderseits je ein Burowsches Dreieck angelegt. Der umschnittene Gewebsstreifen kann nach Mobilisation der Stirnhaut nach caudal in den Defekt verlagert werden (Abb. 31).

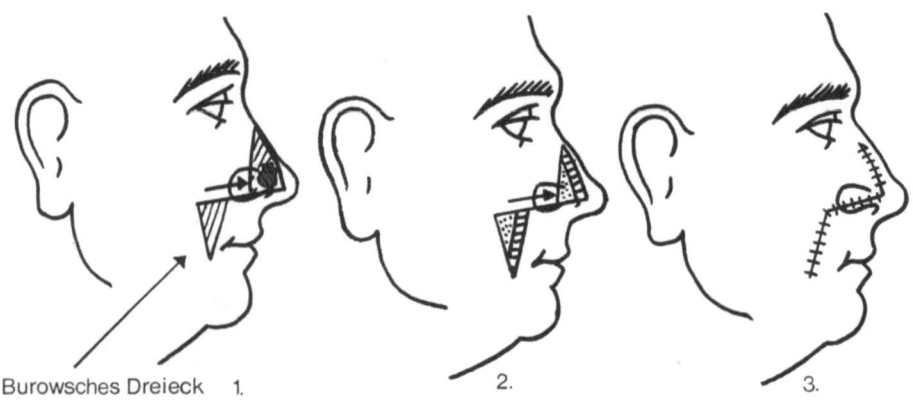

Abb. 29. Verschiebeplastik von lateral bei Nasenflügeldefekt

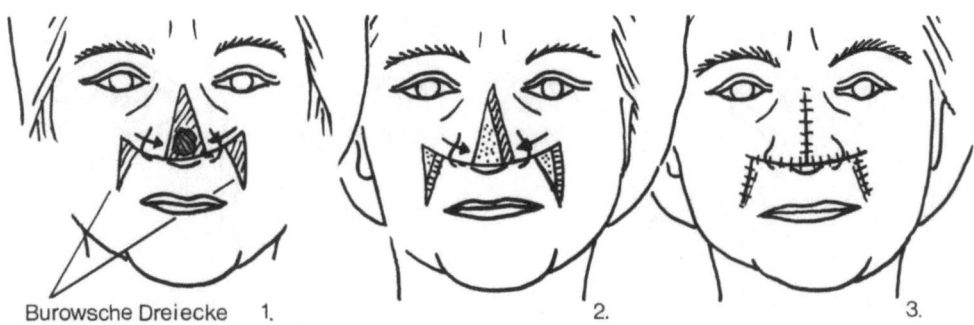

Abb. 30. Verschiebeplastik von beiderseits lateral bei Nasenrücken- und -spitzendefekt

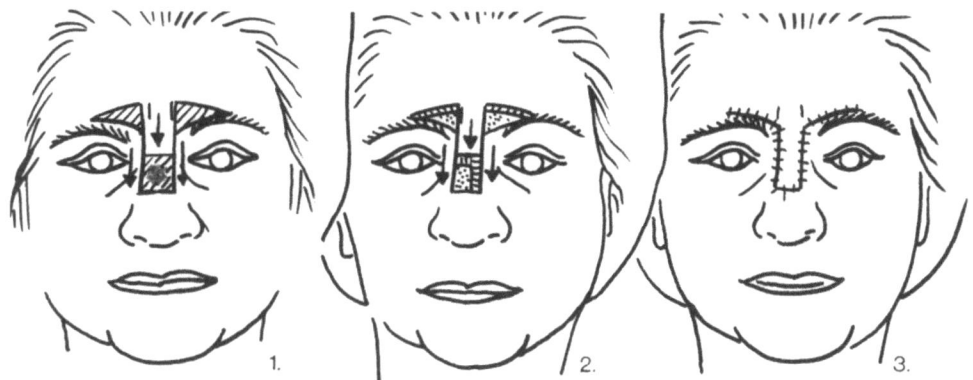

Abb. 31. Verschiebeplastik von cranial bei Nasenrückendefekt

4.4.6. Verschiebeplastik von caudal

Nach keilförmiger Entfernung eines Krankheitsherdes im seitlichen Nasenbereich Verlängerung der kurzen Seite des Dreiecks S-förmig nach caudal und Excision eines halbmondförmigen Hautbezirks aus der Nasolabialfalte. Nach Unterminierung des zu transponierenden Hautbezirks wird dieser cranialwärts in den primären Defekt verschoben. Dadurch wird ein spannungsfreier Wundverschluß möglich (Abb. 32). Das Vorgehen bei Lidinnenwinkeldefekten ist entsprechend.

4.4.7. Rotationsplastik bei seitlichen Nasendefekten

Sie stellt eine Alternative zur Verschiebeplastik von caudal dar. Nach vertikaler keilförmiger Excision eines Krankheitsherdes wird die untenliegende Schmalseite des Dreiecks durch einen bogenförmig über die kontralaterale Nasenseite zur Glabella geführten Schnitt verlängert. Dort wird ein sichelförmiger Hautbezirk excidiert. Außerdem wird kontralateral in der Nasolabialfalte ein Burowsches Dreieck excidiert. Die umschnittene Haut-

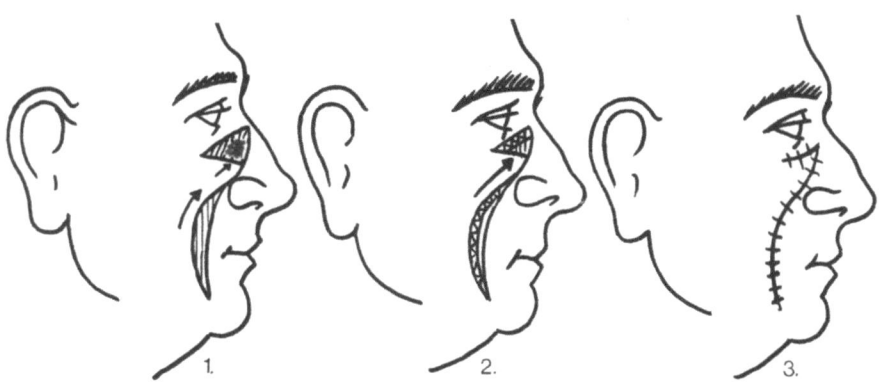

Abb. 32. Verschiebeplastik von caudal bei Defekt im seitlichen Nasenbereich

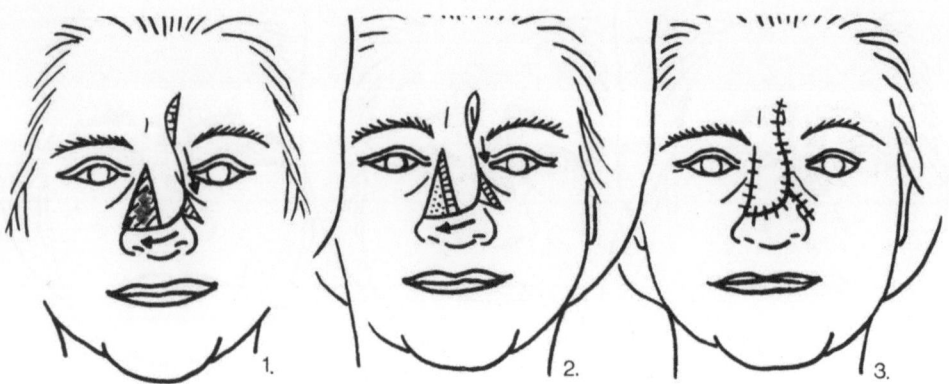

Abb. 33. Rotationsplastik bei Nasenflügeldefekt

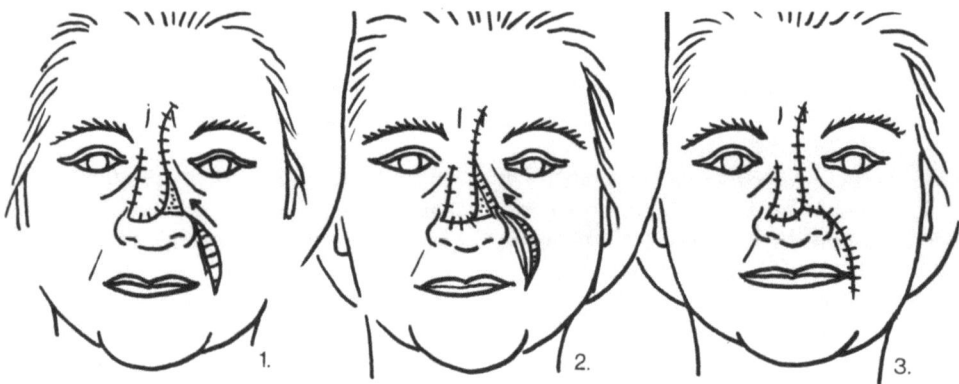

Abb. 34. Rotationsplastik bei Nasenflügeldefekt kombiniert mit Verschiebeplastik von caudal

fläche kann dann mobilisiert und in den Defekt rotiert werden (Abb. 33). Ist durch dieses Vorgehen ein spannungsfreier Wundverschluß nicht möglich, wird zusätzlich eine Verschiebeplastik von caudal nötig (Abb. 34).

4.4.8. Rotationsplastik bei Nasenspitzendefekten

Kombiniert mit VY-Plastik im Bereich der Glabella [126, 403]: Die Entfernung des Krankheitsherdes erfolgt in Form eines horizontalliegenden Dreiecks, dessen kurze lateralliegende Seite durch einen Bogenschnitt zur Glabella verlängert und dort V-förmig abgewinkelt wird. Die umschnittene Hautpartie kann dann von der Unterlage abpräpariert und in den Defekt verschoben werden. Die im Bereich der Glabella entstehende Lücke wird entsprechend einer VY-Plastik geschlossen (Abb. 35).

4.4.9. Tunnellappen

Bei Defekten im Bereich des Nasenbodens und des Nasenstegs kann die Anwendung eines Tunnellappens aus der Nasolabialregion von cranial (Abb. 36) oder von caudal (Abb. 37) ein gutes Ergebnis erbringen. Der günstigen Gefäßversorgung wegen

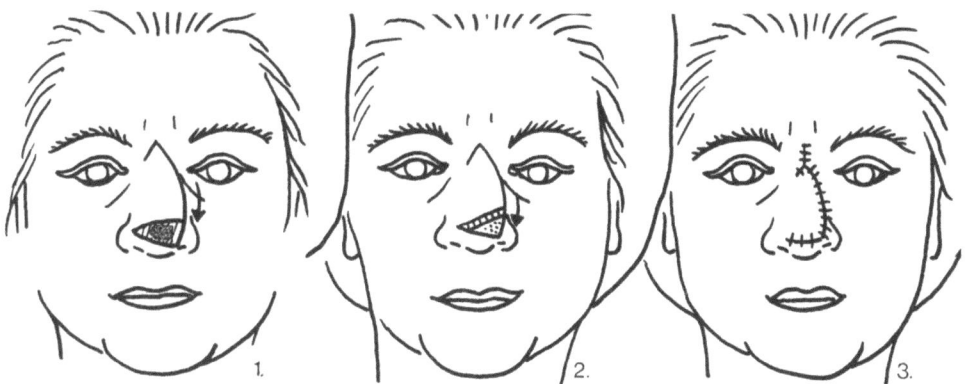

Abb. 35. Rotationsplastik bei Nasenspitzendefekt kombiniert mit VY-Plastik im Bereich der Glabella

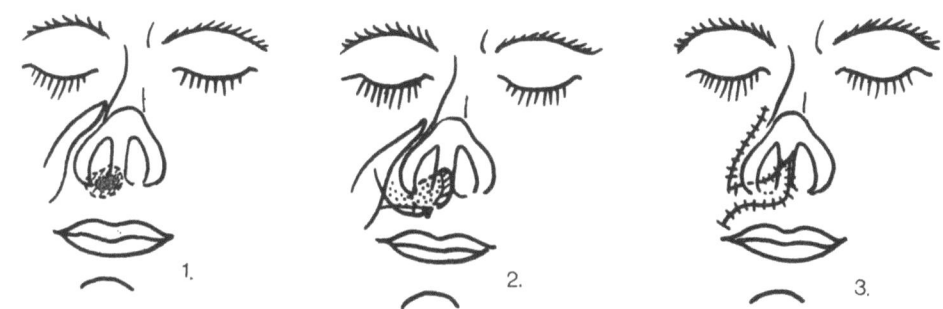

Abb. 36. Nasolabialer Tunnellappen von cranial bei Nasenbodendefekt

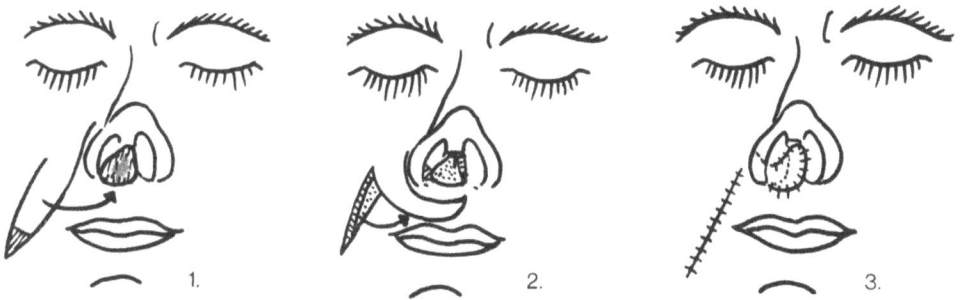

Abb. 37. Nasolabialer Tunnellappen von caudal zur Deckung eines Nasenbodendefekts

[305] besteht die Möglichkeit, diesen Lappen extrem lang bei kleiner Basis zu schneiden. Nach Cameron *et al.* [53] darf das Verhältnis Basis zu Länge 1:4 betragen. Es handelt sich um eine modifizierte Schwenklappenplastik, bei der der zu transplantierende Hautanteil nach Untertunnelung des Nasenflügels durch diesen Gang in den primären Operationsdefekt gebracht wird [161].

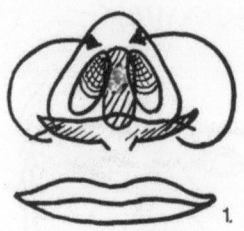 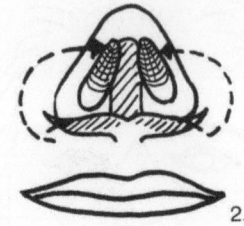 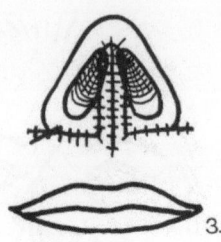

Abb. 38. Doppelte Schwenklappenplastik bei Columelladefekt (Lappenentnahmestelle: Oberlippe)

4.4.10. Rekonstruktion der Columella

Der Neuaufbau des häutigen Anteils der Columella kann mit zwei horizontalen Schwenklappen aus der Oberlippe [75] erfolgen. Die Methode ist technisch nicht allzu schwierig und führt zu kosmetisch und funktionell günstigen Resultaten (Abb. 38, Tafel 6).

4.4.11. Insellappen

Bei nicht penetrierenden Haut- oder zur Versorgung von Schleimhautdefekten kann ein nur gefäßgestielter Lappen (Insellappen nach Dunham [84] und Monks [314]) aus der Nasolabial- oder Stirnregion zur Deckung benützt werden [110, 113]. Er wird durch einen subcutanen Tunnel in den Defekt gebracht. Die Lappenentnahmestelle wird primär vernäht [8].

4.4.12. Composite grafts

Für durchgehende Defekte der Nasenflügel oder als Columella-Ersatz eignet sich sog. Composite grafts [267, 423]. Spenderstelle ist die Ohrmuschel (Abb. 40). Der sekundäre Ohrmuscheldefekt kann entweder primär, wie nach einer Keilexcision, oder entsprechend einer Trendelenburgschen Plastik geschlossen werden. Als Unfallfolge wird häufig eine Verkürzung der Nasenflügel beobachtet. Auch ihre Korrektur ist mit Hilfe eines Composite graft möglich [495].

4.4.13. Z-Plastik

Diese Methode erbringt bei weniger stark ausgeprägten Verziehungen der Nasenflügel häufig bessere kosmetische Ergebnisse als die Implantation von Composite grafts (Abb. 41).

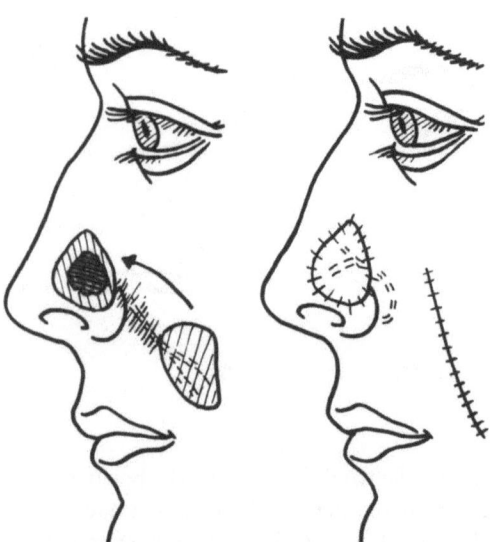

Abb. 39. Insellappen bei Nasenflügeldefekt (Lappenentnahmestelle: Nasolabialregion)

4.4.14. Freie Transplantation

Selbstverständlich können auch im Nasenbereich freie Cutistransplantate Anwen-

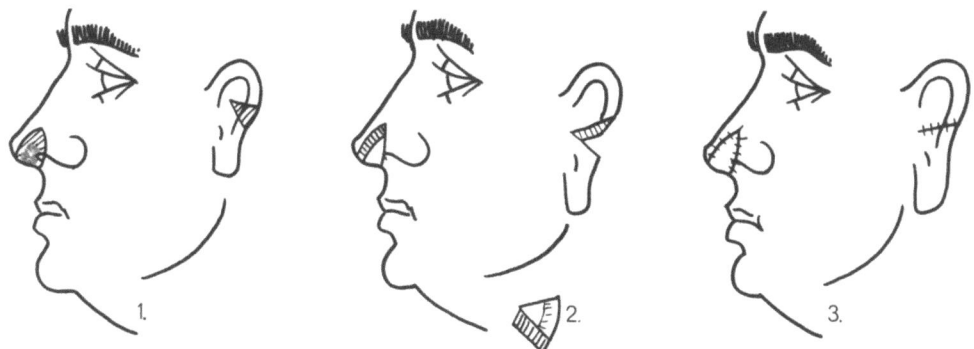

Abb. 40. „Composite graft" bei durchgehendem Nasenflügeldefekt (Spenderstelle: Ohrmuschel)

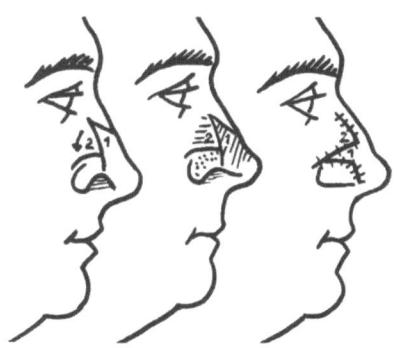

Abb. 41. Z-Plastik bei Nasenflügelverkürzung. (Nach Denecke u. Meyer)

dung finden [vgl. auch Petres 1969, 45, 354]. Dabei ist aber das kosmetische Ergebnis vom vollständigen Anheilen der Transplantate abhängig. Pigmentverschiebungen im Transplantat [65, 278] können durch Dermabrasion ausgeglichen werden [486]. Ihre Prophylaxe besteht in strikter mehrmonatiger Vermeidung starker Sonneneinwirkung und evtl. der Anwendung von Lichtschutzsalben.

4.4.15. Rhinophym-Therapie

Die Behandlung des Rhinophyms ist stets operativ [vgl. 153]. Hervorragende Ergebnisse erbringt das Abtragen der Talgdrüsenhyperplasie [96, 116, 119, 133, 136, 227, 264] mit dem Skalpell („Decortication") und Nachmodellieren mit der hochtourigen Fräse [140, 253, 438], um die ursprüngliche Nasenform wieder zu erreichen. Die stark erscheinende Blutung kann ignoriert werden. Die Reepithelisation der Wundflächen erfolgt relativ rasch vom Epithel der in der Tiefe liegenden Talgdrüsen aus. Cave: Zu tiefes Abtragen hat eine lange Heilungszeit und störende Narbenbildung zur Folge (Tafel 7).

Radikale Excision der Knollennase [vgl. 77] und anschließende Deckung des Operationsdefektes durch freie autologe Hauttransplantate ist wegen der ungünstigen Kosmetik abzulehnen [153]. Die subcutane Exstirpation [124] ist unseres Erachtens nicht erforderlich, da sie aufwendiger und das ästhetische Endergebnis dem der Decortication unterlegen ist.

4.5. Lippen

4.5.1. Allgemeines

Zahlreiche Operationsmethoden sind für diesen Bereich beschrieben worden [vgl. u.a. 63, 64, 159, 185, 188, 202, 206, 243, 255, 344, 394, 498]. Einige davon sind zu aufwendig, andere führen zur Entstellung des Patienten [238, 273]. Liegt eine Präcancerose oder ein Carcinom [455] im Stadium I nach Eller und Eller vor, ist die radikale Excision ausreichend [478]. Weder eine Nachbestrahlung, noch eine en bloque-Operation mit Lymphadenektomie ist erforderlich [132]. Regelmäßige Kontrolluntersuchungen sind aber unerläßlich [281, 381]. Die Chancen für eine erfolgreiche operative Therapie verringern sich bei Rezidivverdacht nach ungenügender Erstoperation und vorausgegangener Strahlenbehandlung [127].

Im folgenden sollen nur solche Methoden beschrieben werden, die technisch nicht zu aufwendig sind und nach denen in curativer wie in ästhetischer Hinsicht günstige Ergebnisse erwartet werden können.

4.5.2. Unterlippenplastik nach v. Langenbeck-v. Bruns

Diese Methode [46, 263] ist indiziert bei Präcancerosen und Carcinomen der Unterlippe, die noch nicht über die Grenze des Lippenrotes hinausgewachsen sind [47, 51, 189, 256, 258, 272, 358, 469]. Sie erfordert nicht unbedingt stationäre Behandlung. Die Operation wird in Lokalanaesthesie durchgeführt [148]. Das Lokalanaestheticum wird, ausgehend von den Mundwinkeln, relativ reichlich injiziert, damit die Lippe sich kräftig aufwirft. Empfehlenswert ist die Verwendung eines Anaestheticums mit Adrenalinzusatz, da die hiermit erreichte geringere Blutung aus dem gefäßreichen Gewebe die Sichtverhältnisse bei der Wundnaht verbessert. Der Patient muß vorher auf die starke, belanglose Blutungsneigung aufmerksam gemacht werden. Zwischen Zahnreihe und Lippe wird ein Tupfer eingelegt. Der Kopf wird hoch gelagert. Lediglich mit Skalpell und kleiner chirurgischer Pinzette sollte der Krankheitsherd zusammen mit dem gesamten Unterlippenrot und in entsprechender Tiefe excidiert werden. Anschließend Mobilisation der Unterlippenschleimhaut mit Präparierschere oder Skalpell. Durch atraumatische Naht werden Haut- und Schleimhautrand verbunden. Die Nahtlinie bildet die neue Grenze des Lippenrotes. Dieses zeigt sich im Normalfall nach Abschwellen eines evtl. postoperativen Ödems nicht wesentlich schmäler als früher. Die ursprüngliche Form muß bereits bei der ersten Schnittführung berücksichtigt werden. Nach drei Tagen wird die Hälfte, nach 1 Woche der Rest der Fäden entfernt. Besondere Vorteile dieses Verfahrens (Abb. 42) sind Einfach-

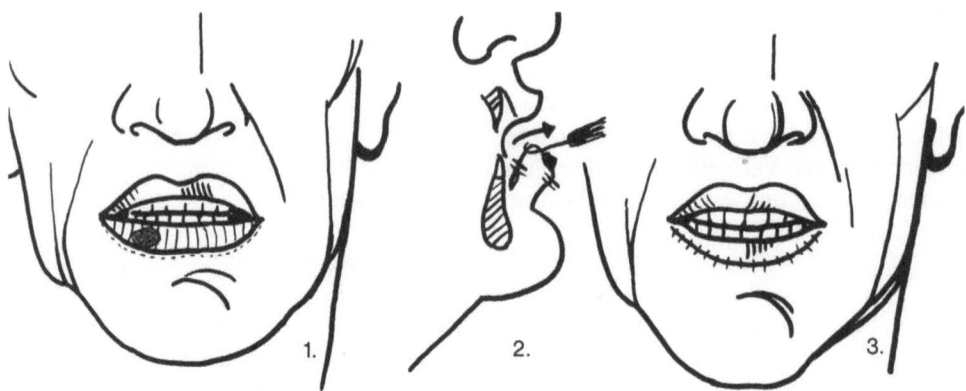

Abb. 42. Unterlippenplastik nach v. Langenbeck-v. Bruns

heit der Durchführung, geringer technischer Aufwand, geringe Belastung des Patienten und normalerweise problemlose Heilung mit funktionell und kosmetisch schönem Ergebnis (Tafel 8, 9).

Da Unterlippencarcinome praktisch nie auf unverändertem Terrain [330], gelegentlich aber an mehreren Stellen gleichzeitig entstehen [517], wird durch die Excision des gesamten Unterlippenrotes die Gefahr einer Neuentstehung oder eines Rezidivs in der Nachbarschaft des Primärtumors wesentlich herabgesetzt [358].

4.5.3. Keilexcision

Bei über das Lippenrot hinausgehenden Prozessen kommt die Keilexcision nach Dieffenbach [77, 78] in Frage (vgl. Abb. 43). Wenn die Basis des Dreiecks 2 cm nicht überschreitet [257], wird dabei in Lokalanaesthesie der Krankheitsherd keilförmig im Gesunden excidiert und anschließend die Wunde schichtweise verschlossen [132, 137]. Diese Methode ist auch an der Oberlippe anwendbar. Wenn das verbleibende Lippenrot noch präblastomatöse Veränderungen zeigt, wird in der gleichen Sitzung eine Unterlippenplastik nach v. Langenbeck-v. Bruns angeschlossen [16].

Die Keilexcision eignet sich nicht für in der Breite sehr ausgedehnte Tumoren, bei denen sie zu Asymmetrie und Verschmälerung des Mundes führen könnte. In diesen Fällen müssen weitergehende Operationstechniken Anwendung finden.

4.5.4. Unterlippenplastik nach von Burow

Bei ausgedehnteren Tumoren bietet sich diese Methode an [21]. Die Excision des Krankheitsherdes erfolgt entsprechend der von Dieffenbach angegebenen Methode der Keilexcision. Anschließend bogenförmiger Schnitt von einem oder von beiden Mundwinkeln aus nach cranial und Excision eines gleichseitigen Dreiecks über dieser Schnittlinie aus der Wange. Nach Vereinigung der Wundränder im Bereich der Wange kommt die Naht in die Nasolabialfalte zu liegen, gleichzeitig wird die Unterseite nach medial verschoben und ermöglicht damit den Neuaufbau der Unterlippe.

Zusätzlich kann es bei ausgedehnten Schleimhautdefekten erforderlich sein, Wange und buccale Schleimhaut nach medial zu verlagern. Dazu wird die Schleimhaut einschließlich der darunterliegenden Weichteile vom Unterkiefer abpräpariert und durch senkrechte Incision verlängert, bis ein spannungsloser Wundverschluß im Kinnbereich möglich wird [152, 360]. Das neue Unterlippenrot wird entsprechend der von Langenbeck und

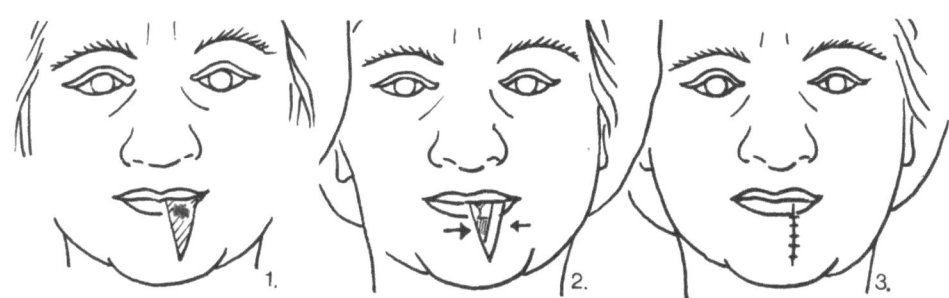

Abb. 43. Keilexcision der Unterlippe

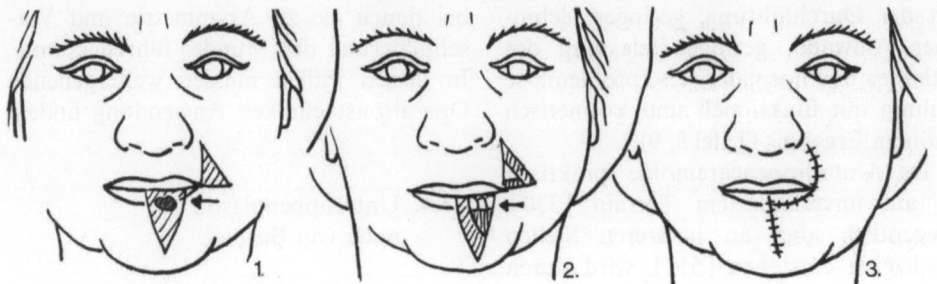

Abb. 44. Unterlippenplastik nach von Burow

von Bruns angegebenen Methode nach Mobilisation der Mundschleimhaut wieder aufgebaut. Im Bereich der Keilexcision erfolgt schichtweiser Wundverschluß (Abb. 44).

4.5.5. Plastik nach Estlander

Diese Technik kann sowohl an der Oberlippe als auch an der Unterlippe Anwendung finden [114]. Der Krankheitsherd wird keilförmig excidiert und der Defekt mit einem Schwenklappen aus der gegenüberliegenden Lippe gedeckt. Schichtweiser Wundverschluß an Entnahme- und Transplantationsstelle (Abb. 45).

Bei Prozessen im medialen Lippendrittel ist eine Modifikation nötig: Der dort entstehende primäre Operationsdefekt wird schichtweise vernäht. Die dadurch verursachte Verkleinerung der Lippe kann

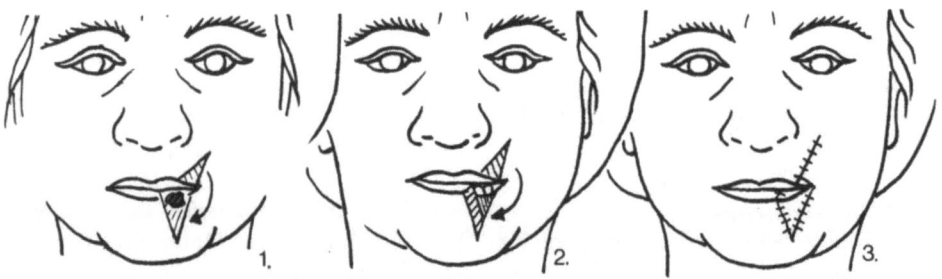

Abb. 45. Plastik nach Estlander bei Defekt im lateralen Unterlippendrittel

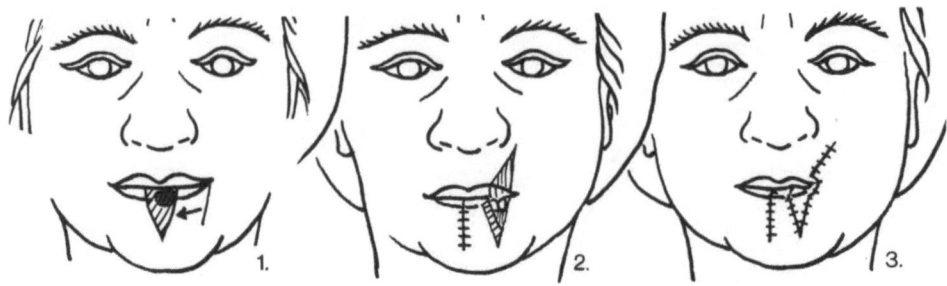

Abb. 46. Plastik nach Estlander zur Deckung eines Defekts im medialen Lippendrittel

ausgeglichen werden, indem ein senkrechter Schnitt im Mundwinkel angelegt und in dieser der Schwenklappen aus der gegenüberliegenden Lippe implantiert wird (Abb. 46). Bei der Estlander-Plastik entsteht eine Mundwinkelverziehung. Sie kann in einer zweiten Sitzung durch eine Lippenerweiterungsplastik korrigiert werden.

4.5.6. Schwenklappenplastik bei Unterlippendefekten

Eine weitere Möglichkeit zur Deckung größerer Defekte im Unterlippenbereich besteht in der Verwendung eines Schwenklappens aus der Nasolabialregion [58, 292]. Dabei wird die buccale Lippenschleimhaut und das Unterlippenrot durch Verschiebung von Wangenschleimhaut neu aufgebaut (vgl. Abb. 47, Tafel 10).

4.5.7. VY-Plastik

Ein Substanzverlust im medialen Unterlippendrittel kann durch doppelte VY-Plastik ohne Lippenverkürzung geschlossen werden. Dabei muß die Unterlippenschleimhaut in ganzer Breite und Tiefe des Vestibulum oris mobilisiert werden, um sie nach medial und außen verlagern zu können (Abb. 48). Der Wundverschluß erfolgt schichtweise.

4.5.8. Mundwinkelerweiterungsplastik

Einseitig durchgeführt dient sie der Korrektur des Zustandes nach Estlander-Plastik [4, 492], doppelseitig wird sie zur Behebung von Mikrocheilie und Mikrostomie nach ausgedehnter alleiniger Keilexcision erforderlich [67, 159, 164]. Bei

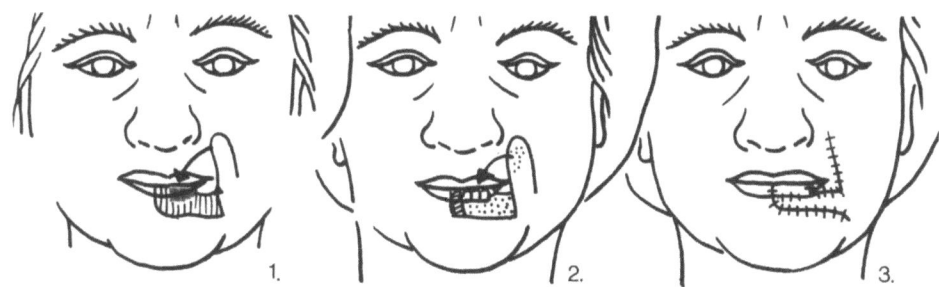

Abb. 47. Schwenklappenplastik bei Unterlippendefekt (Nasolabiallappen)

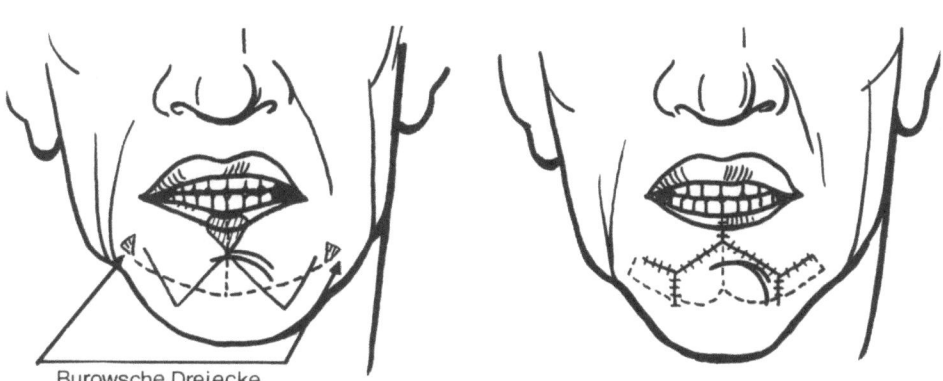

Abb. 48. VY-Plastik bei Defekt im medialen Unterlippendrittel

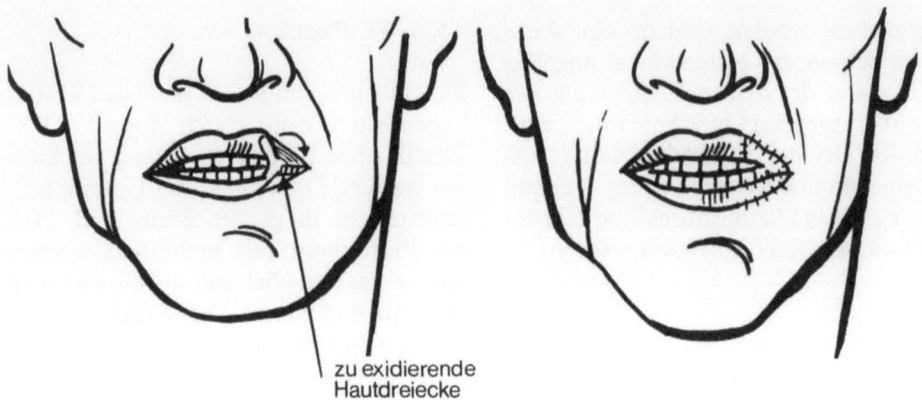

Abb. 49. Mundwinkelerweiterungsplastik

dem von uns bevorzugten Verfahren wird durch einen vom Mundwinkel der verschmälerten Seite aus horizontal durch alle Schichten der Wange geführten Schnitt die Symmetrie der Mundöffnung hergestellt, nachdem zuvor ein entsprechend großer Schwenklappen aus dem Oberlippenrot abpräpariert wurde. Dieser dient der Rekonstruktion des fehlenden Unterlippenrotanteils. Das fehlende Oberlippenrot wird durch Vorziehen mobilisierter Oberlippen- bzw. Wangenschleimhaut gebildet (Abb. 49).

4.5.9. Schwenklappenplastik zur Deckung von Gewebsverlusten im Oberlippenbereich

Ebenso wie bei der Unterlippe können Oberlippendefekte, wenn die Schleimhaut erhalten ist, mit Hilfe eines Nasolabiallappens gedeckt werden. Die Lappenentnahmestelle wird primär genäht. Ist auch Ersatz des Oberlippenrotanteils nötig, erfolgt dieser durch vorgezogene Lippenschleimhaut (Abb. 50).

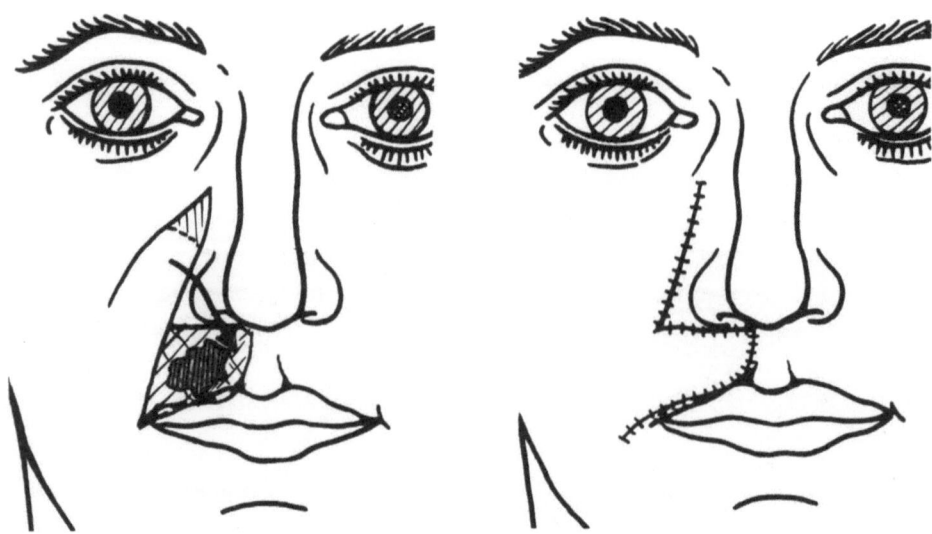

Abb. 50. Schwenklappenplastik bei Oberlippendefekt (Nasolabiallappen)

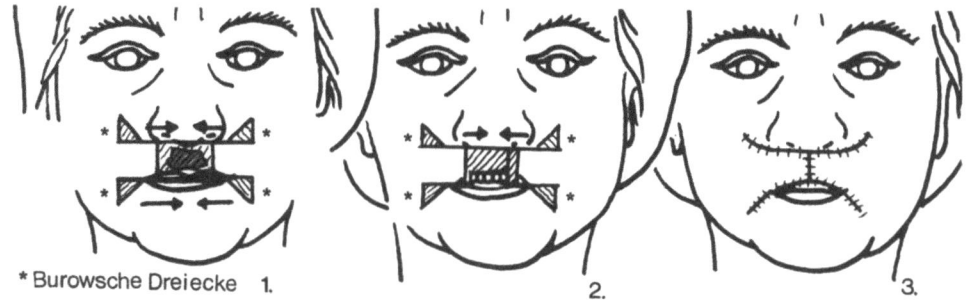

* Burowsche Dreiecke 1. 2. 3.

Abb. 51. Verschiebeplastik nach von Burow bei durchgehendem Oberlippendefekt

4.5.10. Verschiebeplastik nach von Burow (Oberlippe)

Durchgehende größere Oberlippendefekte werden durch eine Verschiebeplastik nach von Burow sowohl in funktioneller als auch ästhetischer Hinsicht gut versorgt. Nach Bildung zweier rechteckiger Verschiebelappen aus den Wangen werden sie rechts und links, jeweils oben und unten, an den Lappen nach medial verschoben. Schichtweiser Wundverschluß (Abb. 51). Dieses Vorgehen wird auch gelegentlich an der Unterlippe angewandt [81].

4.5.11. Unterlippenplastik nach Spiessl

Hierbei handelt es sich um eine Kombination der Schwenklappenplastik aus der Nasolabialregion mit multiplen Z-Plastiken im Wangenbereich. Von dort aus wird der Schnitt abwärts über Unterkiefer und M. sternocleidomastoideus zur Supraclaviculargrube weitergeführt, um eine „Neckdissection" anschließen zu können [186, 468]. Der Aufbau der Unterlippenschleimhaut erfolgt wiederum durch Verschiebung von Wangenschleimhaut (Abb. 52).

4.5.12. Operative Therapie der Cheilitis granulomatosa (Melkersson-Rosenthal-Syndrom)

Die Behandlung der Wahl bei Cheilitis granulomatosa ist die transversale submucöse Keilexcision (Abb. 53) des granulomatösen Gewebes [320, 321, 418]. Mit Rezidiven muß aber gerechnet werden [96].

4.5.13. Korrektur zu schmalen Lippenrots

Die Korrektur wird gelegentlich von weiblichen Patienten gewünscht. Es handelt sich um einen problemlosen Eingriff. Nach Markierung der bestehenden Lippenrotgrenze und des gewünschten Cupidus-Bogens wird das Lokalanaestheticum injiziert und der umzeichnete Hautbezirk excidiert. Die anschließende Naht zwischen Haut und Lippenrot erfolgt am besten intracutan [299]. Die Nahtlinie entspricht der neuen Lippenrotgrenze (vgl. Abb. 54).

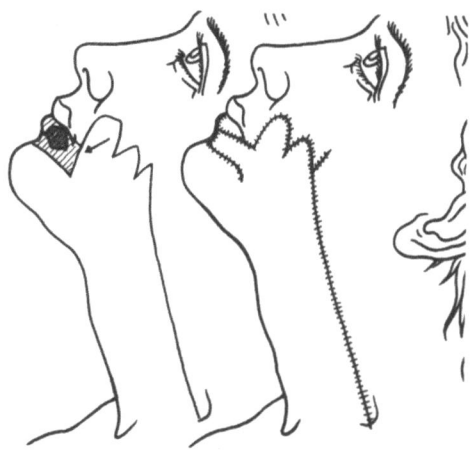

Abb. 52. Unterlippenplastik nach Spiessl

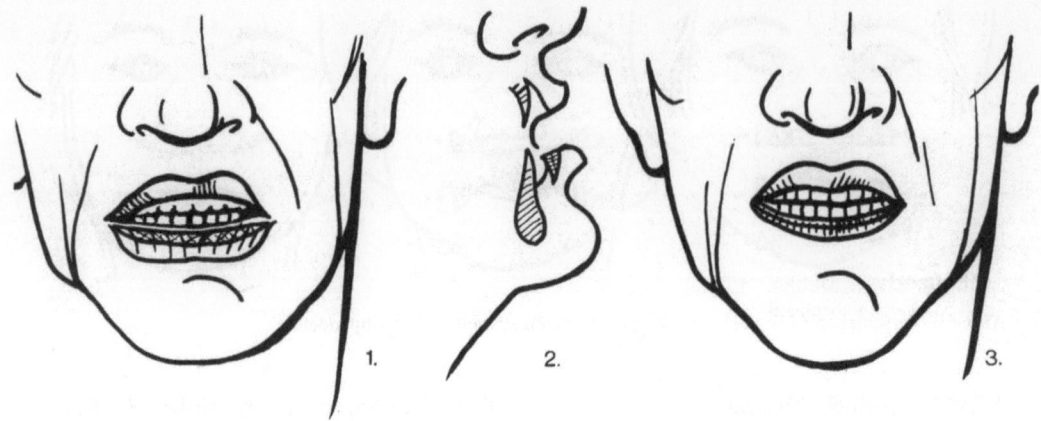

Abb. 53. Submucöse Keilexcision bei Cheilitis granulomatosa

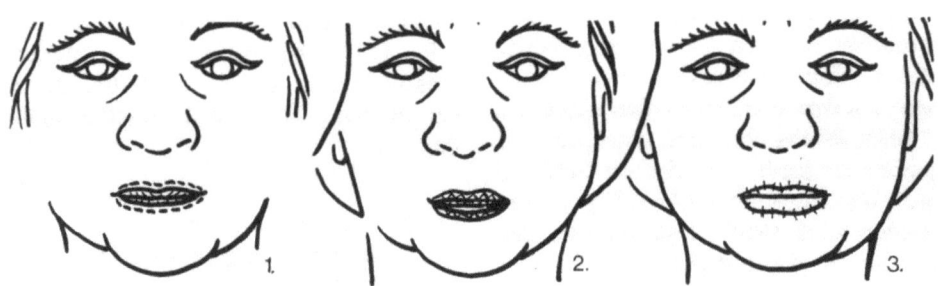

Abb. 54. Korrekturoperation bei zu schmalem Lippenrot

4.6. Lider

4.6.1. Allgemeines

Im Bereich des Unterlids kann die Deckung relativ kleiner Gewebsdefekte bereits Schwierigkeiten bereiten [207, 353, 373]. Abgesehen von einer ästhetisch unbefriedigenden Verziehung der Lidränder muß bei einer primären Naht an die Gefahr narbiger Ektropien und die mögliche Verlagerung der Tränenpünktchen mit den entsprechenden Folgen gedacht werden [207]. Gerade bei Tumoren mit der Forderung nach ihrer radikalen Entfernung ist eine primäre Wundnaht nicht zu vertreten [324, 450]. Über das spezielle Vorgehen [237, 242, 486, 487] muß aber von Fall zu Fall entschieden werden, um jeweils das optimale funktionelle und kosmetische Ergebnis sicherzustellen [72].

4.6.2. Verschiebeplastik (Lidinnenwinkel)

Sowohl von caudal als auch von cranial angewendet, erbringt diese Methode gute Ergebnisse. Die Technik entspricht weitgehend der unter 4.4.6. und 4.4.7. beschriebenen. Die erforderlichen zusätzlichen Narben kommen in präformierte Falten (Nasolabial- und Stirnfalte) zu liegen. Bei

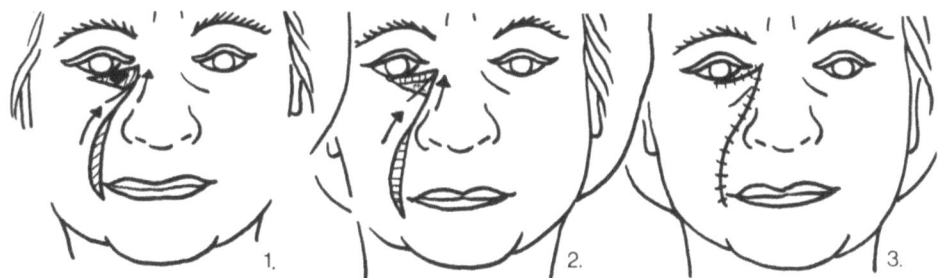

Abb. 55. Verschiebeplastik von caudal bei medialem Unterliddefekt

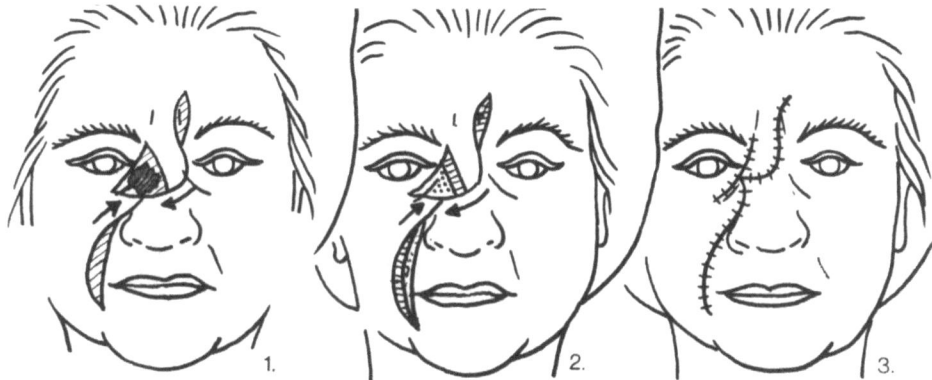

Abb. 56. Verschiebeplastik von caudal und cranial bei Defekt im Bereich des Lidinnenwinkels

größeren Defekten besteht die Möglichkeit, beide Techniken [26, 221] zu kombinieren (Abb. 55, 56).

4.6.3. Schwenklappenplastik (Lidinnenwinkel)

Nach Excision des Krankheitsherdes wird der Operationsdefekt durch einen Schwenklappen von der Stirn, bei primärer Wundnaht der Lappenentnahmestelle, geschlossen (Abb. 57). Der gestielte Stirnlappen ist aber der Verschiebeplastik ästhetisch unterlegen [353].

4.6.4. Verschiebe-Rotationsplastik (Oberlid)

Im medialen Drittel des Oberlids lokalisierte Operationsdefekte lassen sich gut durch diese Methode von der Glabella her decken. Dort wird ein sichelförmiger Hautbezirk excidiert, um einen spannungsfreien Wundverschluß zu ermöglichen (Abb. 58).

4.6.5. Verschiebeplastik (Unterlid)

Bei Operationsdefekten im mittleren und lateralen Drittel des Unterlids oder im äußeren Lidwinkel kommt eine Verschiebeplastik von lateral nach Anlegen eines Burowschen Dreiecks im Schläfenbereich in Frage (Abb. 59).

4.6.6. Rotationsplastik nach Imre

Es handelt sich um eine modifizierte Form der Verschiebeplastik. Nach keilförmiger Excision des Krankheitsherdes wird der

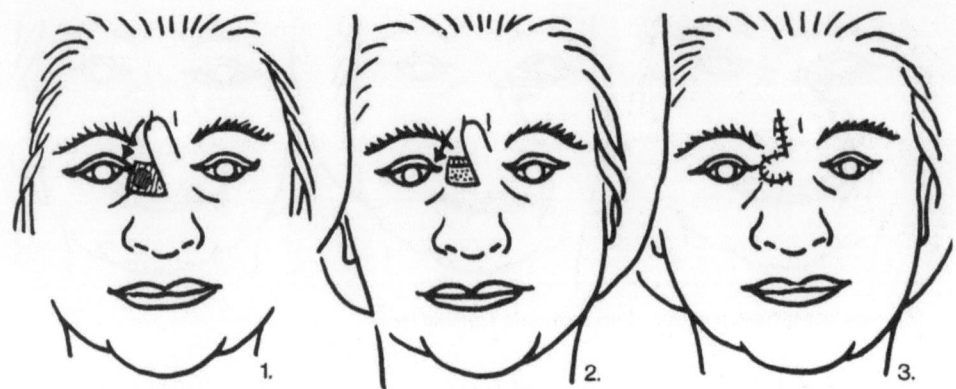

Abb. 57. Schwenklappenplastik bei Lidinnenwinkeldefekt

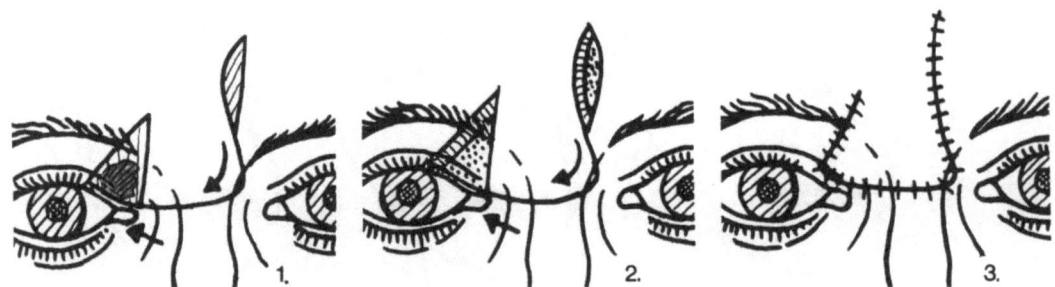

Abb. 58. Verschiebe-Rotationsplastik bei Defekt im medialen Oberliddrittel

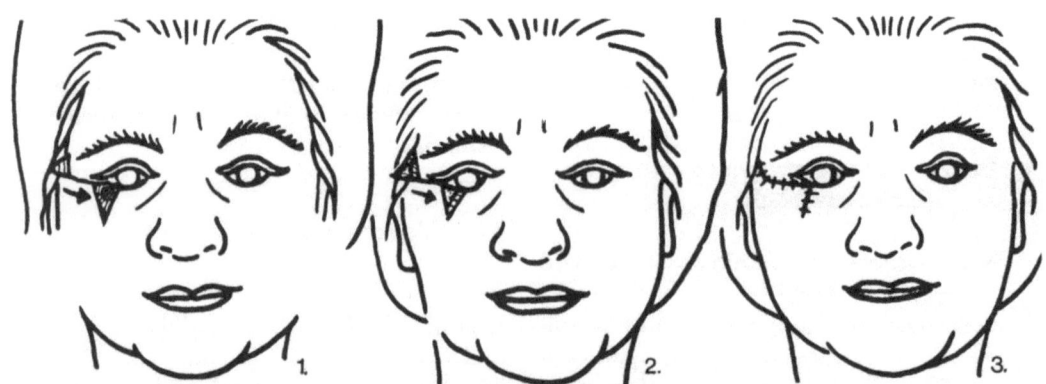

Abb. 59. Verschiebeplastik bei Unterliddefekt (mediales und laterales Drittel)

Schnitt im Bereich der kurzen Seite des Dreiecks bogenförmig subciliär über die Regio temporalis und die präformierten Falten präauriculär in die Submentalregion verlängert. Die Wange wird um einen zentralen Pol mobilisiert [451] und in den Operationsdefekt rotiert. Das Burowsche Dreieck kann sub- oder supraauriculär angelegt werden (Abb. 60, Tafel 11). Diese Technik erlaubt den Ersatz großer Teile des Unterlids, wenn die Conjunctivalschleimhaut erhalten ist.

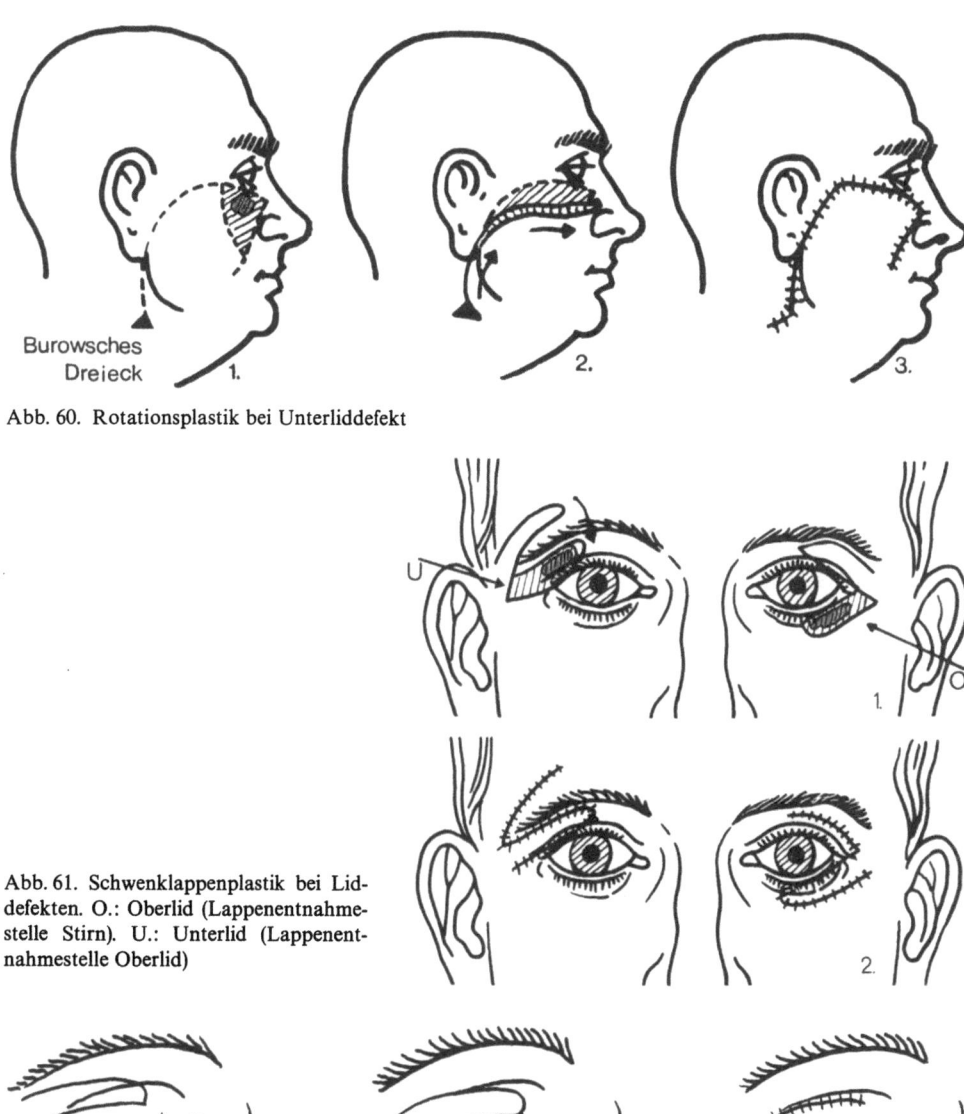

Abb. 60. Rotationsplastik bei Unterliddefekt

Abb. 61. Schwenklappenplastik bei Liddefekten. O.: Oberlid (Lappenentnahmestelle Stirn). U.: Unterlid (Lappenentnahmestelle Oberlid)

Abb. 62. Schwenklappenplastik bei Unterliddefekt einschließlich Conjunctivalschleimhaut (Lappenentnahmestelle Oberlid)

4.6.7. Schwenklappenplastik (Unterlid)

Kosmetisch günstige Ergebnisse lassen sich bei Defekten im mittleren und äußeren Unterliddrittel mit Schwenklappen aus dem Oberlid oder aus der Supraorbitalregion [345] erreichen. Die Lappenentnahmestelle wird durch primäre Wundnaht verschlossen. Eine funktionell und ästhetisch störende Oberlidverkürzung ist in der Regel nicht zu erwarten (Abb. 61, Tafel 12).

Greift ein Tumor auf die Conjunctivalschleimhaut des Unterlids über, findet die Schwenklappenplastik vom Oberlid, modifiziert als „composite graft", Anwendung [173]. Dabei enthält der Lappen sämtliche Schichten des Oberlids, einschließlich Tarsus und Conjunctivalschleimhaut (vgl. Abb. 62). Transplantierte und autochthone Schleimhaut werden durch versenkte Nähte verbunden. Im übrigen erfolgt der Wundverschluß schichtweise.

4.6.8. Korrektur schlaffer Lider

Der Wunsch nach einer Korrektur schlaffer Lider („baggy eyelids") ist relativ häufig. Wir bevorzugen die von Gelbke [159] und Loeb [275] angegebene Technik [55, 69, 85, 224, 390, 392, 470]. Vor den Gefahren der Überkorrektur muß eindringlich gewarnt werden [295]. Am Unterlid kann bereits nach geringer Überkorrektur ein Ektropium auftreten. Am Oberlid kommen im Narbenbereich Milien infolge Verlagerung von Epithel vor. Eingeschränkt werden kann das Auftreten solcher Cysten durch Verwendung feinsten atraumatischen Nahtmaterials [44].

Grundsätzlich sollte die Unterlidraffung nur von erfahrenen Operateuren durchgeführt werden, da Nachkorrekturen von Ektropien nicht unproblematisch sind. Erwähnenswert sind die in der Literatur beschriebenen äußerst seltenen Fälle von ein- oder beidseitiger Erblindung nach Lidraffungen [319]. Als Ursachen kommen neben retrobulbären Hämatomen und Druckatrophieen des Nervus opticus, Neuritiden sowie Thrombosen der Zentral-Vene oder Zentral-Arterie in Frage.

Bei der Unterlidraffung wird ein subciliärer Schnitt vom medialen bis zum äußeren Lidwinkel oder gering darüber hinaus geführt und dann in eine der Lachfalten etwas nach unten abgewinkelt. Mit der Präparierschere wird die Haut des

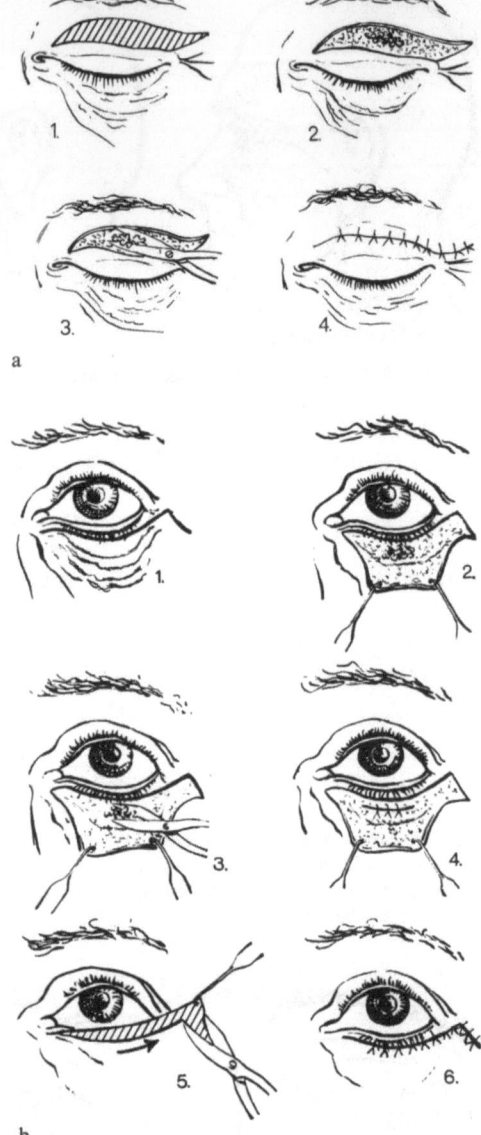

Abb. 63 a u. b. Blepharoplastik bei schlaffen Lidern. [Aus: Petres, J., Hagedorn, M.: Möglichkeiten und Grenzen der Blepharoplastik bei schlaffen Lidern. 3. Symposium d. internat. Ges. f. Kiefer-Gesichtschirurgie, Baden b. Wien 24.–28. 6. 1974]

Unterlids bis zum Orbitalrand vorsichtig mobilisiert [12, 159, 298, 391, 392]. Bei sog. „Fetthernien" wird anschließend der M. orbicularis oculi gespalten und das

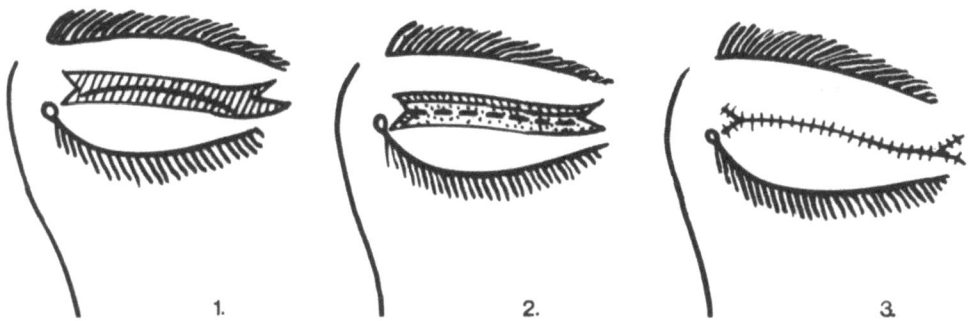

Abb. 64. Oberlidraffung nach Courtiss u. Mitarb. (1974)

ektropionierte Fettgewebe reseziert. Sorgfältige Blutstillung ist unerläßlich. Anschließend wird die überschüssige Haut einschließlich eines Burowschen Dreiecks im Bereich des lateralen Lidwinkels entfernt (zur Technik vgl. Abb. 63).

Im Gegensatz zum Unterlid soll die Raffungsoperation am Oberlid die problemloseste und technisch einfachste aller kosmetischen Operationen sein [121]. Es wird ein rautenförmiger Hautbezirk, meist im Bereich der Lidumschlagfalte, excidiert. Zusätzlich kann nach Spaltung des M. orbicularis oculi auch hier erforderlichenfalls exherniiertes orbitales Fettgewebe entfernt werden. Sorgfältige Blutstillung. Bei Lidraffungs-Operationen werden die Wunden entweder mit atraumatischen Einzelknopfnähten (z.B. Prolen 6.0) oder durch fortlaufende Intracutannaht geschlossen. Bei Unterlidraffung ist eine das äußere Lidbändchen umgreifende Fixationsnaht zweckmäßig. Eine interessante Alternative der Oberlidraffung bietet die Doppel-W-Plastik nach Courtiss et al. [68], wobei ebenfalls überschüssiges, orbitales Fettgewebe mit reseziert wird (Abb. 64).

4.7. Wangen

4.7.1. Allgemeines

In dieser Region versucht man die technisch einfacheren freien Hauttransplantationen weitgehend zu vermeiden, da sie funktionell wie ästhetisch einer Nah-

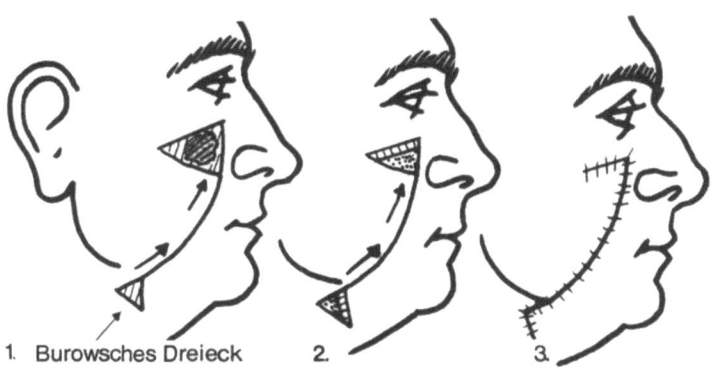

Abb. 65. Verschiebeplastik von caudal bei Wangendefekt

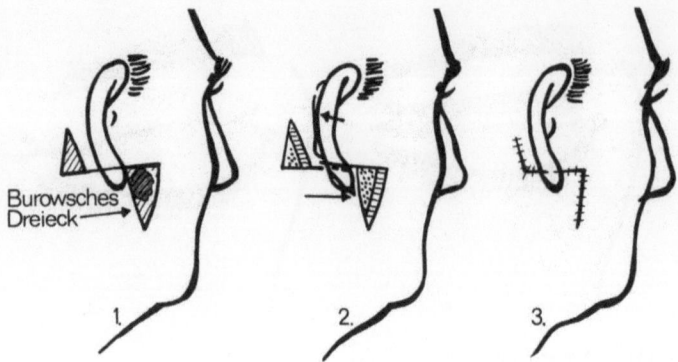

Abb. 66. Verschiebeplastik von dorso-retroauriculär bei Defekt im unteren Wangenbereich

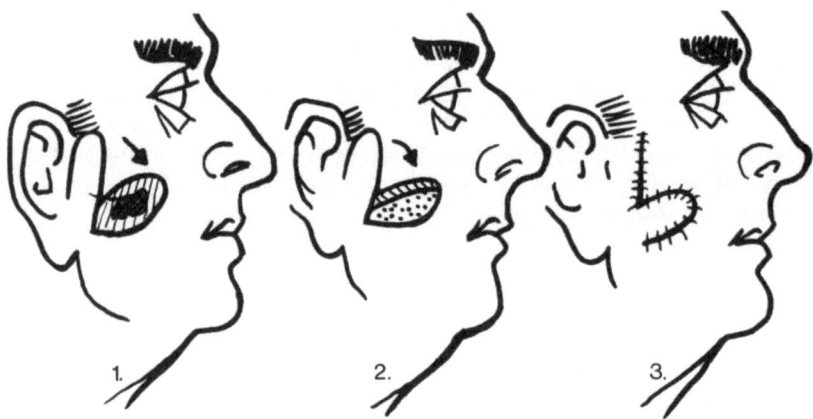

Abb. 67. Schwenklappenplastik bei Wangendefekt

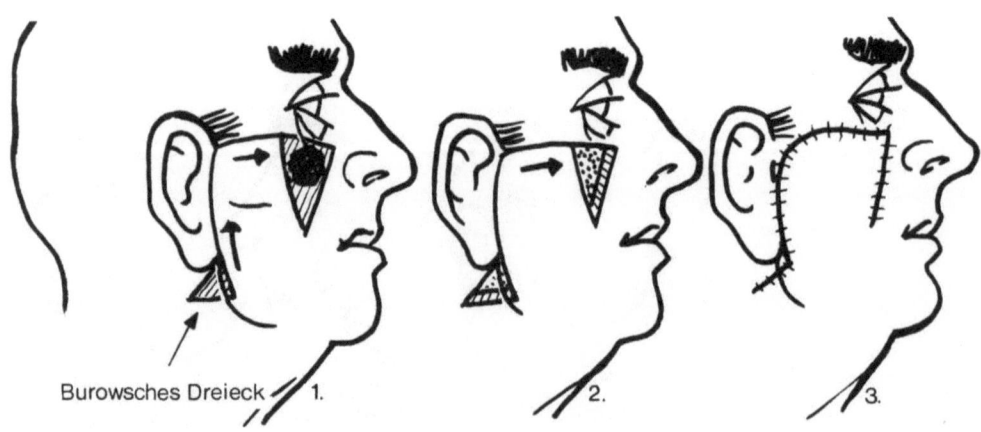

Abb. 68. Rotationsplastik bei Wangendefekt

plastik unterlegen sind [296]. Die gute Vasculisation der zu transplantierenden Hautpartien erleichtert Nahplastiken im Wangenbereich [60, 64, 461].

4.7.2. Verschiebeplastik

Der Krankheitsherd wird keilförmig excidiert und die kurze Seite des Dreiecks je nach Operationsplanung nach caudal (s. Tafel 13) oder lateral verlängert. Nach Unterminierung des zwischen Tumorexcisionsstelle und Burowschem Dreieck liegenden Hautbezirks kann er in den Operationsdefekt verschoben und dieser spannungsfrei geschlossen werden (Abb. 65, 66).

4.7.3. Schwenklappenplastik

Auch diese Technik kann an der Wange angewandt werden (Abb. 67). Die Lappenentnahmestelle ist präauriculär [447].

4.7.4. Rotationsplastik

Diese Methode [vgl. 111, 359] entspricht der am Unterlid verwandten, wobei die Wange um einen zentralen Pol rotiert wird (Abb. 68, Tafel 14).

4.8. Äußeres Ohr, Prä- und Postauricularregion

4.8.1. Allgemeines

Besonders bei malignen Prozessen, die bereits in den Knorpel eingewachsen sind, verdient das operative Vorgehen nach Möglichkeit den Vorzug gegenüber der Strahlentherapie [40, 504].

4.8.2. Keilexcision

Bei kleineren Prozessen im Helix-Bereich, z.B. der Chondrodermatitis nodularis chronica helicis, wird in der Regel die einfache Keilexcision [237, 462] ausreichend sein und ein kosmetisch gutes Resultat erbringen [262]. Ihr Vorteil ist, daß sie ambulant in Lokalanaesthesie durchgeführt werden kann. Die Adaption der Wundränder erfolgt nur durch Hautnähte. Auf Knorpelnähte wird wegen der Gefahr einer traumatischen Ohrknorpelnekrose verzichtet [95, 147].

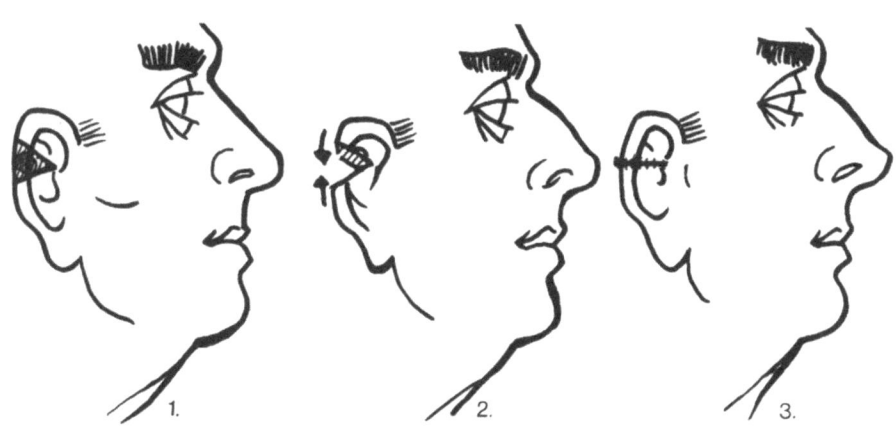

Abb. 69. Keilexcision — Ohrmuschel

4.8.3. Ohrmuschelverkleinerungsplastik nach Trendelenburg

Wenn der Breitendurchmesser eines Ohrmuscheldefektes nach Keilexcision mehr als $1/3$ des Ohrmuschelrandes beträgt, führt die primäre Naht der Wundränder zu einem Umklappen des äußeren Ohres nach ventral. Für diese Fälle eignet sich die nicht wesentlich aufwendigere Verkleinerungsplastik nach Trendelenburg [237, 159]. Es handelt sich um eine dreifache keilförmige Chondrektomie. Sie ergibt ein ästhetisch befriedigendes Ergebnis (Abb. 70).

4.8.4. Teilamputation der Ohrmuschel

Muß ein Großteil der Ohrmuschel entfernt werden, versucht man möglichst viel Ohrmuschelgewebe als Grundlage für eine spätere Aufbauplastik oder epithetische Versorgung zu erhalten.

4.8.5. Ohrmuschelaufbauplastik bei Teildefekt

Konnte der obere Helixbereich und das Ohrläppchen erhalten werden, besteht die Möglichkeit, nach Unterminierung der retroauriculären Haut und, nach Umschneidung eines gestielten Lappens, diesen in den Operationsdefekt zu bringen und dort mit Einzelknopfnähten zu fixieren. In einer zweiten Sitzung kann der Lappenstiel durchtrennt und zum Wiederaufbau der Ohrmuschelrückseite verwendet werden. Der neuentstandene Defekt wird mit Hilfe einer Rotationsplastik vom Nacken her oder durch eine freie Transplantation geschlossen (Tafel 15).

4.8.6. Rotationsplastik

Erfordert die Ausdehnung eines Tumors neben der Entfernung der Ohrmuschel auch die Resektion von retroauriculärem Haut- und Unterhautgewebe, wird der Defekt durch eine Rotationsplastik vom Nacken her geschlossen (Abb. 71). Ein Wundverschluß im Bereich des Processus mastoideus ist mit dieser Methode auch dann möglich, wenn primäre Wundnaht oder Dehnungsplastik nicht mehr in Frage kommen.

4.8.7. Schwenklappenplastik

Bei präauriculären Defekten, besonders wenn der Tragus mitentfernt werden muß,

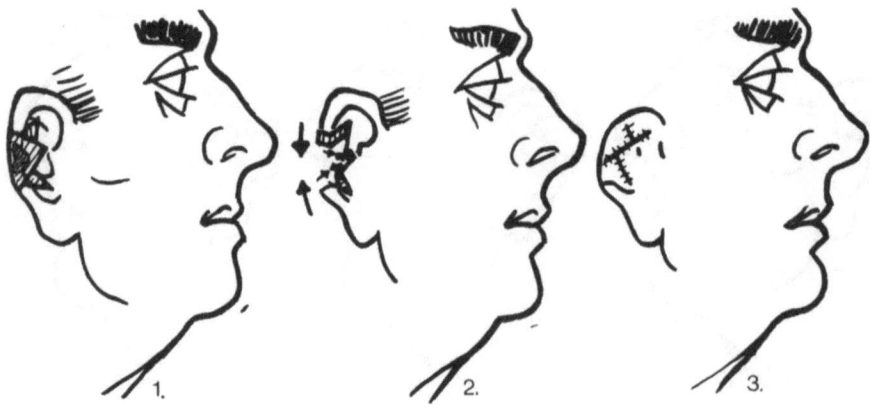

Abb. 70. Ohrmuschelverkleinerungsplastik nach Trendelenburg

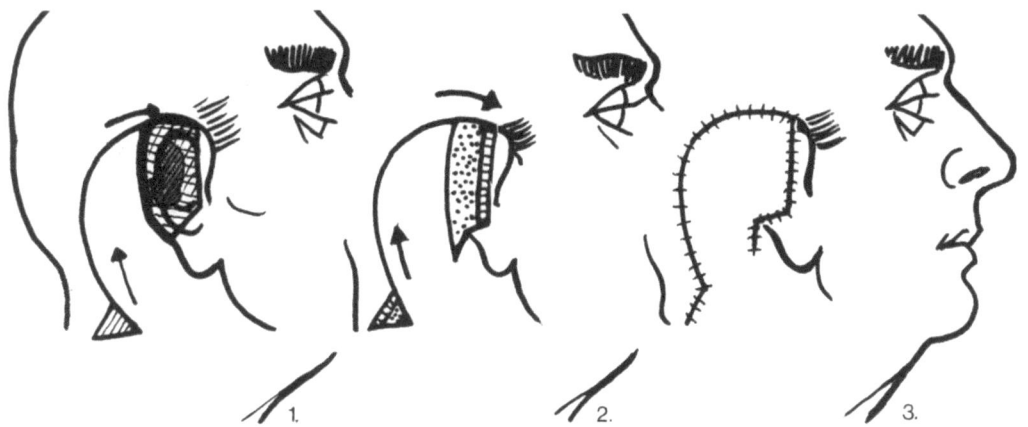

Abb. 71. Rotationsplastik bei ausgedehntem Ohrmuscheldefekt

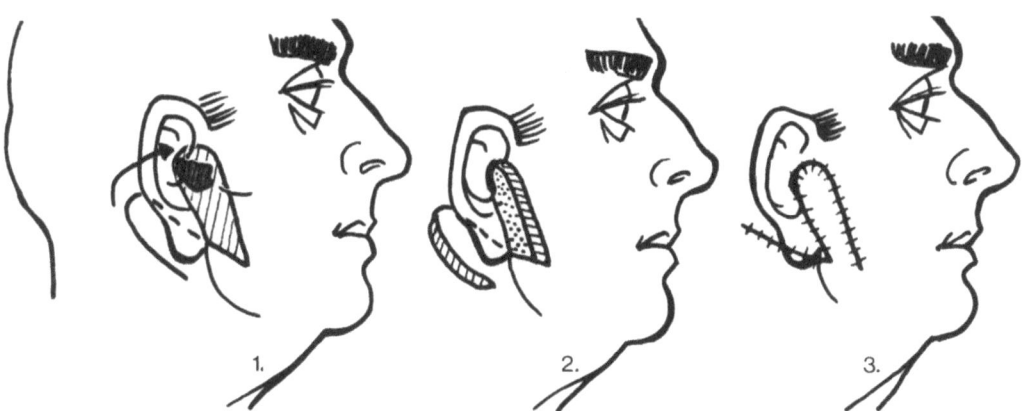

Abb. 72. Schwenklappenplastik bei präauriculärem Defekt (Tragus). — Lappenentnahmestelle retroauriculär

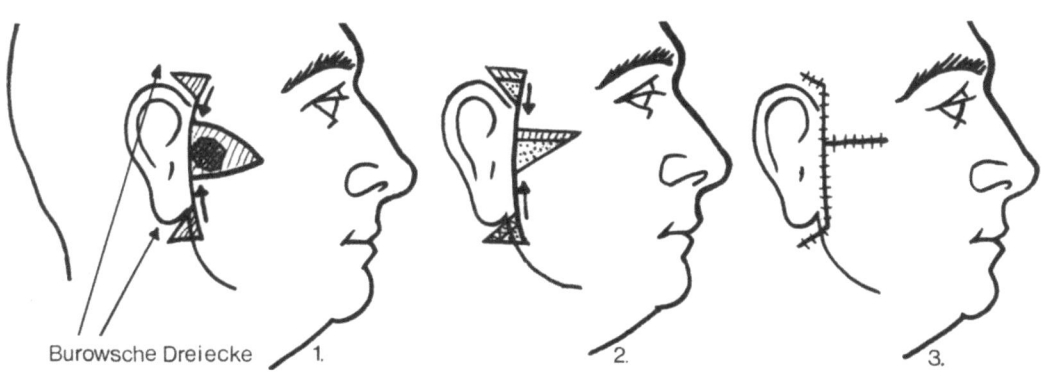

Abb. 73. Verschiebeplastik von cranial und caudal bei präauriculärem Defekt

ist es möglich, eine Deckung durch Schwenklappen aus der retroauriculären Region zu erzielen. Der Lappenstiel kann supra- und infraauriculär liegen. Die Lappenentnahmestelle wird mit primärer Wundnaht versorgt (Abb. 72, Tafel 16).

4.8.8. Verschiebeplastik

Präauriculäre Gewebsdefekte können wie im Wangenbereich durch eine Verschiebeplastik von caudal geschlossen werden (Abb. 65). Bei größerer Ausdehnung kommt eine zusätzliche Hautverschiebung von cranial in Frage, um einen spannungsfreien Wundverschluß zu erzielen. Die erforderlichen Burowschen Dreiecke liegen supra- und infraauriculär (Abb. 73).

4.9. Kinn, Hals und Nacken

4.9.1. Allgemeines

Auch mittelgroße Operationsdefekte können hier in der Regel durch primäre Wundnaht oder Dehnungsplastik versorgt werden. So kann man den gesamten bei einer Folliculitis sclerotisans nuchae befallenen Hautbezirk einschließlich des Unterhautgewebes lanzettförmig excidieren und den Defekt nach Unterminierung der umliegenden Hautbezirke mit Einzelknopfnähten schließen [290]. Die Deckung mit einem freien autologen Transplantat [310] ist meist nicht erforderlich. Nur bei größeren Defekten, wie ausgedehnten Strahlenschäden oder darauf entstandenen Carcinomen, werden kompliziertere Techniken erforderlich.

4.9.2. Verschiebeplastik

Nach halbmondförmiger Excision eines Krankheitsherdes im Kinnbereich wird der entstandene Defekt durch Hautverschiebung von caudal und, nach Anlegen jeweils eines Burowschen Dreiecks rechts und links, supraclaviculär geschlossen (Abb. 74). In der Regel ist keine Beeinträchtigung von Mimik- und Kopfbeweglichkeit bei Anwendung dieser Technik zu erwarten.

4.9.3. Rotationsplastik
(seitlicher Kinn-Unterkieferbereich)

Nach keilförmiger Excision des Krankheitsherdes Verlängerung der kurzen Drei-

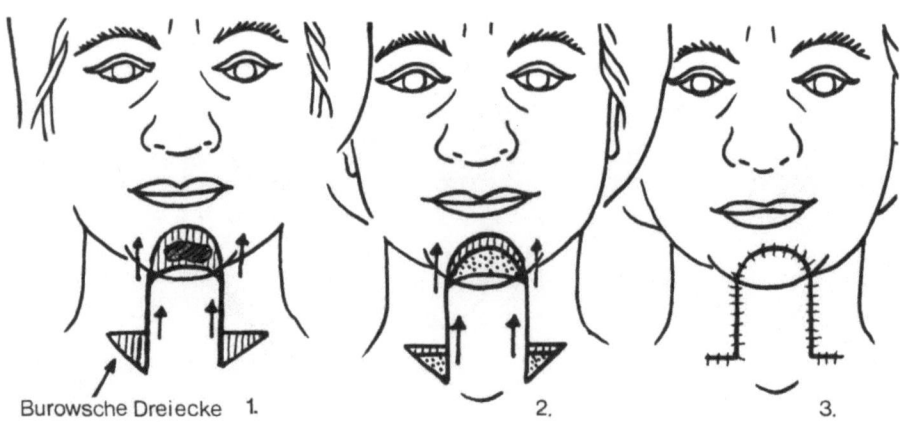

Abb. 74. Verschiebeplastik von caudal bei Kinndefekt

Abb. 75. Rotationsplastik bei seitlichem Kinn-Unterkieferdefekt

Abb. 76. Rotationsplastik bei größerem Hautdefekt im Halsbereich

Abb. 77. Schwenklappenplastik bei größerem Hautdefekt im Halsbereich. Lappenentnahmestelle am Thorax teilweise mit freiem Hauttransplantat gedeckt

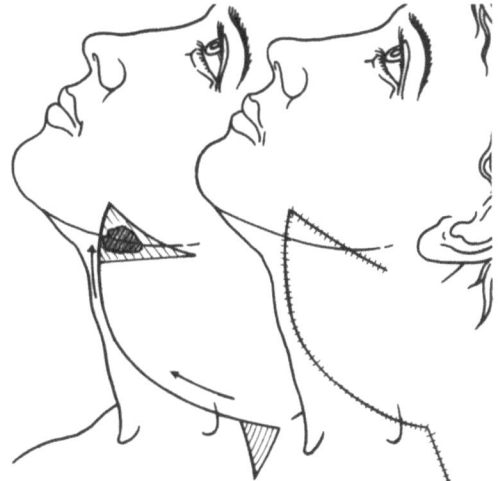

Abb. 75

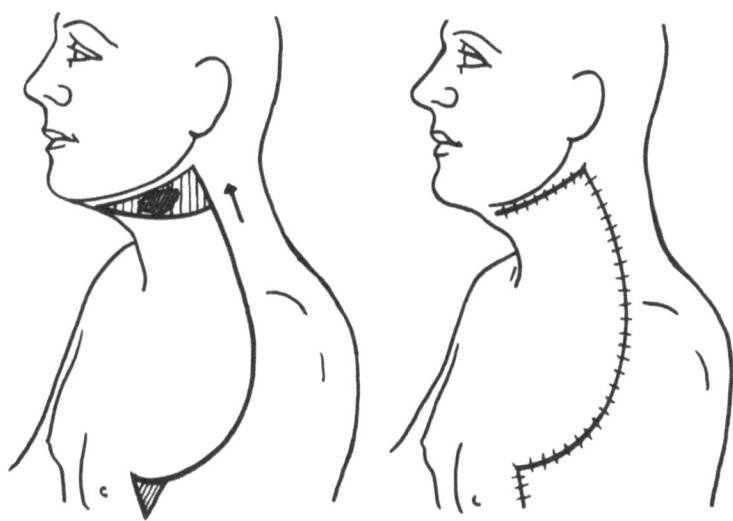

Abb. 76

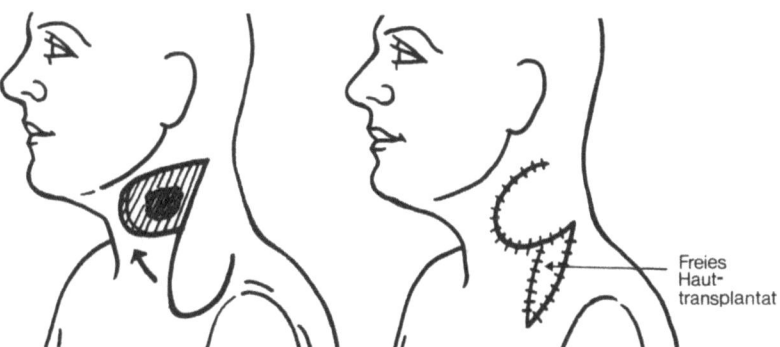

Abb. 77

Freies Haut-
transplantat

eckseite bogenförmig nach supraclaviculär und Anlegen eines Burowschen Dreiecks auf der kontralateralen Seite. Nach Unterminierung der umschnittenen Hautpartie wird diese in den primären Operationsdefekt verschoben und der Operationsdefekt spannungsfrei geschlossen (Abb. 75).

4.9.4. Rotationsplastik (Hals)

Größere Defekte im Halsbereich sind durch eine Rotationsplastik vom Thorax her (Abb. 76) oder durch eine

4.9.5. doppelte Rotationsplastik

zu schließen. Dabei erfolgt die Rotation der subcutan mobilisierten Hautpartie vom Thorax und von der Schulter in die Operationswunde (Tafel 17).

4.9.6. Schwenklappenplastik

Sie bietet sich besonders dann an, wenn reichlich subcutanes Fettgewebe mit transplantiert werden soll. Die Entnahmestelle ist die vordere obere Thoraxhälfte. In den meisten Fällen ist es erforderlich, die Lappenentnahmestelle teilweise durch freie Hauttransplantation zu decken [514].

4.10. Stamm

4.10.1. Allgemeines

Nur bei ausgedehnten Defekten reichen primäre Wundnaht und Dehnungsplastik in diesem Bereich zur Deckung nicht aus [364]. In solchen Fällen kommen folgende Techniken zur Anwendung:

4.10.2. Schwenklappenplastik

Excision des Herdes und Deckung des Defektes mit einem gestielten Lappen aus der Umgebung (Tafel 18). Ist eine primäre Wundnaht der Lappenentnahmestelle nicht möglich, erfolgt die Deckung derselben mit einer freien Transplantation.

4.10.3. Rotationsplastik

Keilförmige Excision des Krankheitsherdes und bogenförmige Verlängerung des Schnittes im Bereich der kurzen Seite des Dreiecks. Excision eines Burowschen Dreiecks auf der kontralateralen Seite (Abb. 78, Tafel 19). Nach subcutaner Unterminierung der zwischen Excisionsstelle und Burowschem Dreieck liegenden Hautpartie Verschiebung derselben in den Defekt und spannungsfreier Wundverschluß [515].

4.10.4. Doppelte Rotationsplastik

Nach kreisförmiger bis ovalärer Excision des Herdes Anlegen zweier bogenförmiger Hautschnitte von gegenüberliegenden Punkten des Operationsdefektes. Nach subcutaner Unterminierung der umschnittenen Hautpartien gegensinnige Rotation in den Defekt und spannungsfreier Wundverschluß (Abb. 79). Besonders Narben- und Strahlen-Carcinome im Lenden- und Kreuzbeinbereich können nach diesem Prinzip versorgt werden [198].

4.10.5. Freie Hauttransplantation

Dieses Vorgehen ist am Stamm der Nahplastik sowohl in ästhetischer als auch in funktioneller Hinsicht unterlegen. Die Deckung eines Defekts mit Spalthaut kann aber dann indiziert sein, wenn das Operationsfeld nach Tumorentfernung auf Rezidivwachstum kontrolliert werden muß.

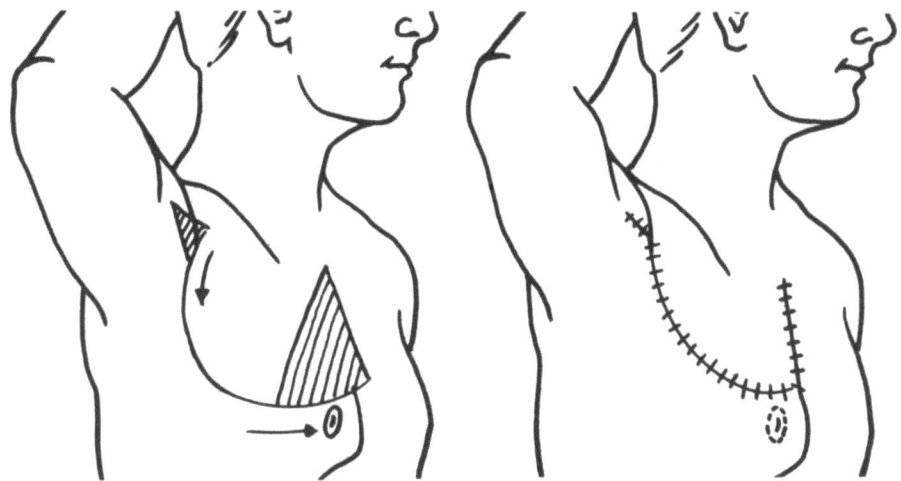

Abb. 78. Rotationsplastik im Thorax-Bereich

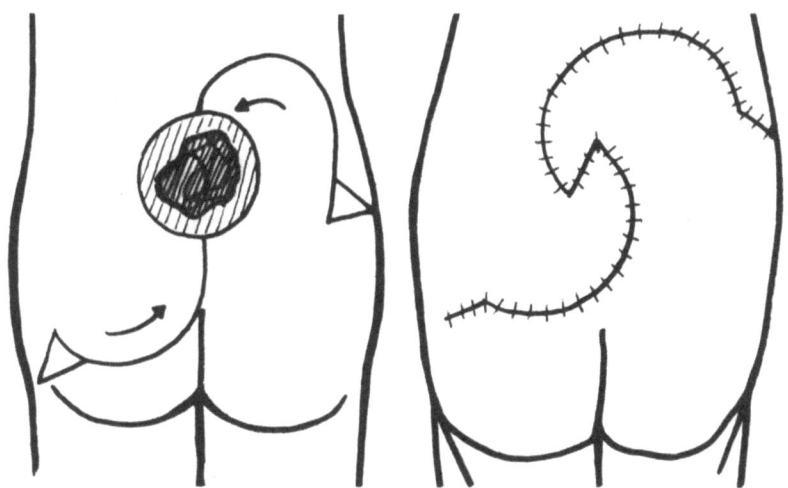

Abb. 79. Doppelte Rotationsplastik im Sacralbereich

4.10.6. Korrektur bei „Hängebauch"

Bei schlaffen Bauchdecken und zahlreichen Striae gravidarum wird gelegentlich eine Korrektur gewünscht. Eine entsprechende Technik im Sinne einer „Lipektomie" wurde erstmals 1910 beschrieben [240]. Jede Bauchdeckenplastik ist wegen der Gefahr von Fettembolien nicht ungefährlich. Entsprechende prophylaktische Maßnahmen (evtl. Gabe von Trasylol) sollten erwogen werden. Günstige Resultate erbringt folgende modifizierte Technik einer Dehnungsplastik nach Pitanguy [376]: Excision eines annähernd dreieckigen Hautbezirks einschließlich des subcutanen

Fettgewebes, wobei die Schnittführung bogenförmig vom Nabel zu beiden Spinae iliacae anteriores und von dort zur Symphyse verläuft. Anschließend wird die restliche Bauchhaut bis zum Rippenbogen und zu den Flanken subcutan mobilisiert. Der umschnittene Nabel verbleibt an seiner Position und wird durch Naht mit der dafür gefensterten und darübergezogenen Bauchhaut verbunden. Der Wundverschluß erfolgt primär im Sinne einer Dehnungsplastik mit Subcutan- und Hautnaht. Bei Rectusdiastase müssen die Rectusscheiden mit nicht-resorbierbarem Nahtmaterial, z.B. Chrom-Catgut 2.0, miteinander vernäht werden [175]. Die vertikale Schnittführung bei einer Bauchdeckenplastik [117] ist ästhetisch weniger befriedigend.

4.11. Axillen

4.11.1. Allgemeines

Auch in dieser Region können kleinere bis mittlere Defekte durch primäre Wundnaht bzw. Dehnungsplastik verschlossen werden. Problematisch ist der Wundverschluß dann, wenn das subcutane Fettgewebe, z.B. nach Strahlenbehandlung, narbig verändert ist; dann muß eine plastische Versorgung erwogen werden.

4.11.2. Schwenklappenplastik

Hierbei wird ein Hautlappen einschließlich subcutanem Fettgewebe von dorsal (Lateralrand des Musculus latissimus dorsi) nach ventral in den Operationsdefekt transponiert (Abb. 80).

4.11.3. Rotationsplastik

Als Alternative zur Schwenklappenplastik bietet sich die Rotationsplastik im Bereich der Axillen an. Auch bei chronisch rezidivierenden, der konservativen Therapie nicht mehr zugänglichen Fällen der Hidradenitis suppurativa [203, 239, 300, 410] kann die radikale Excision des krankhaft veränderten Gewebes [97, 323, 382] mit anschließender Defektdeckung durch eine Rotationsplastik Heilung bringen [366].

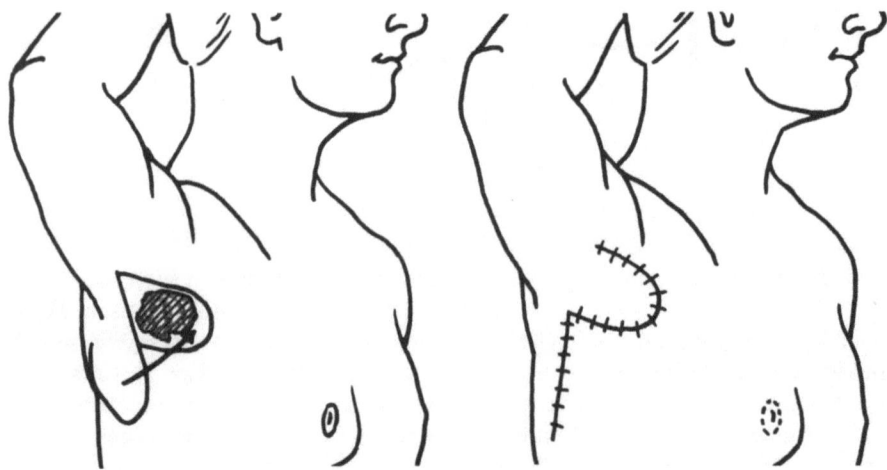

Abb. 80. Schwenklappenplastik bei Defekt im Axillenbereich

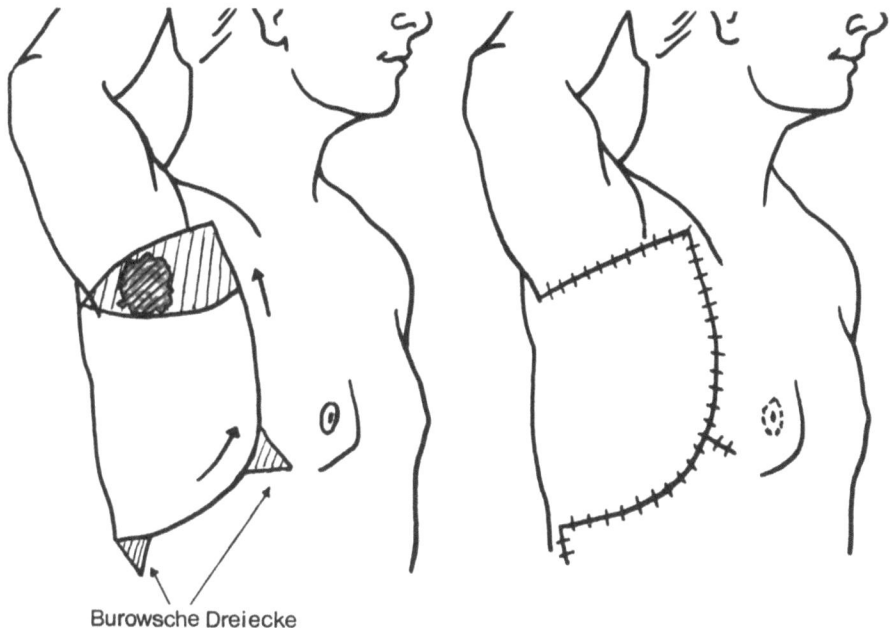

Burowsche Dreiecke

Abb. 81. Rotationsplastik bei Defekt im Axillenbereich

4.11.4. Operative Therapie der axillären Hyperhidrosis

Eine wirksame Therapie der Hyperhidrosis besteht in der oval-lanzettförmigen Umschneidung und Exstirpation der Schweißzone. Die Anordnung der Schweißdrüsenkomplexe kann unterschiedlich sein. Meist genügt die Beobachtung des spontanen Schweißausbruches nach Abtupfen, um sie festzustellen. Sonst wird der Minorsche Schwitzversuch durchgeführt: Eine Lösung aus Jod 1.5, Ol. ricin. 10.0, Alkohol ad 100,0 wird mit Stieltupfer aufgetragen und mit Weizenstärke überpudert. Die sich blauschwarz verfärbende Zone wird markiert und entsprechend in Quer- oder Längsrichtung excidiert. Der Wundverschluß erfolgt durch primäre Wundnaht im Sinne einer Dehnungsplastik [209, 410, 499, 508].

4.12. Männliche Genitalregion

4.12.1. Dorsalincision

Sie ist indiziert bei mechanisch irreponiblen Paraphimosen und stellt die häufigste Indikation zum operativen Eingreifen im Bereich des männlichen Genitale dar. In Leitungsanaesthesie wird ein 1–2 cm langer medianer Schnitt senkrecht auf den Schnürring hin durchgeführt, wodurch dieser durchtrennt und eine Reposition des Praeputiums ermöglicht wird [415]. Danach ist der Schnittverlauf quer (Cave: Verletzung der Schwellkörper!). Die Operationswunde kann entweder durch primäre Wundnaht verschlossen oder der Sekundärheilung überlassen werden. Eine antibiotische und antiphlogistische Nachbehandlung ist unerläßlich.

4.12.2. Circumcision

Außer aus medizinischen (entzündliche oder angeborene Phimose) wird dieser Eingriff heute vermehrt auch aus sozialhygienischen Gründen durchgeführt [80, 435]. Dabei wird nach stumpfer Lösung evtl. vorhandener Synechien zwischen innerem Vorhautblatt und Glans penis das äußere und innere Vorhautblatt in Sulcusnähe abgetragen. Anschließend primäre Naht der beiden Blattstümpfe.

4.12.3. Phimose-Operation nach Rebreyoud [389]

Mittels jeweils einer dorsal und ventral angelegten Kocherklemme wird das innere Vorhautblatt straff und kräftig hochgezogen [79], dann erfolgt die Circumcision des äußeren Vorhautblattes ca. 5–10 mm oberhalb des Sulcus coronarius. Anschließend Abpräparation des äußeren vom inneren Vorhautblatt und Resektion des inneren Vorhautblattes in Sulcusnähe nach Durchtrennung des Frenulums. Atraumatische Catgutnaht äußeres—inneres Vorhautblatt, so daß die Naht im Sulcus coronarius zu liegen kommt (Abb. 82).

4.12.4. Verschiebeplastik

Die operative Behandlung von Präcancerosen der Glans penis (Morbus Bowen, Erythroplasie Queyrat) bereitet gelegentlich technische Schwierigkeiten. Sowohl in kurativer als auch in ästhetischer Hinsicht erbringt bei umschriebenen Prozessen das von Happle [191] beschriebene Vorgehen günstige Ergebnisse. Es handelt sich dabei um die Deckung des Operationsdefektes mittels eines gestielten Lappens vom äußeren Präputialblatt (Abb. 83).

4.12.5. Amputation des Penis

Bei manifesten Penis-Carcinomen ist die Amputation in der Regel nicht zu umgehen. In der gleichen Sitzung erfolgt die radikale inguinale Lymphadenektomie,

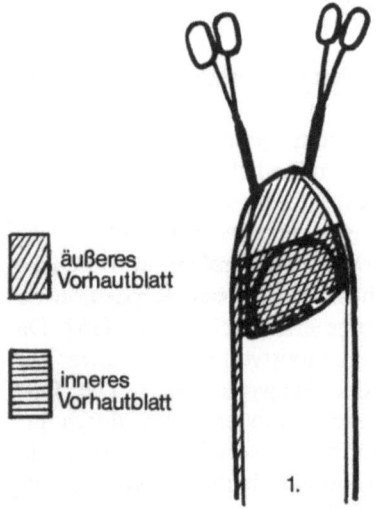
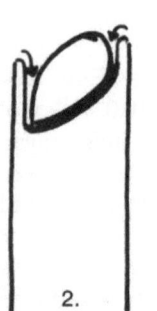
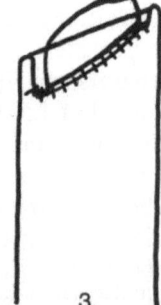

Abb. 82. Phimose-Operation nach Rebreyoud

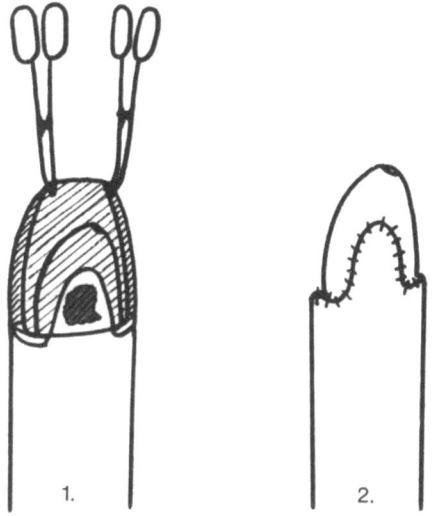

Abb. 83. Lappenplastik nach Happle bei Defekt im Glans penis-Bereich

und paraaortal Metastasen vorliegen. In diesem Falle sollten auch diese suspekten Lymphknoten in einer apparativ und personell entsprechend ausgestatteten chirurgischen Klinik entfernt werden. Werden histologisch Carcinom-Metastasen nachgewiesen, ist eine radiologische Tiefentherapie angezeigt.

4.12.6. Defektdeckung im Scrotalbereich

Da genügend Haut vorhanden ist, dürfte eine primäre Wundnaht im allgemeinen nicht schwierig zu erreichen sein. Nur selten muß eine Operationswunde durch freie Transplantation autologer Vollhaut gedeckt werden.

4.12.7. Freie Hauttransplantation

Bei der Elephantiasis penis et scroti kommt die extensive Resektion des indurierten Haut- und Unterhautgewebes in Frage. Die Wundflächen werden durch mit dem Dermatom entnommene autologe Voll-

auch wenn palpatorisch in den Leistenbeugen keine vergößerten Lymphknoten nachweisbar sind.

Empfehlenswert ist es, durch eine vorausgehende Lymphangiographie Aufschluß darüber zu suchen, ob bereits iliacal

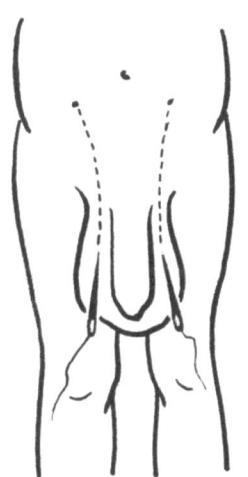
Implantation monofiler Nylonfäden

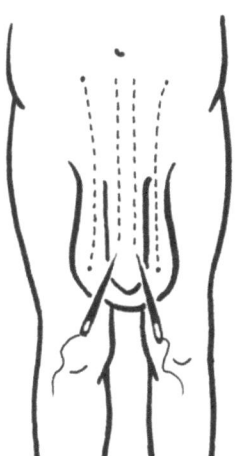
Nylonfäden in der Subcutis versenkt

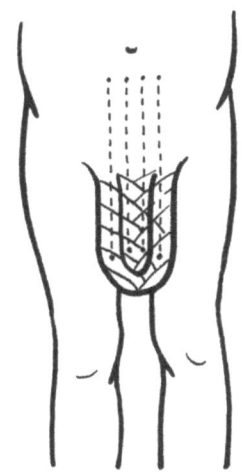
Festsitzender Kompressionsverband

Abb. 84. Lymphangioplastik nach Handley u. Zieman bei Elephantiasis penis et scroti. [Aus: Petres, J., u. Hundeiker, M.: Z. Haut- u. Geschl.-Kr. **43**, 29–31 (1968)]

haut gedeckt [vgl. z.B. 225, 372]. Postoperativ muß für etwa 8 Tage ein Blasen-Katheter gelegt werden.

4.12.8. Lymphangioplastik nach Handley und Zieman [365, 516]

Diese wenig geübte Methode kann auf risikoärmere Weise zu guten Erfolgen beim Lymphödem führen [365]. Dabei werden mehrere monofile Nylonfäden sowohl in das Scrotum als auch in den Penisschaft subcutan implantiert. Sie werden von distal nach proximal bis in die Subcutis des Unterbauches geleitet. Postoperativ muß ein festsitzender Kompressionsverband angelegt werden. Dieser ist für ca. 2 Monate zu tragen. Anschließend genügt ein handelsübliches Suspensorium (Abb. 84).

4.12.9. Hodenbiopsie

Dieser für Diagnose und Prognose andrologischer Erkrankungen bedeutende Eingriff kann in Allgemein- oder Lokalanaesthesie erfolgen und sollte stets beidseitig durchgeführt werden. Die periphere Ausbreitung der Hodenarterien bedingt eine erhöhte Gefahr der Verletzung größerer Gefäße mit sekundären Parenchymzerstörungen bei zu weit caudal oder medial gelegener Entnahmestelle einer Hodenbiopsie [215]. Die Geschicklichkeit des Assistenten ist sehr wichtig. Er muß den Hoden zwischen Zeige- und Mittelfinger der linken Hand ohne starken Zug während der Dauer des Eingriffs halten und dabei die Scrotalhaut straff über den Testis spannen. So zeigt sich dem Operateur die Vorderseite des Hodens ohne Distorsion und Rotation. Nach einem etwa 2 cm langen Schnitt mit dem Skalpell über dem lateralen Hodendrittel wird die Tunica vaginalis mit der Präparierschere von der Scrotalhaut abgelöst und dargestellt. Nach Spalten der Tunica wird ein selbsthaltender Lidspreizer eingesetzt und die Hodenoberfläche auf makroskopische Veränderungen und Synechien inspiziert. Nach Aufsuchen der am wenigsten vascularisierten Stelle der Tunica albuginea erfolgt dort eine Incision, die nicht länger als 0,5 cm sein soll [408]. Spontan quillt gelbliches Hodengewebe aus dem Schnitt hervor und kann mit einer kleinen spitzen gebogenen Schere abgetragen werden. Anschließend Verschluß der Tunica albuginea mit atraumatischem Catgut 5.0, der Tunica vaginalis und der Scrotalhaut mit atraumatischem Catgut Stärke 3.0–4.0.

4.12.10. Varicocelenoperation

Die Varicocele ist ein nicht ganz seltener Anlaß zu operativen Maßnahmen im Interesse der Erhaltung oder Wiederherstellung der Fertilität. Die Praxis hat sich so entwickelt, daß kaum jemals der Androloge, sondern meist der Urologe den Eingriff durchführt. Wichtig ist, daß mit diesem Übereinstimmung über die Wahl eines der hohen Unterbindungsverfahren besteht [22, 23, 216, 223, 346].

4.13. Weibliche Genitalregion

Prozesse, die einen operativen Eingriff in unserem Fachgebiet noch zulassen, sind in der Regel durch primäre Wundnaht oder Dehnungsplastik zu versorgen.

4.13.1. Vulvektomie

Bei Präcancerosen (Kraurosis vulvae) und Carcinomen des äußeren weiblichen Genitale ist bisweilen die Vulvektomie angezeigt. Es handelt sich um eine Operationsmethode, die unter Umständen eine Verlagerung des Orificium urethrae externum erforderlich macht. Sie sollte dem Gynäkologen überlassen bleiben.

4.14. Extremitäten

4.14.1. Allgemeines

Sowohl an Armen als auch an Beinen sind die Möglichkeiten der Verwendung von Transpositionslappen aus anatomischen Gründen beschränkt.

Bei naevoiden Prozessen und bei Tätowierungen kann die mehrzeitige lanzettförmige Excision mit jeweils primärem Wundverschluß im Sinne von Dehnungsplastiken erfolgversprechend Anwendung finden. Eine hochtourige Schleifbehandlung von Tätowierungen bringt in der Regel nicht den gewünschten Erfolg, da die Fremdkörpereinsprengungen in der gesamten Tiefe des Coriums lokalisiert sind [149].

4.14.2. Multiple Z-Plastiken

Bei Narbenkontrakturen über Gelenken kann diese Technik (vgl. Abb. 9) Bewegungseinschränkungen beheben helfen [270, 512].

4.14.3. Schwenklappenplastik

Ihre Anwendung ist dann angezeigt, wenn z.B. eine radiogene Schädigung des Unterhautfettgewebes einen zunächst möglich erscheinenden Wundverschluß durch primäre Naht verbietet.

4.14.4. Freie Hauttransplantation

Bei Operationsdefekten mittlerer Größe erfolgt der Wundverschluß mittels freier autologer Vollhauttransplantate [vgl.271].

4.14.5. Operative Therapie des Ulcus cruris

Eine besondere Stellung in der operativen Therapie des Dermatologen nehmen die auf dem Boden einer chronisch-venösen Insuffizienz entstandenen Ulcera cruris ein [375, 436, 464]. Eine Defektdeckung ist erst nach erfolgreicher Behandlung der stets vorhandenen bakteriellen Superinfektion im Wundbett und nach Beseitigung der venösen Stase durch Kompressionsbehandlung, z.B. mit elastischen Binden, u.U. auch mit richtig angemessenen Gummistrümpfen, angezeigt. Diese Vorbehandlungen sind eine Voraussetzung für einen dauerhaften Erfolg.

Die gelegentlich empfohlene Ulcusumschneidung mit dem Ziel, das Einsprossen neuer Gefäße in den Ulcusgrund zu fördern und damit die Abflußverhältnisse in dem chronisch-entzündlichen und sklerosierten Gewebsbezirk zu verbessern, ist nicht unproblematisch [190]. In den Narben können therapieresistente Ulcera entstehen.

Die Ulcusdeckung selbst erfolgt entweder mit Reverdin-Läppchen, u.U. auch Thiersch- oder Wolfe-Krause-Lappen, oder aber mit autologer Spalthaut, die mit dem Dermatom vom kontralateralen Oberschenkel entnommen wird [150, 520]. Über Erfahrungen mit Heterotransplantaten, wie z.B. Kollagenfolien, verfügen wir nicht, da Anfangsversuche keinen Nutzen in Hinblick auf Dauer und Ergebnis der Therapie erkennen ließen.

Reverdin-Läppchen [396] werden meist aus dem Oberschenkel entnommen. Nach Hautdesinfektionen und Lokalanaesthesie werden mit der flach eingestochenen Nadel Hautstückchen angehoben und mit dem flach gehaltenen Skalpell abgetrennt. Die dabei entstehenden rundlichen Läppchen enthalten in der Mitte Epidermis und Corium, an den Rändern nur Epidermis. Auf einem Ulcusgrund mit frischen Granulationen wachsen sie gut an. Ist dies bei einzelnen nicht der Fall, kann der Vorgang bis zum Erreichen einer völligen Deckung wiederholt werden. Wichtig ist ein guter Kompressionsverband und für einen Dauererfolg die weitere Behandlung der zugrundeliegenden Veneninsuffizienz. Das Verfahren ist denkbar einfach, die entstehenden Narben sind gut belastbar, aber kosmetisch oft nicht günstig. Dies gilt besonders für die unter Salbenverbänden von den Rändern aus reepithelisierten Entnahmestellen der multiplen runden Läppchen. Besonders bei jüngeren Frauen muß auf diesen Nachteil bisweilen Rücksicht genommen werden.

Er wird wesentlich verringert bei der Verwendung von „Punch grafts" [150]. Dabei handelt es sich im Prinzip um sehr kleine Wolfe-Krause-Läppchen. Diese werden mit der rotierenden Hohlstanze [252] in Lokalanaesthesie aus einem geeigneten und kosmetisch wenig relevanten Hautbezirk, oft vom Oberschenkel, entnommen. Die Entnahmestellen können durch jeweils eine Einzelknopfnaht verschlossen werden. Sie werden wie Biopsiestellen durch einen gemeinsamen Verband mit antimikrobiellem Puder abgedeckt und ergeben relativ unscheinbare Narben. Von den Stanzkegeln wird mit dem Skalpell der Subcutisanteil abgetrennt. Sie werden wie Pflastersteine in das Ulcus eingefügt. Wie bei Reverdin-Läppchen wird die Deckungsstelle mit Salbengaze abgedeckt und ein komprimierender Verband, meist mit einer passend zugeschnittenen Schaumstoffkompresse, angelegt. Er wird nicht vor 5 Tagen gewechselt. Mit Rücksicht auf das Thromboserisiko stehen die Patienten zumindest nach wenigen Tagen mit korrekt angelegten elastischen Kompressionsverbänden auf. Dieses Verfahren eignet sich besonders für kleine Ulcera: Es ist ebenfalls wiederholbar und in der Praxis durchführbar.

Etwas aufwendiger ist die Ulcusdeckung mit Spalthaut. Das Material wird in Lokalanaesthesie je nach Indikation und Empfängerstelle „dünn" (25%) bis „dick" (75% der lokalen Cutisdecke) mit dem Dermatom vom Oberschenkel entnommen [150]. Die Entnahmestelle heilt unter Salbenverbänden mit wenig auffälliger bis kaum sichtbarer Narbenbildung. Bei möglicher Sonnenexposition und kosmetischem Interesse der Patientin muß auf den im ersten Jahr zur Vermeidung von Pigmentierungen nötigen Lichtschutz hingewiesen werden. Die Spalthautlappen werden in das Ulcus eingepaßt und meist durch Nähte und durch einen komprimierenden Verband fixiert. In größeren Transplantaten werden einzelne Incisionen zur Erleichterung des Sekretabflusses angebracht. Eine Weiterentwicklung stellt die Meshgrafttechnik dar, bei der die Spalthaut von Hand oder mit entsprechendem Gerät mit einem System gegeneinander versetzter Einschnitte versehen wird und sich netzähnlich als „Gitterlappen" auseinanderziehen läßt. Dadurch können mit wenig Spalthautmaterial große Wundflächen, z.B. bei Verbrennungen, gedeckt werden.

Für das Ulcus cruris eignet sich besonders eine andere Form der Spalthautdeckung, die als „Briefmarkenplastik" (Chessboard graft, postage stamp graft) bezeichnet wird [150]. Dabei wird ein kleiner Spalthautlappen nicht als zusammenhängende Platte, sondern in mehreren Stücken verpflanzt. Auch auf stark sezernierenden Wundflächen bietet dieser Kompromiß zwischen Reverdin- oder Punchgraft-Plastik und Spalthautdeckung Aussichten auf ein gutes Spätergebnis.

Bei therapierefraktären Ulcera im medialen Knöchelbereich wird die Cockett-Operation empfohlen [190]: Durch einen Längsschnitt wird die hintere Bogenvene freigelegt und nach Unterbindung der Cockett-Venen exstirpiert. Der Ulcusbereich wird auf der Fascie abpräpariert, die verantwortliche insuffiziente Vena communicans ligiert und durchtrennt. Eine Deckung durch freie Transplantation schließt sich an.

4.15. Hände und Füße

Einem Wundverschluß durch primäre Wundnaht oder Dehnungsplastik sind hier gegenüber Armen und Beinen noch vermehrt anatomische und funktionelle Grenzen gesetzt. Bei Eingriffen an der Hand muß *vorher* die zu erwartende Ausdehnung sorgfältig abgeschätzt und ggf. der Handchirurg hinzugezogen werden.

4.15.1. Freie Hauttransplantation

Wenn die Größe des Operationsdefektes dies erfordert, ist — wie in der Traumatologie — in dieser Körperregion die Verwendung freier autologer Vollhauttransplantate die Methode der Wahl [146]. Vollhaut besitzt gegenüber Spalthaut wesentliche Vorteile [393]. Neben der günstigeren Kosmetik sind es in erster Linie die geringere Schrumpfungsneigung, die bessere Resensibilisationsfähigkeit und größere Belastbarkeit der Transplantate (vgl. Tafel 20).

4.15.2. Schwenklappenplastik

Besteht ein Operationsdefekt über einem Interphalangeal-Gelenk, dann kann man sich auch für die Defektdeckung durch einen Schwenklappen von der lateralen Seite der Phalange entschließen [280]. Die Lappenentnahmestelle wird primär genäht (Tafel 21).

4.15.3. VY-Plastik

In besonders gelagerten Fällen, z.B. im Handrückenbereich, kann die VY-Plastik [146] bei kleineren Operationsdefekten erfolgreich angewendet werden.

4.15.4. Multiple Z-Plastiken

Auch bei narbigen Kontrakturen über Fingergelenken sollte man an die erfolgversprechende Anwendung dieser Methode denken.

4.15.5. Hochtouriges Fräsen

Das ohne Anaesthesie mögliche Abfräsen mykotisch veränderten Nagelmaterials ermöglicht erst die erfolgversprechende Applikation lokaler Antimykotica.

4.15.6. Nagelextraktion

In Leitungsanaesthesie wird der Nagel mit einer speziellen Extraktionszange vom Nagelbett gelöst und kann dann mühelos entfernt werden.

4.15.7. Nagelextraktion kombiniert mit Keilexcision

Bei Ungues incarnati können Rezidive durch die alleinige Nagelextraktion in der Regel nicht vermieden werden. Es ist deshalb empfehlenswert, nach Abtragung evtl. vorhandener überschießender Granulationen mit dem Skalpell, prophylaktisch das laterale Viertel der Nagelmatrix durch Keilexcision mit zu entfernen.

Cave: Eröffnung des distalen Interphalangealgelenks!

4.15.8. Keilexcision nach Emmet

Nach dieser Methode [vgl. 162] wird bei Ungues incarnati nur das befallene mediale oder laterale Nageldrittel einschließlich der Nagelmatrix durch Keilexcision entfernt. Der Restnagel wird belassen.

Nachwort

In dem durch Umfang und Zielsetzung dieses Buches gesteckten Rahmen können nicht alle Methoden der korrektiven Dermatologie und deren technische Einzelheiten dargestellt werden. Uns geht es vielmehr darum, zur Auseinandersetzung des Therapeuten mit den Möglichkeiten beizutragen, die dieses Randgebiet unseres Faches in weit größerem Maße als früher bei rechtzeitiger Planung in Klinik und Fachpraxis bietet. Dabei wird bisweilen ein Höchstmaß an guten Ergebnissen nicht aus Erörterungen über Zuständigkeiten, sondern aus enger Zusammenarbeit mit anderen Disziplinen und gegenseitigem Lernen resultieren.

Literaturverzeichnis

1. Achten, G., Van Oost, A., Ledoux-Corbusier, M.: 5-Fluorouracil (5-Fu) ointment in the treatment of basal cell epithelioma. Histological control over a long duration. Dermatologica (Basel) **140**, Suppl. 1, 59–64 (1970).
2. Allington, H.V., Allington, J.H.: Eyelid tumours. Arch. Derm. (Chic.) **97**, 50–65 (1968).
3. Allington, H.V., Allington, R.R.: Cryosurgery. In: Skin surgery (ed. E. Epstein), 2nd ed., p. 299–307. Philadelphia: Lea & Febiger 1962.
4. Anderson, R., Kurtay, M.: Reconstruction of the corner of the mouth. Plast. reconstr. Surg. **47**, 463–464 (1971).
5. Andina, F.: Plastic surgery of head and neck tumours. International Congress Series No. 98. Amsterdam: Excerpta Medica Foundation 1965.
6. Andina, F.: Die freien Hauttransplantationen. Berlin-Heidelberg-New York: Springer 1970.
7. Andrews, E.B.: Repair of lower lip defects by the Hagedorn rectangular flap method. Plast. reconstr. Surg. **34**, 27 (1964).
8. Andrews, E.B.: Island flaps in facial reconstruction. Plast. reconstr. Surg. **44**, 49–51 (1969).
9. Argamaso, R.V.: V-Y-S-plasty for closure of a round defekt. Plast. reconstr. Surg. **53**, 99–101 (1974).
10. Antoine, L.: In: Plastische Chirurgie und Kosmetik (Hrsg. H.v. Seemen, L. Antoine). Wien-Innsbruck: Urban & Schwarzenberg 1958.
11. Apatenko, A.K.: Syringome. Vestn. Derm. Vener. **46**, 53–57 (1972).
12. Aufricht, G.: Chirurgische Korrektur des alternden Gesichts. In: K. Schuchardt: Fortschritte der Kiefer- und Gesichtschirurgie, Bd. VII. Stuttgart: Thieme 1961.
13. Ayres, S.: Superficial chemosurgery. In: Skin surgery (ed. E. Epstein), 2nd ed., p. 268–298. Philadelphia: Lea and Febiger 1962.
14. Ayres, S., Ayres, S.: Endothermy and Elektrocoagulation. In: Skin surgery (ed. E. Epstein), 2nd ed., p. 189–201. Philadelphia: Lea & Febiger 1962.
15. Bandmann, H.J.: Aufgaben des Dermatologen bei der Früherkennung des Krebses. Die Treffsicherheit einer fachärztlich gestellten klinischen Diagnose. In: Fortschr. prakt. Derm. Venerol. (Hrsg. O. Braun-Falco, D. Petzoldt), Bd. 7, S. 30–35. Berlin-Heidelberg-New York: Springer 1973.
16. Barton, M., Spira, M., Hardy, S.B.: An improved method for "V" excision of the lip combined with vermilionectomie. Plastic. reconstr. Surg. **33**, 471–473 (1964).
17. Baumgartl, E., Kremer, K., Schreiber, H.W. (Hrsg.): Spezielle Chirurgie für die Praxis, Bd. I, Teil 1. Stuttgart: Thieme 1973.
18. Baumgartner, P.: Schönheit und Verjüngung durch kosmetische Chirurgie? Stuttgart: Thieme 1972.
19. Belisario, J.C.: Chemotherapie des Hautkrebses. Hautarzt **14**, 438–443 (1963).
20. Bell, R.C.: The use of skin grafts. In: Monographs on plastic surgery, vol. I. London-New York-Toronto: Oxford Univ. Press 1973.
21. Bernard, C.: Cancer de la lèvre inférieure; restauration à l'aide de lambeux quadrilataires-latereaux querison. Scalpel (Liège) **5**, 162–165 (1851–1853).
22. Bernardi, R.: Varicocele. Resultados obtenidos en 500 casos con un procedimento personal. Rev. argent. Urol. **26**, 152–168 (1957).
23. Bernardi, R.: Varicocele. The Results obtained in 500 cases with a personal procedure. J. Amer. med. Ass. **61**, 57 (1958).
24. Bethmann, W., Zoltán, J.: Operationsmethoden der plastischen Chirurgie. Jena: VEB Gustav Fischer 1968.
25. Bickhardt, R., Kunze, J.: Z-Lymphozyten im Melanomverlauf. 105. Tagung der Vereinigung der Südwestdeutschen Dermatologen gemeinsam mit der Vereinigung Rheinisch-Westfälischer Dermatologen in Freiburg i. Br., 20.–21. 4. 1974.
26. Blaskovics, L., Kreiker, A.: Eingriffe am Auge. Stuttgart: Enke 1959.
27. Bode, H.G.: Strahlentherapie der Hautkrankheiten. In: E. Riecke: Lehrbuch der Haut- und Geschlechtskrankheiten, S. 800–828. Stuttgart: G. Fischer 1962.
28. Bode, H.G., Theismann, H., Renzishausen, H., Volkmann, J.: Strahlreaktion und peripherer Kreislauf. Derm. Wschr. **121**, 218–222 (1950).
29. Boette, G.: Über Röntgenkrebse und Röntgenbestrahlung im Halsbereich. Aesthet. Med. **9**, 57–61 (1960).

30. Böttger, H.: Geschwulstoperation: Prothetische und epithetische Maßnahmen. Diagnostik 6, 764–766 (1973).
31. Borges, A. F., Alexander, J. E.: Relaxed and skin tension lines, Z-plastics on scars and friform excisions of lesions. Brit. J. plast. Surg. 15, 242 (1962).
32. Borges, F. A., Alexander, J. E., Block, L. I.: Z-Plasty treatment of unesthetic scars. Eye, Ear, Nose Thr. Monthly 44, 39–44 (1965).
33. Borghouts, J. M. H.: Surgical treatment of basal cell carcinoma and squamous cell carcinoma of the skin. Arch. chir. neerl. 16, 19–30 (1964).
34. Bowers, D. G.: Double cross-lip flaps for lower lip reconstruction. Plast. reconstr. Surg. 47, 209–214 (1971).
35. Brabetz, V.: Schädigungen durch Kosmetik. Z. Haut- u. Geschl.-Kr. 8, 156–163 (1950).
36. Braun, H.: Die ärztliche Betäubung. Ihre wissenschaftlichen Grundlagen und praktische Anwendung, 7. Aufl. Leipzig: J. A. Barth 1925.
37. Braun, H., Läwen, A.: Die örtliche Betäubung, ihre wissenschaftlichen Grundlagen und praktische Anwendung, 10. Aufl. Leipzig: J. A. Barth 1951.
38. Braun-Falco, O., Burg, G.: Cytostatica und Immunsuppressiva in der Dermatologie. Hautarzt 21, 391–397 (1970).
39. Braun-Falco, Burg, G.: Zellvermittelte Immunität bei Patienten mit malignem Melanom. 105. Tagung der Vereinigung der Südwestdeutschen Dermatologen gemeinsam mit der Vereinigung Rheinisch-Westfälischer Dermatologen, Freiburg i. Br. 20.–21. 4. 1974.
40. Braun-Falco, O., Lukacs, S.: Dermatologische Röntgentherapie. Ein Leitfaden für die Praxis. Berlin-Heidelberg-New York: Springer 1973.
41. Brehm, K., Hundeiker, M.: Eine Methode zur Behandlung von Praecancerosen der Haut. Z. Haut- u. Geschl.-Kr. 49, im Druck (1974).
42. Brown, J. B., McDowell, F.: Plastic surgery of the nose. St. Louis: C. V. Mosby 1951.
43. Brown, J. B., McDowell, F.: Skin grafting. Philadelphia: Lippincott 1958.
44. Bruck, H. G.: Chirurgisch-kosmetische Indikationen in Jugend und Alter. Aesthet. Med. 17, 245–250 (1968).
45. Bruck, H. G.: Gute Resultate nach Tumorresektionen. Ref. Med. Trib. med. News (N. Y.) 50, 22–23 (1972).
46. von Bruns, V.: Die chirurgische Pathologie und Therapie des Kau- und Geschmacksorgans. In: Handbuch der praktischen Chirurgie (Hrsg. V. von Bruns), Bd. I, Teil 1: Die äußeren Weichteile. Tübingen: Laupp 1859.
47. Bryant, J. D.: Operative surgery. 4th ed., vol. 1. New York: D. Appleton & Comp. 1906.
48. Buff, H. U.: Hautplastiken. Indikation und Technik. Stuttgart: Thieme 1952.
49. Burg, G., Braun-Falco, O.: Chemochirurgie des Basalioms. Dtsch. Ärztebl. 70, 2303–2312 (1973).
50. Burg, G., Robins, P.: Chemochirurgie. Chirurgische Entfernung chemisch fixierten Tumorgewebes mit mikroskopischer Kontrolle. Hautarzt 23, 16–20 (1972).
51. Burket, J. M.: Vermilionectomy for lower lip leukoplakia. Arch. Derm. 95, 397–399 (1967).
52. Burow, A. v.: Beschreibung einer neuen Transplantationsmethode (Methode der seitlichen Dreiecke) zum Wiederersatz verlorengegangener Teile des Gesichts. Berlin 1856 (zit. nach v. Bruns).
53. Cameron, R. R., Latham, W. D., Dowling, J. A.: Reconstructions of the nose and upper lip with nasolabial flaps. Plast. reconstr. Surg. 52, 145–150 (1973).
54. Caro, M. R.: The biopsy. In: Skin surgery (ed. E. Epstein), 2nd ed., p. 185–188. Philadelphia: Lea & Febiger 1962.
55. Castenares, S.: Blepharoplasty for herniated intraorbital fat teratomical basis for a new approach. Plast. reconstr. Surg. 8, 46–58 (1951).
56. Christ, W.: Sekundäre plastische Deckung ausgedehnter infizierter Hautdefekte. Aesthet. Med. 10, 275–278 (1961).
57. Clark, W. H., From, L., Bernardino, E. A., Mihm, M. C.: The histogenesis and biologic behavior of primary human malignant melanomas of the skin. Cancer Res. 29, 705–726 (1969).
58. Cohney, C.: Reconstruction de la livre inférieure après excision chirurgicale pour cancer. Ann. Chir. plast. (Paris) 8, 105 (1963).
59. Conley, J.: Management of malignant tumours of the scalp. Ann. N. Y. Acad. Sci. 114, 976–984 (1964).
60. Conley, J., Dickinson, J. T.: Plastic and reconstructive surgery. Proceedings of the first international symposium, vol. I, II. Stuttgart: Thieme 1972.
61. Conrad, F. G.: Treatment of malignant melanoma. Wide excision vs. Lymphadenectomy. Arch. Surg. 104, 587–593 (1972).
62. Converse, J. M.: Plastic surgery and transplantation of skin. In: Skin surgery (ed. E. Epstein), 2nd ed., p. 92–126. Philadelphia: Lea & Febiger 1962.
63. Converse, J. M.: Reconstructive plastic surgery. Principles and procedure in correction, reconstruction and transplantation, vol. I, II. Philadelphia-London: W. B. Saunders 1964.
64. Converse, J. M., Wood-Smith, D.: Deformities of the lips and cheeks. In: Converse, J. M., Reconstructive plastic surgery. Philadelphia and London: W. B. Saunders 1964.

65. Conway, H., Seddar, J.: Report of the loss of pigment in full thickness anaplastic skin grafts in the mouse. Plast. reconstr. Surg. **18**, 30–36 (1956).
66. Corso, P.F.: The use of regional flaps for reconstructive procedures of the head and neck area including oropharyngostomas. In: Conley, J., Dickinson, J.T.: Plastic and reconstructive surgery of the face and neck, vol. II: Rehabilitation surgery. Stuttgart: Thieme 1972.
67. Cosman, B., Niklison, J.: Reconstruction of the facial muscles, lips, and cheeks. In: Grabb, W.C., Smith, J.W., Plastic surgery. A concise guide to clinical practice. London: J. & A. Churchill 1968.
68. Courtiss, E.H., Webster, R.C., White, M.F.: Use of double W-plasty in upper blepharoplasty. Plast. reconstr. Surg. **53**, 25–28 (1974).
69. Cronin, T.D.: Marginal incision for upper blepharoplasty. Plast. reconstr. Surg. **49**, 14–17 (1972).
70. Curri, S.B., Manzoli, U., Tischendorf, F.: Die Fingerbeerenbiopsie. Klin. Wschr. **44**, 584–590 (1966).
71. Davis, N.C., McLeod, G.R.: The surgery of primary melanoma. Problems and practice. Med. J. Austr. **1972/2**, 778–781 (1972).
72. Dayal, Y., Hill, J.C.: Surgical treatment of tumors of the eyelids. Canad. med. Ass. J. **93**, 997–1003 (1965).
73. Denecke, H.J.: Die Carcinom-Chirurgie des alternden Antlitzes. Aesthet. Med. **13**, 57–59 (1967).
74. Denecke, H.J.: Plastische Chirurgie bei Anomalien, Defekten und Narben. Aesthet. Med. **18**, 17–24 (1969).
75. Denecke, H.J., Meyer, R.: Plastische Operationen an Kopf und Hals. Bd. I: Korrigierende und rekonstruktive Nasenplastik. Berlin-Göttingen-Heidelberg-New York: Springer 1964.
76. Denecke, H.J.: Defektdeckung nach Operationen von Nasentumoren. Chirurgia plastica **3**, 219–221 (1967).
77. Dieffenbach, J.F.: Operative Chirurgie, Bd. I. Leipzig: F.A. Brockhaus 1845.
78. Dieffenbach, J.F.: Surgical observations on the restoration of the nose and on the removal of polypi and other tumours from the nostrets (from the German, with the history and physiology of rhinoplastic operations, notes, and additional cases by John Stevenson Buchnan). London: Higley 1833.
79. Dietz, O.: Beitrag zur Technik der Beschneidung. Hautarzt **4**, 172–174 (1954).
80. Dietz, O.: Erfahrungsbericht über 2800 Zirkumzisionen (eine sexualhygienische Betrachtung). Derm. Mschr. **156**, 1029–1034 (1970).
81. Dirvana, S.: Die chirurgische Behandlung des Unterlippenkarzinoms. Berl. Med. **16**, 567–570 (1965).
82. Drepper, H., Ehring, F.: Patientendemonstration Nr. 23. Verhandl. Dtsch. Dermat. Ges., 27. Tagung, Freiburg, 29.9.–3.10.1965. Arch. klin. exp. Derm. **227**, 913–914 (1966).
83. de Dulanto, F., Sánchez-Muros, J.: Tratamiento quirurgio del cáncer cutaneo-mucoso. In: Jadassohn, W., Schirren, C.G.: XIII. Congressus internationalis Dermatologiae, vol. 1. Berlin-Heidelberg-New York: Springer 1968.
84. Dunham, T.: A method of obtaining a skin flap from the scalp and a permanent vascular pedicle for covering defects of the face. Ann. Surg. **17**, 676–679 (1893).
85. Dupuis, C., Rees, T.D.: Historical notes on bepharoplasty. Plast. reconstr. Surg. **47**, 246–251 (1971).
86. Durau, H.U., Hundeiker, M.: Zur Differentialdiagnostik benigner pigmentierter Hauttumoren. Z. Hautkr. **49**, 301–308 (1974).
87. Eberhartinger, C., Santler, R.: Prognose und Therapie der Lippenkarzinome. Z. Haut- u. Geschl.-Kr. **44**, 585–588 (1969).
88. Ebner, H.: Cytostatische Behandlung von Epitheliomen mit einer 5% 5-Fluorouracil-Salbe. Z. Haut- u. Geschl.-Kr. **43**, 757–762 (1968).
89. Ebner, H.: Elektronenmikroskopische Untersuchungen über die Wirkung von 5-Fluorouracil auf Basaliome. Z. Haut- u. Geschl.-Kr. **46**, 465–472 (1971).
90. Ehlers, G.: Zur Klinik der Basalzellepitheliome unter Berücksichtigung statistischer Untersuchungen. Z. Haut- u. Geschl.-Kr. **41**, 226–238 (1966).
91. Edwards, J.M.: Malignant melanoma: Surgical aspects of treatment. Proc. roy. Soc. Med. **65**, 140–144 (1972).
92. Eidherr, H.: Klinische Erfahrungen mit der radioaktiven Lymphographie. – Verh. Dtsch. Dermat. Ges., 29. Tagung, Berlin, 29.9.–2.10.1971. Arch. Derm. Forsch. **244**, 254–255 (1972).
93. Elliot, R.A.: Rotation flaps of the nose. Plast. reconstr. Surg. **44**, 147–149 (1969).
94. Elste, G.: Das Vollhaut-Transplantat in der korrektiven Dermatologie. Aesthet. Med. **14**, 64–73 (1965).
95. Elste, J.: Zur Pathogenese der chondrodermatitis nodularis chronica helicis. Derm. Wschr. **130**, 377–384 (1965).
96. Elste, G.: Die operative Behandlung von Krankheiten und kosmetischen Schäden der Haut vom Standpunkt des Dermatologen. Aesthet. Med. **15**, 160–166 (1966).
97. Engelbrecht, J.A.: The surgical treatment of hidrodenitis suppurativa. S. Afr. med. J. **37**, 683–684 (1963).

98. Engeloch, F., Küpfer, U.: Kleine Chirurgie für den praktischen Arzt. Bern-Stuttgart-Wien: H. Huber 1971.
99. Epstein, E. (ed.): Skin surgery, 1st ed. Philadelphia: Lea & Febiger 1956.
100. Epstein, E. (ed.): Skin surgery, 2nd ed. Philadelphia: Lea & Febiger 1962.
101. Epstein, E., Pollack, R.S.: General principles of skin surgery. In: Skin surgery (ed. E. Epstein), 2nd ed., p. 23–32. Philadelphia: Lea & Febiger 1962.
102. Epstein, E.: An office surgery. In: Skin surgery (ed. E. Epstein), 2nd ed., p. 33–34. Philadelphia: Lea & Febiger 1962.
103. Epstein, E.: Cautery excision. In: Skin surgery (ed. E. Epstein), 2nd ed., p. 202–208. Philadelphia: Lea & Febiger 1962.
104. Epstein, N.N.: Electrodesiccation and curettage. In: Skin surgery (ed. E. Epstein), 2nd ed., p. 209–215. Philadelphia: Lea & Febiger 1962.
105. Epstein, E.: Dermabrasion. In: Skin surgery (ed. E. Epstein), 2nd ed., p. 243–267. Philadelphia: Lea & Febiger 1962.
106. Epstein, E.: The surgical treatment of baldness. In: Skin surgery (ed. E. Epstein), 2nd ed., p. 331–336. Philadelphia: Lea & Febiger 1962.
107. Epstein, E.: Cautery surgery. Derm. Dig. 6, 47–56 (1967).
108. Epstein, E., Epstein, N.N., Bragg, H., Linden, G.: Metastases from squamous cell carcinomas of the skin. Arch. Derm. 97, 245–251 (1968).
109. Erczy, M., Zoltàn, J.: Spezielle plastische Chirurgie. Budapest: Medicina 1958.
110. Esser, J.F.S.: Island flaps. N.Y. med. J. 106, 264–265 (1917).
111. Esser, J.F.S.: Die Rotation der Wange und allgemeine Bemerkungen bei chirurgischer Gesichtsplastik. Leipzig: Vogel 1918.
112. Esser, J.F.S.: Gestielte lokale Nasenplastik mit zweizipfligen Lappen, Deckung des sekundären Defekts vom ersten Zipfel durch den zweiten. Dtsch. Z. Chir. 143, 385 (1918).
113. Esser, J.F.S.: Biological or artery flaps of the face. Monaco: Instit. Esser de Chirurg. Struct. 1934.
114. Estlander, J.A.: Eine Methode, aus der einen Lippe Substanzverluste der anderen zu ersetzen. Arch. klin. Chir. 14, 622–631 (1872).
115. Etschenberg, E.: Anästhesie mit Droperidol und Fentanyl. Aulendorf: Editio Canto 1973.
116. Fara, M.: Rhinophym: Erfahrungen bei 81 operierten Patienten. Acta Chir. plast. (Praha) 13, 254–260 (1971).
117. Fischl, R.A.: Vertical abdominoplasty. Plast. reconstr. Surg. 51, 139–143 (1973).
118. Fischer, H.: Die Pathophysiologie und Funktionsdiagnostik der venösen Durchblutungsstörungen. In: Fortsch. prakt. Derm. Venerol., Bd. 7 (Hrsg. O. Braun-Falco, D. Petzoldt), S. 110–116. Berlin-Heidelberg-New York: Springer 1973.
119. Fischer, W.J.: Rhinophyma: its surgical treatment. Plast. reconstr. Surg. 45, 466–470 (1970).
120. Flegel, H.: Möglichkeiten der Komedonenentfernung. Aesthet. Med. 15, 80–82 (1966).
121. Flowers, R.S.: Zigzag blepharoplasty for upper eyelids. Plast. reconstr. Surg. 47, 557–559 (1971).
122. Forrester, J.C.: Quantität und Qualität der Wundnaht. In: International Symposium: Sutures in wound repair, London, July 10–11, 1972.
123. Foussereau, J., Benezra, C.: Les eczémas allergiques professionels. Paris: Masson 1970.
124. Freeman, B.S.: Reconstructive rhinoplasty for rhinophyma. Plast. reconstr. Surg. 46, 265–270 (1970).
125. Freilinger, G.: Probleme der chirurgischen Behandlung von Tierfellnaevi. Chirurgia plastica 5, 163–169 (1968).
126. Freilinger, G., Santler, R.: Zur chirurgischen Behandlung maligner Hauttumoren im Nasenbereich. Z. Haut- u. Geschl.-Kr. 45, 29–33 (1970).
127. Frengl, Z.: Současná chirurgická lečba karcinomu rtu. Čs. Stomat. 64, 111–116 (1964).
128. Friederich, H.C.: Aesthetische Gesichtspunkte bei der Entfernung des Hautkarzinoms. Aesthet. Med. 10, 197–203 (1961).
129. Friederich, H.C.: Korrektive Dermatologie. In: E. Riecke, Lehrbuch der Haut- und Geschlechtskrankheiten. Stuttgart: G. Fischer 1962.
130. Friederich, H.C.: Schwenklappenplastiken. Derm. Wschr. 150, 39–53 (1964).
131. Friederich, H.C.: Aktuelle Fragen der Behandlung des Lupus vulgaris. Z. Haut- u. Geschl.-Kr. 37, 163–188 (1964).
132. Friederich, H.C.: Zur Methodik der operativen Entfernung des Unterlippenkarzinoms im Stadium I der Erkrankung nach Eller und Eller. Derm. Wschr. 150, 393–407 (1964).
133. Friederich, H.C.: Dauerhaftigkeit, Gefahren und Mißerfolge kosmetischer Eingriffe im Rahmen der korrektiven Dermatologie. Aesthet. Med. 13, 377–390 (1964).
134. Friederich, H.C.: Therapie der Oberlippenkarzinome aus der Sicht der operativen Therapie des Dermatologen. Derm. Wschr. 151, 1303–1322 (1965).
135. Friederich, H.C.: Zur Frage der konservativen dermatologischen Behandlung von Narben und narbenartigen Zustandsbildern verschiedener Genese. Aesthet. Med. 15, 260–263 (1966).
136. Friederich, H.C.: Zur Therapie des Rhinophyms. Aesthet. Med. 16, 169–182 (1967).
137. Friederich, H.C.: Therapieergebnisse beim Unterlippencarcinom (Stadium I nach Eller u. Eller) nach Keilexcision und Schichtnaht. Hautarzt 19, 168–172 (1968).

138. Friederich, H.C.: Indikationen und Ergebnisse operativplastischer Maßnahmen am dermatologischen Krankengut. Therapiewoche **19**, 1019–1024 (1969).
139. Friederich, H.C.: Indikation und Technik der operativ-plastischen Behandlung des Haarverlusts. Hautarzt **21**, 197–202 (1970).
140. Friederich, H.C.: Korrektive Dermatologie. In: Haut- und Geschlechtskrankheiten (Hrsg. Bode, H.B., Korting, G.W.), Bd. 2, S. 790–801. Stuttgart: G. Fischer 1970.
141. Friederich, H.C.: Die operative Therapie des Haarausfalls. Kosmetologie **1**, 205–206 (1972).
142. Friederich, H.C., Horn, W.: Narben, Keloide und Atrophien des Hautorgans. In: Fortschr. prakt. Derm. Venerol. (Hrsg. O. Braun-Falco, D. Petzoldt), Bd. 7, S. 93–101. Berlin-Heidelberg-New York: Springer 1973.
143. Friederich, H.C., Horn, W., Pfitzmann, A.: Atrophien der Haut. Dtsch. Ärztebl. **70**, 3369–3374 (1973).
144. Friederich, H.C., Lehmann, E.: Einzeitige Radikaloperation von Hautcarcinomen des Schädels mit anschließender plastischer Deckung durch Verschiebelappen. Z. Haut- u. Geschl.-Kr. **30**, 1–14 (1961).
145. Friederich, H.C., Schneider, H.J.: Ergebnisse der operativen Behandlung der Melanosis circumscripta praeblastomatosa Dubreuilh. Med. Welt (Stuttg.) **17**, 2495–2500 (1966).
146. Friederich, H.C., Schneller, B.: Handrücken-Karzinome aus der Sicht des Dermatologen. Derm. Wschr. **151**, 1175–1188 (1965).
147. Friederich, H.C., Seib, H.: Ergebnisse der Keilexzision aus der Ohrmuschel mit Knorpelentnahme bei der Behandlung der Chondrodermatitis nodularis chronica helicis. Aesthet. Med. **18**, 141–148 (1969).
148. Friederich, H.C., Vakilzadeh, F.: Über die Vermilionektomie. Z. Haut- u. Geschl.-Kr. **43**, 485–492 (1968).
149. Friederich, H.C., Willmund, G.: Entfernung von Tätowierungen. Dtsch. Ärztebl. **71**, 296–299 (1974).
150. Friedrich, H.-K., Hundeiker, M.: Klinik und Histologie der dermatologischen Differentialdiagnostik. Arch. Derm. Forsch. **250**, 51–64 (1974).
151. Fries, R.: Vorzug der Bernardschen Operation als Universalverfahren zur Rekonstruktion der Unterlippe nach Carcinomresektion. Chir. plastica (Berl.) **1**, 45–52 (1971).
152. Funk, C. Fr.: Zur Decortication des Rhinophyms. Aesthet. Med. **17**, 43–44 (1968).
153. Gabka, J.: Ist die chirurgische Hautnaht heute schon entbehrlich? (Klinische und experimentelle Untersuchungen zum Wundnahtverschluß). Chirurgia plastica **5**, 254–256 (1968).
154. Galuschka, K.: Persönliche Mitteilung (1974).
155. Gartmann, H.: Trauma und malignes Melanom. Hefte Unfallheilk. **107**, 50–52 (1971).
156. Gartmann, H.: Therapie des malignen Melanoms. Dtsch. med. Wschr. **97**, 1305–1307 (1972).
157. Gelbke, H.: Die Schnittführung nach Le Mesurier und andere moderne Gesichtspunkte bei der Operation von Lippenspalten. Bruns' Beitr. klin. Chir. **188**, 406 (1954).
158. Gelbke, H.: Kopf und Gesicht. In: Hellner, H., Nissen, R., Vossschulte, K., Lehrbuch der Chirurgie. Stuttgart: Thieme 1962.
159. Gelbke, H.: Wiederherstellende und plastische Chirurgie, Bd. I–III. Stuttgart: Thieme 1968.
160. Georg, H.: Über die Bedeutung der Flächenspannung bei der freien autologen Vollhauttransplantation. Aesthet. Med. **14**, 14–20 (1965).
161. Georgiade, N.G., Mladick, R.A., Thorne, F.L.: The nasolabial tunnel flap. Plast. reconstr. Surg. **43**, 463–466 (1966).
162. Gertler, W.: Praktische Dermatologie. Diagnostische und therapeutische Methoden. Leipzig: VEB G. Thieme 1965.
163. Gibson, D.: Locally malignant and radioresistant tumors of the face. Plast. reconstr. Surg. **34**, 491–500 (1964).
164. Gillies, H.D., Millard, D.R., Jr.: Principles and art of plastic surgery. Boston: Little, Brown & Co. 1957.
165. Glass, R.L.: Skin cancer. Principles of management. Missouri Med. **62**, 194–295 (1965).
166. Glass, R.L., Spratt, J.S., Perez-Mesa, C.: The fate of inadequately excised epidermoid carcinoma of the skin. Surg. Gynec. Obstet. **122**, 245–248 (1966).
167. Go, M.J., Delemarre, J.F.M., Hundeiker, M.: Zur Frage der Metastasierung des Basalzellepithelioms („Basalzellcarcinoms"). Hautarzt **24**, 449–451 (1973).
168. Göltner, E.: Ungewöhnlicher Verlauf eines Keratoakanthoms nach Fräsbehandlung. Aesthet. Med. **9**, 269–272 (1960).
169. Goertler, W.: Systematische Dermatologie und Grenzgebiete, Bd. 3. Leipzig: VEB G. Thieme 1973.
170. Götz, H.: Indikationen zur Verödungsbehandlung der Varizen. In: Fortschr. prakt. Derm. Venerol., Bd. 7 (Hrsg. O. Braun-Falco, D. Petzoldt), S. 128–134. Berlin-Heidelberg-New York: Springer 1973.
171. Gohrbandt, E., Gabka, J., Berndorfer, A.: Handbuch der plastischen Chirurgie. Berlin: W. de Gruyter 1968.
172. Goldsmith, H.S., Shan, J.P., Kim, D.H.: Prognostic significance of lymph node dissection in the treatment of malignant melanoma. Cancer (Philad.) **26**, 606–609 (1970).

173. Gorney, M., Falces, E., Jones, H., Manis, J. R.: One-stage reconstruction of substantial lower eye lid margin defects. Plast. reconstr. Surg. **44**, 592–596 (1969).
174. Gottron, H. A., Nikolowski, W.: Karzinom der Haut. In: Gottron, H. A., Schönfeld, W., Dermatologie und Venerologie, Bd. IV. Stuttgart: Thieme 1960.
175. Grazer, F. M.: Abdominoplasty. Plast. reconstr. Surg. **51**, 617–623 (1973).
176. Gregl, A.: Die Lymphographie in ihrer diagnostischen und therapeutischen Bedeutung für das maligne Melanom. Verh. Dtsch. Dermat. Ges., 29. Tagung, Berlin, 29.9.–2.10.1971. Arch. Derm. Forsch. **244**, 241–245 (1972).
177. Greither, A.: Indikationen zur operativen Behandlung von Varizen. In: Fortschr. prakt. Derm. Venerol. (Hrsg. O. Braun-Falco, D. Petzoldt), Bd. 7, S. 122–127. Berlin-Heidelberg-New York: Springer 1973.
178. Greither, A., Tritsch, H.: Die Geschwülste der Haut. Ihr klinisches und feingewebliches Bild, ihre Erkennung und Behandlung. Stuttgart: G. Thieme 1957.
179. Griffith, B. H., McKinney, P.: An appraisal of the treatment of basal cell carcinoma of the skin. Plast. reconstr. Surg. **51**, 565–574 (1973).
180. Grimm, G.: Die Invagination der oberen Ohrmuschel — eine seltene Mißbildung und ihre plastische Korrektur. Aesthet. Med. **10**, 59–61 (1961).
181. Grimmer, H.: Erfahrungen mit dem hochtourigen Schleifen und Fräsen nach Schreus. Med. Kosmetik **6**, 213–217 (1957).
182. Grützmacher, K. Th.: Beitrag zur Frage des Röntgenkarzinoms. Strahlentherapie **72**, 330–336 (1943).
183. Gründer, K., Leyh, F.: Lokale Behandlung von Hauttumoren mit 5%iger Fluorouracilsalbe. Hautarzt **23**, 217–221 (1972).
184. Gründer, B., Hundeiker, M.: Keratoakanthom und Karzinom. Derm. Mschr. **159**, 122–133 (1973).
185. Günther, H.: Lippenschleimhautersatz im Rahmen der Rekonstruktion der Unterlippe. Zbl. dtsch. Zahn- u. Kieferheilk. **47**, 321–332 (1966).
186. Günther, H., Spiessl, B.: Rekonstruktionen der Unterlippe nach Carcinomentfernung und gleichzeitiger Ausräumung regionärer Lymphknoten. Chirurgia plastica **3**, 230–240 (1967).
187. Guleke, N., Zenker, R.: In: Allgemeine und spezielle Operationslehre, Bd. IV. Berlin-Göttingen-Heidelberg: Springer 1956.
188. Haas, E.: Chirurgische Behandlung von Lippentumoren. Z. Laryng. Rhinol. **44**, 276–291 (1965).
189. Haasters, J.: Operative Eingriffe in der Dermatologie. Inaug.-Diss. Freiburg i. Br. 1969.
190. Haid-Fischer, F., Haid, H.: Venenerkrankungen. Phlebologie für Klinik und Praxis, 3. Aufl., Bd. I/II. Stuttgart: Thieme 1973.
191. Happle, R.: Zur operativen Behandlung des Morbus Bowen an der Glans penis. Hautarzt **23**, 125–128 (1972).
192. Harris, M. N., Gumport, S. L., Berman, I. R., Bernard, R. W.: Ilioinguinal lymph node dissection for melanoma. Surg. Gynec. Obstet. **136**, 33–39 (1973).
193. Hegmann, G.: Allgemeine Operationslehre. In: Allgemeine und spezielle chirurgische Operationslehre, begr. v. M. Kirschner, 2. Aufl. (Hrsg. N. Guleke, R. Zenker), Bd. 1, Teil 1. Berlin-Göttingen-Heidelberg: Springer 1958.
194. Heite, H.-J.: Bericht über das Symposion „Malignes Melanom", veranstaltet von der Deutschen Forschungsgemeinschaft am 4./5.6.1962 in Freiburg i. Br. Hautarzt **14**, 554–561 (1963).
195. Heite, H.-J., Kühnl-Petzoldt, Ch.: Prognostische Parameter beim Melanom. 105. Tagung der Vereinigung der Südwestdeutschen Dermatologen gemeinsam mit der Vereinigung Rheinisch-Westfälischer Dermatologen, Freiburg i. Br. 20.–21.4.1974.
196. Helm, F.: The treatment of carcinoma of the skin. Manitoba med. Rev. **45**, 349–350 (1965).
197. Helm, F., Milgrom, H., Phelan, J. T., Klein, E.: Zur chemochirurgischen Behandlung der Hautkarzinome. Chemochirurgische Methode (nach Mohs) einer mikroskopisch kontrollierten Behandlung von Hautkrebsen. Derm. Wschr. **150**, 451–458 (1964).
198. Hernández-Richter, J.: Plastischer Hautersatz nach Resektion maligner Tumoren. Chirurgia plastica **3**, 163–167 (1967).
199. Hernández-Richter, J., Jacobi, W.: Kombination von Schwenklappenplastik und Spalthauttransplantation bei der Deckung größerer Weichteildefekte am Schädel. Chir. Praxis **7**, 253 (1963).
200. Herrmann, A.: Gefahren bei Operationen am Hals, Ohr und Gesicht und die Korrektur fehlerhafter Eingriffe. Berlin-Heidelberg-New York: Springer 1968.
201. Herrmann, J. B.: Moderne chirurgische Nahtmaterialien: Ihre Eigenschaften und Anwendung. In: International Symposium: Sutures in wound repair. London, July 10–11, 1972. Deutsche Fassung: Redaktion Ethicon op forum.
202. Hertig, P.: Une nouvelle technique de reconstruction plastique de la lèvre inférieure. Pract. oto-rhino-laryng. (Basel) **27**, 157–166 (1965).
203. Herzberg, J. J.: Akute Infektionskrankheiten der Haut. In: Riecke, E., Lehrbuch der Haut- und Geschlechtskrankheiten (Hrsg. H. G. Bode, G. W. Korting), 9. Aufl. Stuttgart: G. Fischer 1962.

204. Hoffmeister, H.-E.: Die chirurgische Behandlung der Beinvarizen. Z. Haut- u. Geschl.-Kr. **49**, 389–391 (1974).
205. Holland, G., Bellmann, O.: Zur Klinik und Therapie der Basaliome und Spinaliome. Ophthalmologica (Basel) **150**, 138–152 (1965).
206. Hollmann, K.: Zur chirurgischen Behandlung maligner Geschwülste der Unterlippe. Öst. Z. **62**, 202–204 (1965).
207. Hollwich, F., Jünemann, G.: Defektdeckung nach Entfernung von Lidtumoren. Chirurgia plastica **3**, 200–208 (1967).
208. Holström, H.: Kirurgisk behandling av malignt melanom. Nord. Med. **85**, 507 (1971).
209. Holzegel, K.: Hyperhidrosis axillaris und ihre operative Behandlung. Dtsch. Gesundh.-Wes. **21**, 1231 (1966).
210. Honeycutt, W.M., Janssen, G.T.: Treatment of squamous cell carcinoma of the skin. Arch. Derm. **108**, 670–672 (1973).
211. Horn, W.: Ergebnisse des niedertourigen Hautschliffes bei seborrhoischen Warzen. Z. Haut- u. Geschl.Kr. **48**, 971–974 (1973).
212. Hueston, J.T.: Integumentectomy for malignant melanoma of the limbs. Aust. N. Z. J. Surg. **40**, 114–118 (1970).
213. Huffstadt, A.J.C.: Vergrößerung der Fläche freier Hauttransplantate. Z. Kinderchir. **11**, Suppl., 320–324 (1972).
214. Huffstadt, A.J.C.: Zit. nach J. Hernández-Richter, Chirurgia plastica **3**, 163–167 (1967).
215. Hundeiker, M., Mulert, L.,v.: Vermeidbare Risiken bei der Hodenbiopsie. Hautarzt **17**, 546–547 (1966).
216. Hundeiker, M.: Warum ist die „hohe Unterbindung" nach Palomo nicht eine Varicocelenoperation schlechthin Methode der Wahl zur Behandlung durch Varicocelen bedingter Fertilitätsstörungen? Hautarzt **21**, 37–38 (1970).
217. Hundeiker, M., Brehm, K.: Naevus flammeus und Hämangiom. Fortschr. Med. **91**, 855–856 (1973).
218. Hundeiker, M., Gründer, B., Junge, K.-G.: Lokalisation und Altersverteilung der Keratomata solaria. Arch. Derm. Forsch. **247**, 373–378 (1973).
219. Illig, L., Paul, E.: Grundsätzliches zur Klinik und Histologie des malignen Melanoms. Med. Welt (Stuttg.) (N.F.) **25**, 1017–1027 (1974).
219a. Illig, L.: Persönliche Mitteilungen (1974).
220. Imre, J.: Lidplastik und plastische Operation anderer Weichteile des Gesichtes. Budapest: Studium-Verlag 1928.
221. Imre, J.: Operationen an den Lidern. In: Ophthalmologische Operationslehre (Hrsg. R.Thiel). Leipzig: Thieme 1942.
222. Ingram, R.C., Krantz, S., Mandeloff, J., Leslie, H.: Some observations on carcinoma of the lip. Oral Surg. **19**, 684–690 (1965).
223. Ivanissevich, O.: Left varicocele due to reflux; experience with 4470 operative cases in forty-two years. J. int. Coll. Surg. **34**, 742–755 (1960).
224. Johnson, J.B., Hadley, R.C.: The aging face. In: Plastic and reconstructive surgery (ed. J.M. Converse), vol. 3: The head and neck. Philadelphia: W.B. Saunders 1964.
225. Jones, H.W., Kahn, R.A.: Surgical teatment of elephantiasis of the male genitalia. Plast. reconstr. Surg. **46**, 8–12 (1970).
226. Jones, R.F., Dickinson, W.E.: Total integumentectomy of the leg for multiple „in-transit" metastases of melanoma. Amer. J. Surg. **123**, 588–590 (1973).
227. Joseph, J.: Nasenplastik und sonstige Gesichtsplastik. Leipzig: C. Kabitzsch 1932.
228. Junge, K.-G., Hundeiker, M.: Histologische Untersuchungen an „Cornua cutanea". Derm. Mschr. **159**, 619–630 (1973).
229. Kärcher, K.H.: Zur Problematik der Therapie kindlicher Angiome. Fortschr. Med. **86**, 1028–1030 (1968).
230. Kalkoff, K.W.: Über die Sonderstellung des Lupuskarzinoms unter Berücksichtigung der Konsequenzen für Therapie und Prophylaxe. Strahlentherapie **86**, 468–476 (1952).
231. Kalkoff, K.W.: Hauterscheinungen der Sarkoidose. Internist (Berl.) **10**, 376–380 (1969).
232. Kalkoff, K.W.: Entartungsrisiko des Naevuszellnaevus. Dtsch. med. Wschr. **96**, 399–400 (1971).
232a. Kalkoff, K.W.: Naevus flammeus und Hämangiom. Dtsch. med. Wschr. **97**, 353–354 (1972).
233. Kalkoff, K.W.: Zur Klassifizierung und Differentialdiagnose des malignen Melanoms. 2.: Differentialdiagnose des malignen Melanoms. Fortschr. Med. **91**, 1209–1213 (1973).
233a. Kalkoff, K.W.: Persönliche Mitteilung (1974).
234. Kalkoff, K.W., Kühnl-Petzoldt, Ch.: Zur Abgrenzung der Melanosis circumscripta praeblastomatosa Dubreuilh vom superficial spreading melanoma und zur Klassifizierung der Melanome. Hautarzt **24**, 463–469 (1973).
235. Kalkoff, K.W., Kühnl-Petzoldt, Ch.: Melanom: Klassifikation nach Clark und prognostische Gesichtspunkte. Diagnostik **7**, 227–231 (1974).
236. Kalkoff, P., Baumeister, L., Gehring, D.: Endolymphatische Radionuklidtherapie bei malignen Melanomen der unteren Extremitäten. Arch. Derm. Forsch. **244**, 250–254 (1972).
236a. Kalkoff, K.W.: Zur Differentialdiagnose Angiektasia eruptiva thrombotica (Syn. Angiokeratoma, thrombosed Angioma, l'angiome noir) und malignes Melanom. Derm. Mschr. **160**, 621–630 (1974).
237. Kazanjian, V.H., Converse, J.M.: The surgical treatment of facial injuries, 2nd ed. Baltimore: Williams & Wilkins 1959.

238. Kaya Cilingiroglu, H.: Die Behandlung des Karzinoms der Unterlippe nach der Methode von S. Dirvana. Zbl. Chir. **91**, 857–861 (1966).
239. Keining, E., Braun-Falco, O.: Dermatologie und Venerologie, 2. Aufl. München: J. F. Lehmann 1969.
240. Kelly, H. A.: Excision of the fat of the abdominal wall—lipectomy. Surg. Gynec. Obstet. **10**, 229–321 (1910).
241. Kernahan, D. A.: In: W. C. Grabb, J. W. Smith, Plastic surgery. London: J. & A. Churchill 1968.
242. Kettesy, A.: Eingriffe am Auge. Stuttgart: F. Enke 1959.
243. Kirschner, M.: Allgemeine und spezielle chirurgische Operationslehre, 2. Aufl., Bd. IV. Berlin-Göttingen-Heidelberg: Springer 1956.
244. Kleine-Natrop, H.-E.: Die operative Therapie des Dermatologen. Beiträge zur modernen Therapie. Vorträge und Diskussionsbemerkungen der 7. Weimarer Therapietagung 1961 sowie Originalarbeiten und Übersichtsreferate (Hrsg. G. P. Hesse). Jena: G. Fischer 1962.
245. Kligman, A. M., Christophers, E.: Preparation of isolated sheets of human stratum corneum. Arch. Derm. **88**, 702–705 (1963).
246. Knox, J. M., Freeman. R. G.: Treatment of skin cancer. Geriatrics **18**, 654–658 (1963).
247. Knox, J. M., Freemann, R. G., Duncan, W. C., Heaton, C. L.: Treatment of skin cancer. Sth. med. J. (Bgham, Ala.) **60**, 241–246 (1967).
248. Körner, W.: Die operative Behandlung von Krankheiten und kosmetischen Schäden der Haut vom Standpunkt des Chirurgen. Aesthet. Med. **15**, 167–173 (1966).
249. Krause, F.: Über die Transplantation großer ungestielter Hautlappen. Arch. klin. Chir. **46**, 177–182 (1893).
250. Krause, C., Stelzner, F.: Die Pyodermitis fistulans sinifica. Über die klinischen und histologisch-pathologischen Veränderungen bei einer fistelnden Dermatitis nebst Bemerkungen über die Beziehungen zur sog. Hidradenitis suppurativa bzw. zur Akne conglobata. Chirurg **33**, 534–538 (1962).
251. Krieger, K.: Die subcutane Varizenligatur. Z. Haut- u. Geschl.-Kr. **49**, 383–388 (1974).
252. Kromayer, E.: Rotationsinstrumente. Ein neues technisches Verfahren in der dermatologischen Kleinchirurgie. Derm. Z. **12**, 26–36 (1905).
253. Kromayer, E.: Die Heilung der Akne durch ein neues narbenloses Operationsverfahren: das Stanzen. Münch. med. Wschr. **52**, 942–944 (1905).
254. Kromayer, E.: Die Behandlung der kosmetischen Hautleiden unter besonderer Berücksichtigung der physikalischen Heilmethoden und der narbenlosen Operationsweisen. Leipzig: G. Thieme 1923.
255. Krüger, E.: Zur Deckung durchgehender Lippen- und Wangendefekte. Chir. plast. (Berl.) **1**, 34–44 (1971).
256. Kruger, G. O.: Textbook of oral surgery, 2nd ed. Saint Louis: Mosby 1964.
257. Kühl, M.: Chirurgisch-kosmetische Indikationen in Jugend und Alter. Aesthet. Med. **17**, 251–254 (1968).
258. Kurth, M. E.: Lip shave or vermilionectomy: indications and technique. Brit. J. plast. Surg. **10**, 156–162 (1958).
259. Kúta, A.: Über die chirurgische Behandlung der Basaliome unter besonderer Berücksichtigung des kosmetischen Erfolges. Cosmetologica **19**, 123–130 (1970).
260. Kvorning, S. A.: Late results of radiotherapy in cancer of the skin. Acta derm.-venereol. (Stockh.) **39**, 477–480 (1959).
261. Laake, Ch.: Hochtouriges Schleifen der Haut und Turbinenantrieb. Aesthet. Med. **13**, 182–186 (1964).
262. Laake, Ch.: Aesthetische Gesichtspunkte bei der operativen Behandlung von Epitheliomen im Gesichts-Kopf-Bereich im Rahmen der Dermatologie. Aesthet. Med. **13**, 261–266 (1964).
263. Langenbeck, B. v.: Neues Verfahren zur Chiloplastik durch Ablösung und Verziehung des Lippensaumes. Deutsche Klinik **7**, 1–3 (1855).
264. Langenbeck, B. v.: Zit. nach Joseph, J., Nasenplastik und sonstige Gesichtsplastik. Leipzig: C. Kabitzsch 1932.
265. Laugier, P., Orusco, M., Wagenknecht, L., Jaccard, M. A.: Polychimiothérapie du mélanome métastatique. Soc. Suisse Derm. Vénér., 53e Réunion ann., Bâle 1971. Dermatologica (Basel) **145**, 72–79 (1972).
266. Le Coulant, P., Maleville, J., Cardinand, J. P.: La radiothérapie superficielle sans filtre en une seánce dans le traitement des cancers cutanés (methode de W. Dubreuilh). Dermatologia (Napoli) **12**, 65–76 (1961).
267. Lehmann, A., Jr., Garret, W. S., Jr., Musgrav, Ross H.: Earlobe composite grafts for the correction of nasal defects. Plast. reconstr. Surg. **47**, 12–16 (1971).
268. Lentrodt, J.: Neubildungen im Kieferbereich: Diagnostische Probleme des Haus- und Zahnarztes. Diagnostik **6**, 745–749 (1973).
269. Lewis, K. G., Landa, S.: Radiation burns. J. int. Coll. Surg. **37**, 237–259 (1962).
270. Limberg, A. A.: Design of local flaps. In: T. Gibson, Modern trends in plastic surgery. Washington: Butterworth 1966.
271. Limberger, S., Dietz, H., Boepple, D.: Beitrag zur Behandlung von Hautkarzinom-Rezidiven nach Röntgenvorbestrahlung. Derm. Wschr. **152**, 201–208 (1966).

272. Lincoln, C.S., Nordstrom, R.C.: Scalpel scissors surgery. In: Skin surgery (ed. E. Epstein), 2nd ed., p. 45–91. Philadelphia: Lea & Febiger 1962.
273. Lindemann, A., Lange, G., Frenzel, H.: Die Chirurgie des Gesichts, der Mundhöhle und der Luftwege. Berlin-Wien: Urban & Schwarzenberg 1941.
274. Lister, G.D., Gibson, T.: Closure of rhomboid skin defects: the flaps of Limberg and Dufourmentel. Brit. J. plast. Surg. 25, 300–314 (1972).
275. Loeb, R.: Esthetic blepharoplasty based on the degree of wrinkling. Plast. reconstr. Surg. 47, 33–36 (1971).
276. Loney II, W.R.R.: Chemosurgical treatment of skin cancer. J. Okla. med. Ass. 60, 165–168 (1967).
277. Longenecker, C.G., Ryan, R.F.: Cancer of the lip in a large charity hospital Sth. med. J. (Bgham, Ala.) 58, 1459–1460 (1965).
278. Lopez-Mas, J., Ortiz-Monasterio, F., de Gonzalez, M.V., Olmedo, A.: Skin graft pigmentation. A new approach to prevention. Plast. reconstr. Surg. 49, 18–21 (1972).
279. Lueders, H.W.: Regional nasal flaps. In: Conley, J., Dickinson, J.T.: Plastic and reconstructive surgery of the face and neck, vol. II. Stuttgart: Thieme 1972.
280. Lueders, H.W., Shapiro, R.L.: Rotation finger flaps in reconstruction of burnes hands. Plast. reconstr. Surg. 47, 176–178 (1971).
281. Lynch, G.A.: Cancer of the lip. Ulster med. J. 36, 44–50 (1967).
282. McBride, C.M.: Perfusion treatment for malignant melanoma of the extremity. Arch. chir. neerl. 22, 91–95 (1970)
283. Macher, E.: Einleitung zum Thema II: Derzeitiger Stand der Immunologie des malignen Melanoms. 105. Tagung der Vereinigung der Südwestdeutschen Dermatologen gemeinsam mit der Vereinigung Rheinisch-Westfälischer Dermatologen, Freiburg i. Br. 20.–21. 4. 1974.
284. McCallum, D.I., Kinmont, P.D.C.: Basal cell carcinoma. An analysis of cases seen at a combined clinic. Brit. J. Derm. 78, 141–146 (1966).
285. McGovern, V.J.: The classification of melanoma and its relation-ship with prognosis. Pathology 2, 85–98 (1970).
286. McGregor, J.A.: Fundamental technique of plastic surgery and their surgical application. Edinburgh and London: E. & S. Livingstone 1960.
287. McInnes, G.F., Freeman, J.M., Engler, H.S.: Control of basal cell carcinoma. 10 year review. Amer. J. Surg. 31, 828–830 (1965).
288. McKee, D.M.: Treatment of basal cell carcinoma. Sth. med. J. (Bgham, Ala.) 209–215 (1964).

289. Madsen, A.: The histogenesis of superficial basal cell epitheliomas. Arch. Derm. 72, 29–30 (1955).
290. Malherbe, W.D.F.: Sycosis muchae and its surgical treatment. Plast. reconstr. Surg. 47, 269–271 (1971).
291. May, H.: Reconstructive and reparative surgery. Philadelphia: F.A. Davis 1949.
292. Mehnert, H.: Der Nasolabiallapen zur Defektdeckung nach Operationen von Hauttumoren des Gesichts. Aesthet. Med. 10, 271–274 (1961).
293. Melching, H.J.: Radiobiologie. In: Knierer, W., Praktische Strahlentherapie. Stuttgart: Medica Verlag 1957.
294. Menning, H.: Über Defektdeckung strahlengeschädigter Haut im Gesichts- und Halsbereich. Hautarzt 18, 264–268 (1967).
295. Meyer, R.: Dauerhaftigkeit, Gefahren und Mißerfolge kosmetischer Eingriffe im Gesichtsbereich. Aesthet. Med. 13, 273–284 (1964).
296. Meyer, R.: Diskussionsbemerkung zu H.C. Friederich: Dauerhaftigkeit, Gefahren und Mißerfolge kosmetischer Eingriffe im Rahmen der kosmetischen Dermatologie. Aesthet. Med. 13, 377–394 (1964).
297. Meyer, R.: Die plastischen Operationsmethoden bei der Formkorrektur des alternden Antlitzes. Aesthet. Med. 13, 19–28 (1967).
298. Meyer, R.: Sekundärplastik nach Verbrennungsschäden der Nase und der Ohren. Chirurgia plastica 1, 135–142 (1966).
299. Meyer, R.: Plastische Chirurgie bei Anomalien, Defekten und Narben. Aesthet. Med. 17, 229–232 (1968).
300. Meyer-Rohn, J.: Kokkenerkrankungen. In: Dermatologie und Venerologie (Hrsg. Gottron, H.A., Schönfeld, W.), Bd. II, Teil 2. Stuttgart: Thieme 1958.
301. Meyer-Rohn, J., Fritzemeier, C.U.: Zur Entfernung von Tätowierungen. Hautarzt 25, 9–12 (1974).
302. Meszaros, C., Nagy, E., Szodoray, L.: Die Behandlung von Basaliomen mit Calcemid und Colchicin. Z. Haut- u. Geschl.-Kr. 41, 64–71 (1966).
303. Mihm, M.C.: Kriterien der Klassifikation. 105. Tagung der Vereinigung der Südwestdeutschen Dermatologen gemeinsam mit der Vereinigung Rheinisch-Westfälischer Dermatologen, Freiburg i. Br. 20.–21. 4. 1974.
304. Miller, R.F.: „Dermabrasion" mit rotierenden Drahtbürsten in den Vereinigten Staaten. Behandlung eines Falles von Lichen sclerosus et atriphicus. Med. Kosmetik 6, 217–220 (1957).
305. Milton, S.H.: Experimental studies on island flaps. Plast. reconstr. Surg. 48, 574–578 (1971).
306. Mir y Mir, L.: The six-flap Z-plasty. Plast. reconstr. Surg. 52, 625–628 (1973).

307. Mitchell, J.C., Hardie, M.: Treatment of basal cell carcinoma by curettage and electrosurgery. Canad. med. Ass. J. **93**, 349–352 (1965).
308. Mohs, F.E.: Chemosurgery in cancer gangrene and infection. Springfiled, Ill.: Ch.C. Thomas 1956.
309. Mohs, F.E.: The chemosurgical method for the mikroscopically controlled excision of cutaneous cancer. In: Skin surgery (ed. E. Epstein), 2nd ed., p. 223–242. Philadelphia: Lea & Febiger 1962.
310. Moldenhauer, E.: Operative Behandlung der Follikulitis nuchae sclerotisans. Aesthet. Med. **13**, 188–192 (1964).
311. Moldenhauer, E.: Zur Technik und Indikation der Z-Plastik. Aesthet. Med. **15**, 362–365 (1966).
312. Moncorps, C.: Subkutane Schlitzung der Talgdrüsen, eine Behandlungsmethode der Akne vulgaris. Münch. med. Wschr. **76**, 997–998 (1929).
313. Moncorps, C.: Über die Beseitigung ausgedehnter Fremdkörpereinsprengungen in der Haut mittels kombinierten Fräs-Ätzverfahrens. Münch. med. Wschr. **89**, 587–588 (1942).
314. Monks, G.H.: Restoration of the lower eyelids by a new method. Boston. med. surg. J. **139**, 385–387 (1898).
315. Moore, J.R.: Treatment of cicatrizing basal cell carcinomas. Plast. reconstr. Surg. **47**, 371–374 (1971).
316. Moragas, J.M. de, Gimenez-Camarasa, J.M.: 5-Fluorouracil ointment in tumors of the skin. Dermatologica (Basel) **140**, Suppl. 1, 65–74 (1970).
317. Morfit, H.M., Cohen, B.I., Ratzer, E.R.: End results in melanoma. Cancer (Philad.) **22**, 945–948 (1968).
318. Morgan, B.L., Samiian, M.R.: Advantages of the bilobed flap closure of small defects of the face. Plast. reconstr. Surg. **52**, 35–37 (1973).
319. Moser, M.H., Di Pirro, E., McCoy, F.J.: Sudden blindness following blepharoplasty. Report of seven cases. Plast. reconstr. Surg. **51**, 364–370 (1973).
320. Mouly, R.: Macrocheilia and the Melkersson-Rosenthal syndrome. In: Transactions of the third international congress of plastic surgery. International Congress Series No. 66. Amsterdam: Excerpta Medica Foundation 1964.
321. Mouly, R.: Correction of hypertrophy of the upper lip. Plast. reconstr. Surg. **46**, 262–264 (1970).
322. Müller, R.F.G.: Über die Nasenplastik der alten indischen Ärzte. Chirurgia plastica **2**, 12–15 (1966).
323. Mullins, J.F.: Surgical treatment of chronic hidradenitis suppurativa. In: Skin surgery (ed. E. Epstein), 2nd ed., p. 326–330. Philadelphia: Lea & Febinger 1962.
324. Mustardé, J.C.: Repair and reconstruction in the orbital region. Edinburgh: E. & S. Livingstone 1966.
325. Mustardé, J.C.: Surgical treatment of malignant tumors of the upper lip. Chir. plast. (Berl.) **1**, 25–33 (1971).
326. Nagel, F.: Die rekonstruktive und korrektive Chirurgie der äußeren Nase. Dtsch. Ärztebl. **70**, 3118–3123 (1973).
327. Naumann, H.H.: Funktionelle Gesichtspunkte bei Nasenplastiken. Chirurgia plastica **5**, 204–211 (1968).
328. Nelson, L.M.: Podophyllin-salicylic acid solution in treatment of basal cell carcinomas. Arch. Derm. **93**, 457–459 (1966).
329. Neumann, E.: Behandlung von Onychomykosen durch Nagelablation unter Anwendung von Hyaluronidase. Derm. Wschr. **136**, 746–748 (1957).
330. Nicolau, S.G., Balus, L.: Chronic actinic cheilitis and cancer of the lower lip. Brit. J. Derm. **76**, 278–289 (1964).
331. Nigst, H.: Chirurgie in der täglichen Praxis. Stuttgart: Hippokrates 1965.
332. Nödl, F.: Die Bedeutung des Mesenchyms für die Wuchsform und die Strahlungsempfindlichkeit des Basalioms. I.-III. Mitteilung. Strahlentherapie **88**, 206–216, 217–227, 228–238 (1952).
333. Nödl, F.: Das echte Randrezidiv und das sukzessive diskontinuierliche Randwachstum des Basalioms nach Röntgeneinwirkung. Strahlentherapie **90**, 265–279 (1953).
334. Nödl, F.: Das sogenannte Übergangsepitheliom. I.-IV. Mitteilung. Arch. Derm. Syph. (Berl.) **197**, 256–270 (1954).
335. Nödl, F.: Das sogenannte Granuloma teleangiektaticum. Z. Haut- u. Geschl.-Kr. **19**, 163–167 (1955).
336. Nödl, F.: Neues auf dem Gebiet der dermatologischen Onkologie. Dtsch. med. J. **23**, 139–141 (1972).
337. Nolte, H.: Die Technik der Lokalanaesthesie. Berlin-Heidelberg-New York: Springer 1966.
338. Noster, U., Schlosser, G.A., Jänner, M.: Pyodermia fistulans sinifica. Z. Haut- u. Geschl.-Kr. **49**, 253–260 (1974).
339. O'Hollovan, M.J.: Skin cancer in Ireland. J. Irish med. Ass. **60**, 209–213 (1967).
340. Olsen, G.: Some views on the treatment of melanomas of the skin. Arch. chir. neerl. **22**, 79–90 (1970).
341. Orentreich, N.: Autografts in alopecias and other selected dermatological conditions. Ann. N.Y. Acad. Sci. **83**, 436 (1959).
342. Ott, F.: Erfahrungen mit der 5-FU-Lokalbehandlung von Präkanzerosen und Karzinomen

der Haut. — Schweiz. Ges. Derm. Vener., 52. Jahrestagung, Zürich 1970. Dermatologica (Basel) **142**, 276–279 (1971).
343. Pack, G.T., Davis, J.: Radiation cancer of the skin. Radiology **84**, 436–442 (1965).
344. Padgett, E.C.: Surgical diseases of the mouth and jaws. Philadelphia and London: W.B. Saunders 1942.
345. Paletta, F.X.: Lower eyelid reconstruction. Plast. reconstr. Surg. **51**, 653–657 (1973).
346. Paloma, A.: Radical cure of varicocele by a new technique: preliminary report. J. Urol. (Baltimore) **61**, 604–607 (1949).
347. Paul, E.: Eine neue Methode zur Beurteilung der Vitalität von Melanommetastasen nach „heißer Lymphographie" (Ausstellung). 105. Tagung der Vereinigung der Südwestdeutschen Dermatologen gemeinsam mit der Vereinigung Rheinisch-Westfälischer Dermatologen, Freiburg i.Br. 20.–21. 4. 1974.
348. Paul, E., Illig, L.: Fluoreszenzmikroskopische Darstellung pigmentbildender Hauttumoren nach Falck-Hillarp im Vergleich zu ihrem gewöhnlichen lichtmikroskopischen Bild. Arch. Derm. Forsch. **249**, 51–64 (1974).
349. Paul, E., Illig, L.: Fluoreszenzhistochemische Untersuchungen zur Melanomklassifizierung. 9. Symposion der Arbeitsgemeinschaft „Malignes Melanom" der Deutschen Forschungsgemeinschaft, Freiburg 19. 4. 1974.
350. Perras, C.: Le traitement de l'épithélioma basocellulaire de la face. Un. méd. Can. **94**, 777–780 (1965).
351. Petres, J.: Krankendemonstrationen 39–46. Verh. Dtsch. Dermat. Ges., 27. Tagung, Freiburg 27. 9.–3. 10. 1965. Arch. klin. exp. Derm. **227**, 896–897 (1966).
352. Petres, J.: Operative Therapie von Hauttumoren. Vortrag am Fortbildungsseminar der Bezirksärztekammer Südbaden und der Universitäts-Hautklinik, Freiburg i.Br. 28. 10. 1967.
353. Petres, J.: Operative Behandlung von Lidtumoren. Z. Haut- u. Geschl.-Kr. **44**, 29–36 (1969).
354. Petres, J.: Defektdeckung nach operativer Entfernung von karzinomatösen und präblastomatösen Prozessen im Nasenbereich. Aesthet. Med. **18**, 3–8 (1969).
355. Petres, J.: Hautverschiebungen in der Behandlung von Hauttumoren. Vortrag vor der Tagung der Mittelrheinischen Chirurgen in Ludwigshafen/Rhein am 9. 10. 1970. Bruns' Beitr. klin. Chir. **218**, 667 (1971).
356. Petres, J.: Erfahrungen mit plastisch-operativen Maßnahmen in der Behandlung von Hauttumoren. Verh. Dtsch. Dermat. Ges., 29. Tagung, Berlin 29. 9.–2. 10. 1971. Arch. Derm. Forsch. **244**, 156–159 (1972).
357. Petres, J.: Zur plastischen Defektdeckung nach Exzision von Hauttumoren. Hautarzt **23**, 271–274 (1972).
358. Petres, J., Haasters, J.: Unterlippenkarzinome — Ein Beitrag zur Therapie. Fortschr. Med. **86**, 785–798 (1968).
359. Petres, J., Haasters, J.: Zur Defektdeckung nach Tumorentfernung im Wangenbereich. Aesthet. Med. **18**, 49–54 (1969).
360. Petres, J., Haasters, J.: Zur operativen Behandlung fortgeschrittener Carcinome und Präcancerosen der Unterlippe. Hautarzt **20**, 219–222 (1969).
361. Petres, J., Haasters, J.: Defektdeckung nach operativer Entfernung von karzinomatösen und praeblastomatösen Prozessen im Nasenbereich. Aesthet. Med. **18**, 3–8 (1969).
362. Petres, J., Haasters, J.: Zur operativen Therapie von Röntgenspätschäden der Haut. Aesthet. Med. **18**, 109–114 (1969).
363. Petres, J., Hagedorn, M.: Behandlung und Prophylaxe von Rezidiven der Papillomatosis cutis carcinoides Gottron mit Bleomycin. Z. Haut- u. Geschl.-Kr. **49**, 335–339 (1974).
364. Petres, J., Hagedorn, M.: Zur operativen Therapie ausgedehnter Hauttumoren des Stamms. Hautarzt (1974) (im Druck).
365. Petres, J., Hundeiker, M.: Ein Beitrag zur Therapie beim chronischen Lymphoedem. Z. Haut- u. Geschl.-Kr. **43**, 29–31 (1968).
366. Petres, J., Vibrans, U.: Zur operativen Therapie der axillären Hidradenitis suppurativa. Hautarzt **23**, 160–163 (1972).
367. Pfister, R.: Die praktische Bedeutung der Fräs- und Stanzmethode für die dermatologische Praxis. Dermatologica (Basel) **111**, 25–30 (1955).
368. Pflüger, H.: Örtliche Betäubung oder Allgemeinnarkose bei plastischen Gesichtsoperationen. Aesthet. Med. **9**, 214–218 (1960).
369. Phelan, J.T., Juardo, J.: Mohs' chemosurgery technic in the management of carcinoma of the scalp. Amer. J. Surg. **108**, 440–443 (1964).
370. Pick, J.F.: Surgery of repair, vol. 1. Philadelphia: J.B. Lippincott 1949.
371. Pickrell, K.L., Georgiade, N., Adamson, J., Matton, G.: Surgical treatment of early carcinoma of the face. Postgrad. Med. **27**, 406–415 (1960).
372. Pierer, H.: Langenbecks Arch. klin. Chir. **290**, 483–494 (1959).
373. Pilla;, A.: Aesthetische Gesichtspunkte bei der Entfernung von Lidkarzinomen. Aesthet. Med. **11**, 139–143 (1962).
374. Pinkus, H.: Therapy of skin cancer. Clin. Med. **7**, 701–711 (1960).
375. Pirner, F.: Der variköse Symptomenkomplex. Stuttgart: Enke 1957.

376. Pitanguy, V.: Abdominal lipectomy: an approach to it through. An analysis of 300 consecutive cases. Plast. reconstr. Surg. **40**, 384–391 (1967).
377. Pitanguy, I., Treciak, H.: Operative Therapie bei Nasenspitzenläsionen. Aesthet. Med. **18**, 233–234 (1969).
378. Piulachs, P., Mir, L.: Recidivas y pseudorecidivas en al cáncer cutáneo. An. Med. Cir. (Barcelona) **46**, 111–115 (1960).
379. Plaza, F., Avello, A.: Carcinoma del labio. Acta cancer. **5**, 49–56 (1966).
380. Pless, J., Sødergaard, W.: The effect of halothane on tissue necrosis in pedicle skin flaps in pigs. Scand. J. plast. reconstr. Surg. **6**, 13–15 (1972).
381. Pollack, R.S.: The surgical treatment of advanced visible cancer. In: Skin surgery (ed. E. Epstein), 2nd ed., p. 168–184. Philadelphia: Lea & Febiger 1962.
382. Pollock, J., Virnelli, F.R., Ryan, R.F.: Axillary hidradenitis suppurative. A simple and effective surgical technique. Plast. reconstr. Surg. **49**, 22–27 (1972).
383. Profirov, D.: Der Röntgenkombinationsschaden bei der Nachbestrahlung des Hautkrebses. Strahlentherapie **123**, 285–289 (1964).
384. Prpić, I.: Kirurško liječenje malignih tumora kože. Liječn. Vjesn. **87**, 1197–1206 (1965).
385. Pyrhönen, S., Penttinen, K.: Wart-virus antibodies and the prognosis of wart disease. Lancet **1972 II**, 1330–1332.
386. Rassner, G.: Keratoakanthom. In: Fortschr. prakt. Derm. Venerol. (Hrsg. O. Braun-Falco, D. Petzoldt), Bd. 7, S. 52–58. Berlin-Heidelberg-New York: Springer 1973.
387. Ratzkowski, E., Hochman, A., Buchner, A., Michman, J.: Cancer of the lip. Review of 167 cases. Oncologica (Basel) **20**, 129–144 (1966).
388. Rausch, L.: Zur Behandlung von Haemangiomen und Naevi teleangiectatici. Verh. Dtsch. Dermat. Ges., 23. Tagung, Wien 24.–27. Mai 1956. Arch. klin. exp. Derm. **206**, 123–135 (1957).
389. Rebreyoud: Zit. nach G. Scherber; Handbuch der Haut- und Geschlechtskrankheiten, Bd. XXI, S. 263 (1927). Ann. Mal. gén.-urin. 1898.
390. Rees, T.D.: Technical aid in blepharoplasty. Plast. reconstr. Surg. **41**, 497–498 (1968).
391. Rees, T.D., Dupuis, Ch.C.: Baggy eyelids in young adults. Plast. reconstr. Surg. **43**, 381–387 (1969).
392. Ress, T.D., Wood-Smith, D.: Cosmetic facial surgery. Philadelphia-London-Toronto: W.B. Saunders 1973.
393. Reichmann, W.: Funktionelle Ergebnisse nach Hautplastiken an der Hand. Aesthet. Med. **12**, 57–61 (1963).
394. Rehrmann, A., Pape, H.-D.: Die operative Behandlung der Präcancerosen. Verh. Dtsch. Dermat. Ges., 27. Tagung, Freiburg 29. 9.–3. 10. 1965. Arch. klin. exp. Derm. **227**, 819–824 (1966).
395. Rehrmann, A.: Rekonstruktion der Lippen nach Tumorentfernung. Chirurgia plastica **3**, 222–229 (1967).
396. Reverdin, M.: Greffes épidermiques; experience faite dans le service de M. le docteur Guyon, à l'hopital Necker. Bull. Soc. Imp. Chir. (Paris), Ser. 2, **10** (1870).
397. Reymann, F.: Treatment of basal cell carcinoma of the skin with currettage. Arch. Derm. **103**, 623–627 (1971).
398. Reymann, F.: Treatment of basal cell carcinoma of the skin with currettage. II. A follow-up study. Arch. Derm. **108**, 528–531 (1973).
399. Richardson, G.S., Hanna, D.C., Gaisford, J.C.: Midline forehead flap nasal reconstructions in patients with low browlines. Plast. reconstr. Surg. **49**, 130–133 (1972).
400. Richter, W.: Dermatologie und Chirurgie. Darstellung der Grenzgebiete für die Praxis. Leipzig: L. Voss 1936.
401. Riedel, G.: Instrumentenlehre. In: Dermatologie und Venerologie (Hrsg. H.A. Gottron, W. Schönfeld), Bd. I/2, S. 955–968. Stuttgart: Thieme 1962.
402. Riethmüller, G., Undeutsch, W., Schnellen, B., Ehinger, H.: Zur Technik des in vitro-Lymphotoxizitätstests beim Melanom. — 105. Tagung der Vereinigung der Südwestdeutschen Dermatologen gemeinsam mit den Rheinisch-Westfälischen Dermatologen, Freiburg i.Br. 20.–21. 4. 1974.
403. Rigg, B.M.: The dorsal nasal flap. Plast. reconstr. Surg. **52**, 361–364 (1973).
404. Rindermann, J.: Histopathologie von Melanomalignom-Metastasen unter Transferbehandlung und von Testreaktionen bei Melanompatienten. — 105. Tagung der Vereinigung der Südwestdeutschen Dermatologen gemeinsam mit den Rheinisch-Westfälischen Dermatologen, Freiburg i.Br. 20.–21. 4. 1974.
405. Röckl, U., Schubert, E.: Fascitis nodularis pseudosarcomatosa. Hautarzt **22**, 150–153 (1971).
406. Rook, A.: Disorders of the connective tissue. In: Textbook of Dermatology (ed. A. Rook, D.S. Wilkinson, F.J.G. Ebling) 2nd ed., vol. 2, p. 1458–1495. Oxford-London-Edinburgh-Melbourne: Blackwell 1972.
407. Rook, A., Wilkinson, D.S.: The principles of diagnosis. In: Textbook of dermatology (ed. A. Rook, D.S. Wilkinson, F.J.G. Ebling) 2nd ed., vol. 1, p. 37–90. Oxford-London-Edinburgh-Melbourne: Blackwell 1972.
408. Rowley, M.J., Heller, C.G.: The testicular biopsy: Surgical procedure, fixation and staining technics. Fertil. and Steril **17**, 177–186 (1966).

409. Saegesser, M.: Spezielle chirurgische Therapie, 8. Aufl. Bern-Stuttgart-Wien: Huber 1972.
410. Salfeld, K.: Schweißdrüsenoperation bei Hyperhidrosis axillaris. In: Fortschr. prakt. Derm. Venerol. (Hrsg. O. Braun-Falco, D. Petzoldt), vol. 7, S. 272–276. Berlin-Heidelberg-New York: Springer 1973.
411. Santler, R., Freilinger, G.: Operative Tumorbehandlung in der Dermatologie. — Verh. Dtsch. Dermat. Ges., 29. Tagung, Berlin 29. 9.–2. 10. 1971. Arch. Derm. Forsch. **244**, 418–420 (1972).
412. Sarnat, B. G.: Facial plastic surgery. In: Skin surgery (ed. E. Epstein), 2nd ed., p. 127–167. Philadelphia: Lea & Febiger 1962.
413. Savenero-Roselli: Plastic surgery in cancer of the face and the neck. In: Andina, F., Plastic surgery of head and neck tumours. Amsterdam: Excerpta Medica Foundation 1965.
414. Schedel, F.: Plastische Chirurgie bei malignen Tumoren. Chirurg **36**, 109–113 (1965).
415. Scherber, G.: Phimose und Paraphimose. In: J. Jadassohn, Handbuch der Haut- und Geschlechtskrankheiten, Bd. XXI. Berlin: Springer 1927.
416. Schettler, D.: Oberkiefergeschwülste. Diagnostik **6**, 760–764 (1973).
417. Schiller, F., Beetz, D.: Aesthetische und klinische Gesichtspunkte bei Tätowierungen heute. Aesthest. Med. **17**, 143–150 (1968).
418. Schimpf, A.: Chronische Gesichtsschwellungen. Aesthet. Med. **11**, 228–234 (1962).
419. Schlenger, T.: Präcancerosen auf Röntgenhaut. — Sitzung der Vereinigung Düsseldorfer Dermatologen. Zbl. Haut- u. Geschl.-Kr. **121**, 167 (1966)
420. Schlockermann, F. W.: Zur Therapie der Onychomykosen. Hautarzt **8**, 270–271 (1957).
421. Schmid, E.: Die Indikationen und Möglichkeiten kosmetisch-operativer Eingriffe im Gesicht (I). Therapiewoche **11**, 63–71 (1960).
422. Schmid, E.: Sekundärplastik nach Verbrennungsschäden der Lippen. Chirurgia plastica **1**, 143–148 (1966).
423. Schmid, E.: Neue Möglichkeiten in der plastischen Chirurgie durch subdermale Implantationen von Composite grafts und von Millipore. Chirurgia plastica **5**, 246–253 (1968).
424. Schmid, M. A.: Die freie Verpflanzung flächenförmiger Hautlappen. Vorträge aus der prakt. Chir., Heft 73. Stuttgart: Enke 1965.
425. Schmidt-Tintemann, U.: Sekundärplastische Maßnahmen nach Verbrennung im Bereich der unteren Gesichtshälfte und des Halses. Chirurgia plastica **1**, 149–153 (1966).
426. Schmidt-Tintemann, U.: Zur Lage der plastischen Chirurgie. Berlin-Heidelberg-New York: Springer 1972.
427. Schmiedt, E., Elsässer, E.: Operative Maßnahmen bei Fertilitätsstörungen. Fortschr. prakt. Derm. Venerol. (Hrsg. O. Braun-Falco, D. Petzoldt), Bd. 7, S. 164–173. Berlin-Heidelberg-New York: Springer 1973.
428. Schneider, Ch.: Das Behandlungsprinzip bei der Immuntherapie des Melanomalignoms. — 105. Tagung der Vereinigung der Südwestdeutschen Dermatologen gemeinsam mit der Vereinigung Rheinisch-Westfälischer Dermatologen, Freiburg i. Br. 20.–21.4.1974.
429. Schneider, W.: Kritisches zur Nachbestrahlung maligner Tumoren. Strahlentherapie **84**, 284–296 (1951).
430. Schneider, W.: Zur Differentialdiagnose der grau-braun-blauschwarzen „Tumoren". Diagnostik **7**, 215–219 (1974).
431. Schnyder, U. W., Keller, R.: Zur Klinik und Histologie der Angiome. III. Mitteilung: Zur Histologie und Pathogenese der senilen Angiome. Arch. Derm. Syph. (Berl.) **198**, 333–342 (1955).
432. Schnyder, U. W.: Zur Klinik und Histologie der Angiome. IV. Mitteilung: Die plano-tuberösen und tubero-nodösen Angiome des Kleinkindes. Arch. klin. exp. Derm. **204**, 457–471 (1957).
433. Schnyder, U. W.: Zur Indikation und Technik der Probeexzision bei Hautkrankheiten. Praxis **51**, 922–924 (1961).
434. Schnyder, U. W., Goos, M., Riderer, K.: Superficial spreading melanoma. Dtsch. med. Wschr. **98**, 1899–1900 (1973).
435. Schöberlin, W.: Bedeutung und Häufigkeit von Phimose und Smegma. Münch. med. Wschr. **108**, 373–377 (1966).
436. Schoop, W.: Angiologie-Fibel. Stuttgart: G. Thieme 1967.
437. Schraffordt Koops, H.: Melanoblastoma malignum cutis van de extremiteiten regionale perfusie en recidief. Assen: Van Gorcum K. Comp. 1973.
438. Schreus, H. Th.: Hochtouriges Schleifen der Haut (Ein neues Behandlungsverfahren). Z. Haut- u. Geschl.-Kr. **8**, 151–156 (1950).
439. Schreus, H. Th.: Hochtouriges Schleifen der Haut (Demonstration). Verh. Dtsch. Dermat. Ges., 21. Tagung, Heidelberg 6.–9. 9. 1949; Arch. Derm. Syph. (Berl.) **191**, 678–679 (1950).
440. Schreus, H. Th.: Chlorzinkschnellätzung des Epithelioms. Ein Beitrag zur Chemochirurgie. Hautarzt **2**, 317–319 (1951).
441. Schreus, H. Th.: Weitere Erfahrungen mit hochtourigem Schleifen der Haut. In: Ärztliche Kosmetik, Heft 1. Heidelberg: Hüthig 1955.
442. Schreus, H. Th.: Schleifen und Fräsen der Haut. In: Ärztliche Kosmetik, Heft 2. Heidelberg: Hüthig 1956.

443. Schreus, H.Th.: Diskussionsbemerkung zu: Kaden, R.: Risikoprobleme bei Gesichtskorrekturen durch hochtourige Glättungsverfahren. Aesthet. Med. **13**, 260 (1964).
444. Schröder, F.: Zur Verwendung gestielter Lappen in der plastischen Chirurgie des Kiefer-Gesichtsbereiches. Experimentelle Untersuchungen und klinische Beobachtungen. Habil.-Schr. Hamburg 1960.
445. Schröder, F.: Bildung von Gesichtshautlappen unter besonderer Berücksichtigung der Gefäßversorgung nach Entfernung von Gesichtstumoren. Chirurgia plastica **3**, 184–187 (1967).
446. Schröder, F.: Deckung von Gesichtsdefekten nach Tumoroperationen bei Patienten höheren Alters. Chirurgia plastica **5**, 152–162 (1968).
447. Schrudde, J.: Die Deckung von Hautdefekten durch gestielte Lappenplastik. Aesthet. Med. **12**, 166–173 (1963).
448. Schrudde, J.: Primary soft tissue plastic operations following removal of malignant tumours. In: Andina, F., Plastic surgery of head and neck tumours. Int. Congress Series No. 98. Amsterdam: Excerpta Medica Foundation 1965.
449. Schuchardt, K.: Die Rundstiellappen in der Wiederherstellungschirurgie des Gesichts-Kieferbereichs. Leipzig: Thieme 1944.
450. Schuchardt, K.: Ausgewählte Kapitel aus der Wiederherstellungschirurgie des Gesichts unter besonderer Berücksichtigung der Augenlider und der Orbita. In: R. Thiel, Ophthalmologische Operationslehre, Bd. 4. Leipzig: Thieme 1950.
451. Schuchardt, K.: Operationen an Kopf und Wirbelsäule. In: Bier-Braun-Kümmel, Operationen am Gesichtsteil des Kopfes, 7. Aufl., Bd. II. Leipzig: J.A. Barth 1954.
452. Schuchardt, K.: Plastische Operationen im Mund- und Kieferbereich. In: Zahn-Mund-Kieferheilkunde (Hrsg. K. Häupl, W. Meyer, K. Schuchardt), Bd. III, Teil 2. München-Berlin: Urban & Schwarzenberg 1959.
453. Schuchardt, K.: Grundsätzliches zur primären und sekundären Defektdeckung nach der Operation von gutartigen und bösartigen Gesichtstumoren. Chirurgia plastica **3**, 180–183 (1967).
454. Schuchardt, K.: Operationen an Kopf und Wirbelsäule. In: Bier-Braun-Kümmel, Operationen am Gesichtsteil des Kopfes, 8. Aufl., Bd. 2. Leipzig: J.A. Barth 1970.
455. Schuermann, H.: Krankheiten der Mundschleimhaut und der Lippen, 2. Aufl. München-Berlin: Urban & Schwarzenberg 1958.
456. Schulte-Steinberg, O.: Zwischenfälle bei der Lokalanaesthesie. Diagnostik **6**, 724–728 (1973).
457. Schulz, K.A.: Über eine neue Verödungstherapie der Akne conglobata und cystischen Akne vulgaris. Z. Haut- u. Geschl.-Kr. **49**, 65–68 (1974).
458. Schwenzer, N.: Geschwülste im Lippen- und Gesichtsbereich. Diagnostik **6**, 750–754 (1973).
459. Schwenzer, N.: Das menschliche Gesicht — operative Herstellung und Korrektur. Dtsch. Ärztebl. **70**, 3386–3391 (1973).
460. von Seemen, H.: Operative Behandlung schwerer Strahlenschädigungen. Langenbecks Arch. klin. Chir. **270**, 363–366 (1951).
461. von Seemen, H., Antoine, L.: Plastische Chirurgie und Kosmetik. München: Urban & Schwarzenberg 1958.
462. Serćer, A., Mündnich, K.: Plastische Operationen an der Nase und an der Ohrmuschel. Stuttgart: Thieme 1962.
463. Shah, J.P., Goldsmith, H.S.: Incontinuity versus discontinuous lymph node dissection for malignant melanoma. Cancer (Philad.) **26**, 610–614 (1970).
464. Sigg, K.: Beinleiden. Berlin-Heidelberg-New York: Springer 1967.
465. Skoog, T.: Die chirurgische Behandlung von Verbrennungen der Lider und Augenbrauen. Chirurgica plastica **1**, 126–134 (1966).
466. Smith, F.: Plastic and reconstructive surgery — a manual of management. Philadelphia: Saunders 1950.
467. Sorg, C., Loth, H., Müller, Ch.: Immunfluoreszenz und Immunadhärenz zum Nachweis von Antimelanom-Antikörper. — 105. Tagung der Vereinigung der Südwestdeutschen Dermatologen gemeinsam mit der Vereinigung der Rheinisch-Westfälischen Dermatologen, Freiburg i. Br. 20.–21. 4. 1974.
468. Spiessl, B.: Möglichkeiten der Schnittführung zur en-block-Resektion der Mundhöhle und des Gesichts. Dtsch. Zahn-, Mund- u. Kieferheilk. **43**, 190–200 (1964).
469. Spira, M., Hardy, S.B.: Vermilionectomy. Plast. reconstr. Surg. **33**, 39–46 (1964).
470. Steckler, M.I.: Baggy eyelids. Amer. J. Ophthal. **37**, 113–115 (1954).
471. Steigleder, G.K.: Grundsätzliches zur histologischen Technik in der Dermatologie. In: Dermatologie und Venerologie (Hrsg. H.A. Gottron, W. Schönfeld). Stuttgart: Thieme 1961.
472. Steigleder, G.K.: Die Präancerosen in moderner Sicht. Hautarzt **14**, 87–94 (1963).
473. Steigleder, G.K.: Diagnostische Möglichkeiten der Dermatohistopathologie. Hautarzt **19**, 447–451 (1968).
474. Steigleder, G.K.: Dermatologie und Venerologie für Ärzte und Studenten. Stuttgart: Thieme 1972.
475. Steigleder, G.K., Gartmann, H.: Malignes Melanom: Hinweise zur Diagnostik für die Praxis. Diagnostik **7**, 220–226 (1974).
476. Steigleder, G.K., Pullmann, H.: Lymphocytäres Infiltrat und Prognose beim Melanom. —

105. Tagung der Vereinigung Südwestdeutscher Dermatologen mit der Vereinigung Rheinisch-Westfälischer Dermatologen in Freiburg i.Br. am 20.-21. 4. 1974.
477. Steinacher, J.: Zur Behandlung der Böllerschußverletzungen. Cosmetologie **19**, 15-17 (1970).
478. Stich, R., Bauer, K. H.: Lehrbuch der Chirurgie, 16./17. Aufl. Berlin-Göttingen-Heidelberg: Springer 1958.
479. Stühmer, A.: Demonstration über die Technik der Anwendung von Stanzen und Fräsen. Dritte Dermatologische Woche, Freiburg i.Br. 1953.
480. Sulzberger, M. B., Witten, V. H.: Why dermatologic surgery? In: Skin surgery (ed. E. Epstein), 2nd ed., p. 15-22. Philadelphia: Lea & Febiger 1962.
481. Sundell, B., Gylling, U., Soivio, A. I.: Treatment of basal cell carcinoma by plastic surgery. Acta chir. scand. **131**, 249-253 (1966).
482. Sutton, R.: Diseases of the skin, 11th ed. St. Louis: C. V. Mosby 1956.
483. Thiersch, C.: Über Hautverpflanzung. — Verh. Dtsch. Ges. Chir., 15. Kongress, 7.-10. 4. 1886. Beilage z. Zbl. Chir. **13**, 17-18 (1886).
484. Thöne, A. W.: Die Behandlung der Verruca senilis und der Keratosis praecancerosa. Hautarzt **10**, 468-471 (1959).
485. Trauner, R.: Plastiken bei Gesichtshämangiomen. Aesthet. Med. **10**, 69-78 (1961).
486. Trauner, R.: Kiefer- und Gesichtschirurgie. München-Berlin-Wien: Urban & Schwarzenberg 1973.
487. Trautmann, A. C., Converse, J. M., Smith, B.: Plastic and reconstructive surgery of the eye and adnexa. Washington: Butterworths 1962.
488. Tritsch, H.: Behandlung von Bestrahlungsfolgen der Haut. Chir. Praxis **8**, 129-138 (1964).
489. Tromovitsch, T. A.: Skin cancer. Treatment by curettage and desiccation. Calif. Med. **103**, 107-108 (1965).
490. Tromovitsch, T. A., Beirne, G., Beirne, C.: Cancer chemosurgery (Mohs technique). The "chemo-check". Arch. Derm. **92**, 291-292 (1965).
491. Ullik, R.: Die plastische Chirurgie des Gesichts. Wien: Urban & Schwarzenberg 1948.
492. Villoria, J. M. F.: A new method of elongation of the corner of the mouth. Plast. reconstr. Surg. **49**, 52-55 (1972).
493. Vogt, H., Neumann. L.: Operative Behandlung der männlichen Glatze. Hautarzt **19**, 518-520 (1968).
494. Vonkennel, J., Fiebig, M.: Kosmetisch störende Erkrankungen der Haut einschließlich der Therapie. In: Dermatologie und Venerologie (Hrsg. H. A. Gottron, W. Schönfeld), Bd. II, Teil 1, S. 287-312. Stuttgart: Thieme 1958.
495. Walter, C.: Hinweise auf Möglichkeiten der plastisch-chirurgischen Versorgung von Krankheits- oder Unfallfolgen im Gesicht. Aesthet. Med. **17**, 87-94 (1968).
496. Walter, C.: Plastisch-chirurgische Gesichtspunkte der primären Wundversorgung und der sekundären Narbenkorrektur im Gesichts- und Halsbereich. Aesthet. Med. **18**, 73-84 (1969).
497. Walter, C.: Chirurgie. Cosmetologica **19**, 171-178 (1970).
498. Wassmund, M.: Lehrbuch der praktischen Chirurgie des Mundes und der Kiefer. Leipzig: H. Meusser 1935, 1939.
499. Weaver, P. C., Copeman, P. W. M.: Simple surgery for axillary hyperhidrosis, two cases. Proc. roy. Soc. Med. **64**, 607-608 (1971).
500. Wegener, E. H.: Wann verspricht die Epicraniotomie einen Erfolg und was ist bei der Operationstechnik zu beachten? Aesthet. Med. **10**, 123-126 (1961).
501. Weidner, F., Hornstein, O. P.: Das Problem der regionalen Lymphknotenmetastasierung bei malignen Melanomen. Arch. Derm. Forsch. **245**, 50-62 (1972).
502. Weissleder, H., Pfannenstiel, P.: Endolymphatische Metastasentherapie mit Radioisotopen beim malignen Melanom. — Verh. Dtsch. Dermat. Ges., 29. Tagung, Berlin 29. 9.-2. 10. 1971. Arch. Derm. Forsch. **244**, 245-250 (1972).
503. Werner, H.: Die Indikation zur Strahlentherapie unter aesthetischem Gesichtspunkt. Aesthet. Med. **15**, 34-43 (1966).
504. Wernsdörfer, R.: Carcinome der Ohrmuschel. Bericht über 170 Fälle. Z. Haut- u. Geschl.-Kr. **42**, 303-308 (1967).
505. Widmaier, W.: Funktionelle und kosmetische Mißerfolge bei Sekundäroperationen nach Verbrennungen des Gesichtes und des Halses infolge mangelhafter Operationsplanung. Chirurgia plastica **1**, 163-169 (1966).
506. Wiedemann, G.: Erfahrungen mit der externen Colchicin-Behandlung in der Dermatologie. — Verh. Dtsch. Dermat. Ges., 23. Tagung, Wien, 24. -27. 5. 1956. Arch. klin. exp. Derm. **206**, 686-689 (1957).
507. Wiendl, H.-J.: Die chirurgische Behandlung von Strahlenulcera. Chirurgia plastica **6**, 221-234 (1969).
508. Wilkinson, D. S.: Physical and surgical procedures. In: Textbook of Dermatology (ed. A. Rook, Wilkinson, D. S., Ebling. F. J. G.), 2nd ed., vol. 2, p. 2088-2104. Oxford-London-Edinburgh-Melbourne: Blackwell 1972.
509. Winkelmann, M.: Zur chirurgischen Behandlung der Elephantiasis der Extremitäten. Med. Kosmetik **6**, 225-233 (1957).

510. Wiskemann, A.: Zur Melanomentstehung durch chronische Lichteinwirkung. Hautarzt **25**, 20–22 (1974).
511. Wolfe, J. R.: A new method for performing plastic operations. Brit. med. J. **1875 II**, 360.
512. Woolf, R. M., Broadbent, T. R.: The four-flap Z-plasty. Plast. reconstr. Surg. **49**, 48–51 (1972).
513. Wullstein, H. L.: Chirurgische Zusammenarbeit im „Kopfbereich". Dtsch. Ärztebl. **70**, 3134–3137 (1973).
514. Zehm, S.: Primär plastische Versorgung von Hautdefekten an Hals und Kiefer unter besonderer Berücksichtigung der gestielten Brusthautlappens. Chirurgia plastica **3**, 256–263 (1967).
515. Ziegenbalg, H.: Therapie der Strahlenschäden der Haut. Aesthet. Med. **14**, 74–84 (1965).
516. Ziemann, S. A.: Das Lymphödem. Stuttgart: Hippokrates 1964.
517. van Zile, W. N.: Early carcinoma of the lip: diagnosis and treatment. J. oral. Surg. **23**, 50–59 (1965).
518. Zoltan, J.: Die plastische Deckung von Defek- nach Excision von Strahlenschäden der Haut. Chirurgia plastica **2**, 1–11 (1966).
519. Zwicker, M.: Beitrag zur operativen Behandlung der Elephantiasis. Med. Kosmetik **6**, 220–225 (1957).
520. Zwinggi, F.: Beingeschwüre, Varizen und Thrombosen. Bern: Huber 1964.

Sachverzeichnis

Abrasionstechniken 44
Abrikosoff-Tumor 21
Achselhöhle 29, 82, 83
Adenoma sebaceum 18
Akanthokeratom 10
Akne conglobata 23
Aknekeloid 23
aktinische Keratose 7
Anaesthesie 35
Angiektasia eruptiva thrombotica 19
Angiektasie, senile 19
Angiokeratoma circumscriptum 19
Angiokeratoma corporis diffusum 20
Angiokeratoma inpunctiforme scroti 20
Angiokeratoma Mibelli 20
Angioleiomyom 20
Angioma senile 19
Angiom, eruptives 19, 20
Angiomyoneurom 20
Antibiotica 24, 29, 35
Antiphlogistica 24, 35
apokrines Cystadenom 5
Araviskij-Methode (Nagelentfernung) 4
Argamaso-Plastik 40
Arsenkeratose 8
arteriosklerotische Gangrän 27
Atherom 6
Augenlider 68 ff.
äußeres Ohr und Umgebung 75 ff.
Axilla 29, 82, 83

Balanitis 8
Balanoposthitis sclerotica obliterans 9
Bartholinitis 24
Basaliom 11, 32
Basaliom, sclerodermiformes 31
Basaliom, strahleninduziertes 11
Basalzellepitheliom 11
Basalzellnaevussyndrom 12
Basalzellpapillom 3, 13
Bauchdecken, schlaffe 81
Besenreiservaricen 26
Betastrahler 20
Biopsie 1, 38
blauer Naevus 14
Blepharoplastik 72
Blutschwamm 20
Borst-Jadassohn-Epitheliom 9
Bowen, Morbus 8

Briefmarkenplastik 88
v. Burowsches Dreieck 42, 50, 77, 78
v. Burow (Unterlippenplastik) 63, 67

Cantharidenblasenmethode 7, 8
capilläres Haemangiom 20
Carcinoma in situ 8
Carcinoma spinocellulare 9
Carcinome der Hautanhangsgebilde 10
Carcinommetastasen in der Haut 10
cavernöse Haemangiome 20
cellular blue Nevus Allen 14
Cheilitis abrasiva praecancerosa Manganotti 9
Cheilitis granulomatosa 25, 67
Chemochirurgie nach Mohs 9, 46
Chlorzinkätzung nach Schreus 7, 11, 46
Circumcision 25, 84
Cockett-Operation 88
Columella 60
Comedonennaevus 5
Composite grafts 61
Condyloma acuminatum 4
Cornu cutaneum 8
Corticoidunterspritzung 17
Curettage 3, 7, 46
Cutis hyperelastica 22
Cutis laxa 22
Cylindrom (Spiegler-Tumor) 12
Cystadenom, apokrines 5
Cystenexstirpation 6
Cytostatica 11

Decortication 5, 61
Dehnungsplastik 39
Dellwarze 5
Dermatitis perianalis fistulosa 23
Dermatofibrom 16
Dermatofibrosarcoma protuberans 18
Desiccation 11, 45
Desinfektion (Haut-) 34
Desmoid-Tumor, Desmom 18
diabetische Gangrän 27
Diagnosesicherung, histologische 1
Diathermie 19, 20, 45
Dorsalincision 83
Dubreuilh, Morbus 15
Dubreuilh-Melanom 15
Dupuytrensche Kontraktur 22

Einzelknopfnaht 37
ekkrines Porom 5
ekkrines Spiradenom 5
Elektrodesiccation 11, 45
Elektrokauterisation 45
Elektrokoagulation 35, 45
Elektrotomie 45
Elephantiasis nostras 27
Emmet-Operation 89
Entspannungsoperation 49
Epidermiscyste 6
Epiduralanaesthesie 37
Epithelcyste, traumatische 7
Epithelioma adenoides cysticum 12
Epithelioma basocellulare 11
Epithelioma calcificans (Malherbe) 6
Epithelioma mixtum 9
Epithelioma planum et cicatricans 11
Epitheliom, intraepitheliales 9
eruptives Angiom 19
Erythroplasie 8
Estlander-Plastik 64
Excision, einfache lanzettförmige 39
Extremitäten 87

Fasciitis nodularis 18
Fasciitis, pseudosarkomatöse 18
Feigwarzen 4
Fernplastiken 33, 43
Fettgewebstumoren 18
Feuermal, blasses mediales 21
Feuermal, laterales 21
Fibroplasien 18, 22
Fibrosarkom 18
Fisteln, odontogene 25
Follikelretentionscyste 6, 7
Follikulitis keloidalis 23
Follikulitis nuchae sclerotisans 23
Frästechnik 3, 7, 8, 27, 44, 89
freie Transplantation 43
Fremdkörpereinsprengung 29, 45
Fremdkörpergranulom 27
Fulguration 46
fünfte Phakomatose 12
funktionelle Störungen 29
Furunkel 22
Fuß 89
Fußblockade 37
Fußsohlenwarzen 3

Gangrän 27
Galuschkasche Lösung 24
Genitale, männliches 83ff.
Genitale, weibliches 86ff.
gestielte Lappen 44
Gipsverband 35
Glans penis 85
Glättungsverfahren 44

Glatzenoperationen 49
Glomangiom, Glomustumor 20
Granularzellmyoblastom 21
Granuloma pediculatum („-pyogenicum", -teleangiactaticum) 19

Haarfollikelnaevus 6
Haartransplantationen 49
Haemangioendotheliom 21
Haemangiom, capilläres, cavernöses 20
Haemangiopericytom 21
Haemangiosarkom 22
Haemoblastosen 19
Halo-Naevus (Sutton) 13
Hals 78
Haltenähte 38
Handblockade 37
Hände 89
Handley-Zieman-Operation 27, 85
Happle (Praeputiumlappen) 84
Hauthorn 8
Hautmetastasen 10
Hautzüchtung 27
Hidradenitis suppurativa 24
Histiocytom 16
Hochfrequenzgerät 45
Hodenbiopsie 86
Hyperhidrosis axillarum 29, 82
Hyperplasie, pseudocarcinomatöse 10
hypertrophische Narben 17

Indikation zur Operation 31
Induratio penis plastica 22
Insellappenplastik 43, 60
Intracutannaht 38
intraepitheliales Epitheliom 9
juvenile Palmoplantarfibrose 22
juveniles Melanom Spitz 13
juveniles Xanthogranulom 17

Kaltkaustik 45
Kaposi-Sarkom 21
Karbunkel 22
Keilexcision (Ohrmuschel) 75
Keilexcision (n. Emmet) 89
Keilexcision (Unterlippe) 63
Keller-Babcock-Operation 26
Keloid 17
Keratoakanthom 10
Keratoma senile, Keratoma solare 7
Keratose, aktinische 7
Keratosis seborrhoica 3
Keratosis senilis 7
Kiefer 79
Kinn 78
Klarzellakanthom (Degos) 5
Koagulation 45
Kohlensäureschneebehandlung 21

Komedonenquetscher n. Unna 24
Kopf, behaarter 47 ff.
kosmetische Operationen 29
Krampfaderleiden 25
Kraurosis vulvae 9
Kreuzschnitt 23
Kryochirurgie 16
Kugel, elektrische 4, 5, 45

Lagerung zur Operation 34
Landmannshaut 7
Läppchenplastik n. Reverdin 27, 44, 87
Lappen, gestielte 44
Lebersternchen 19
Leiomyom 20
Leishmaniase 25
Leitungsanaesthesie 36
Lentigo 12
Lentigo maligna Hutchinson 15
Leukoplakie 8
Lichen sclerosus 9
Lider 68 ff.
Lider, schlaffe, Korrektur 72
Lidwinkel 69
Linsenfleck 12
Lipom 18
Lipomatosis dolorosa 18
Lippen 61 ff.
Löffel, scharfer 3, 7
Lokalanaesthesie 36
lokalcytostatische Therapie 7
Lymphadenektomie 9
Lymphangiom 21
Lymphangioplastik 27, 86
Lymphocytoma cutis 18
Lymphogranulomatose, maligne 19
Lymphome, maligne 19
Lymphoplasien, benigne 18

männliches Genitale 83
Mastektomie 10
Melanom, benignes juveniles 13
Melanom, Dubreuilh- 15
Melanom, noduläres 15
Melanom, superfiziell spreitendes 15
Melanophakomatose Virchow-Rokitansky-Touraine 14
Melanosis circumscripta praeblastomatosa Dubreuilh 14
Milien 7
Mischtumor der Haut 5
Molluscum contagiosum 5
Molluscum pseudocarcinomatosum (sebaceum) 10
Moncorps-Messer 7, 23
Morbus Bowen 8
Morbus Dubreuilh 14
Morbus Paget 10

multiple Z-Plastiken 40
Mundwinkelerweiterungsplastik 65
Muttermal 13
Mykosen 25, 89
Mykosis fungoides 19

Nacken 78
Naevobasaliome 12
naevoide Basaliome 12
Naevoxanthoendotheliom 17
Naevus araneus 19
Naevus coeruleus 14
Naevus comedonicus 5
Naevus flammeus 21
Naevus papillomatosus 13
Naevus pellineus 14
Naevus pigmentosus, pilosus 13
Naevus sebaceus Jadassohn 5
Naevus Sutton (Halo-Naevus) 13
Naevus teleangiectaticus 21
Naevus verrucosus 5
Naevus vinosus 21
Naevuszellnaevus 13
Nagelveränderungen 29
Nagelextraktion 89
Nahplastiken 33, 40
Nahtdehiszenz 29
Nahtentfernung 38
Nahtmaterial und -Technik 37
Narbe, hypertrophische 17
Nase 53 ff.
Nasolabiallappen 57, 58
Neurofibrom 22
Neurofibromatose 22
Neuronaevus bleu Masson 14
noduläres Melanom 15
nodular subepidermal fibrosis 16
Nodulus cutaneus 16

Oberlid 69 ff.
Oberlippe 67 ff.
Oedem, postoperatives 35
Ohr und Ohrumgebung 75 ff.
Okuda-Orentreich-Glatzenoperation 49
Ölkeratose 8
Onychomykose 29, 89
Operationsbesteck 33
Operationsvorbereitung 34
Orientbeule 25

Paget, Morbus 10
Pachydermia vegetans 26
Palmoplantarfibrosen 22
Papillomatosis cutis 10, 26
Papillomatosis mucosae 10
Paraphimose 25
Pechwarze 8
Penisamputation 84

Perifolliculitis capitis abscedens et suffodiens 23
Phakomatose Bourneville-Pringle 18
Phakomatose Brooke-Spiegler 12
Phakomatose Gorlin-Goltz 12
Phakomatose Recklinghausen 22
Phakomatose Virchow-Rokitansky-Touraine 14
Phimose 25, 84
Pigmentverschiebung nach Fräsen 45
Pilomatrixom 6
planotuberöses Haemangiom des Säuglingsalters 20
Plantarwarze 3
Plattenepithelcarcinom 9
Plexusblockade 36
Podophyllinbehandlung bei Condylomata acuminata 4
Porom, ekkrines 5
postoperative Betreuung 35
postoperatives Oedem 35
Praecancerosen 7
praemaligner fibroepithelialer Tumor Pinkus 12
Praemedikation 34
praeoperative Betreuung 34
Probeexcision 1, 38
Pseudocancerosen 10
Pseudosarkomatöse Fasciitis 18
Pseudoxanthoma elasticum 22
Punch grafts 88
Pyodermia fistulans sinifica 23

Radiodermie 8
Randwallanaesthesie 36
Rasur des Operationsgebietes 34
Relaxed skin tension lines 32
Reticulosarkomatose 19
Reticulose, maligne 19
Reverdin-Läppchen 27, 44, 88
Rhinophym 5, 61
Röntgenbehandlung 7, 16, 20, 29
Röntgenkombinationsschaden 8, 29, 31
Rotationsplastiken 47, 50, 51, 74, 75, 76, 78, 80, 82
Rumpfhautbasaliom 11

Sacralanaesthesie 37
Salicylpflaster 3
Sarcoma idiopathicum haemorrhagicum Kaposi 21
Sarkome 18
Sarkoidose Besnier-Boeck-Schaumann 24
Saugdrainage 35
Säuglingsangiome 20
Scheitelregion 47
Schläfenregion 50
schlaffe Lider 72
seniles Angiom 20
senile Keratose 7
senile Talgdrüsenhyperplasie 5

Schnittführung 32
Schwenklappen 40, 41, 43, 70, 71, 77, 80, 82
Schwiele 15, 28
sclerodermiformes Basaliom 11
sclerosierendes Angiom Gros-Wolbach 16
Scrotum 85
Sebocystomatose 6
Spalthaut 27, 44, 88
Spaltlinien der Haut 32
Spenderstellen 44
Spider-Naevus 19
Spiegler-Tumor 12
Spinalanaesthesie 37
Spindelzellnaevus 14
Spiradenom, ekkrines 5
Spitz-Tumor 14
Stamm 80 ff.
Stanzbiopsie 1, 49
Stanze, rotierende 39
Steatocystoma multiplex 6
Stickstoff, flüssiger 4
Stirn 51 ff.
Storchenbiß 21
superfiziell spreitendes Melanom 15
Sutton-Naevus 13
Syringocystadenom 5
Syringom 5

Talgdrüsenadenom 5
Talgdrüsenhyperplasie, senile 5
Tätowierung 27, 45
Teerkeratose 8
Thierschlappen 27
Trombophlebitis 25
Tierfellnaevus 13, 14
Transplantation, freie 33, 43, 80, 87
Trendelenburg-Operation 76
Trichoepitheliom 12
Trichofolliculom 6
Tuberculosis cutis 24
tuberonodöses Haemangiom 20
Tumoren 3 ff.
Tunnellappen 58
Tylositas 28

Umgebungsanaesthesie 36
Ulcus cruris 27, 88
Ulcus rodens, Ulcus terebrans 11
Unguis incarnatus 30
Unterlid 69, 70
Unterlippe 63 ff.

Varicocele 86
Varicosis bei CVI 25
Verätzung 28
Verbrennung, Verbrühung 28
Verruca vulgaris (filiformis, juvenilis, plana, plantaris) 3

Verruca seborrhoica (senilis) 3
Vollhauttransplantate 44, 49
Vulvektomie 86
VY-Plastik 40
VYS-Plastik 42

Wangen 73 ff.
Warzen 3
White spot disease 9
Wolfe-Krause-Lappen 44

Wunden 28

Xanthelasmen 17
Xanthom 17
Xanthogranulom, juveniles 17
Xeroderma pigmentosum 7

Zirkumzision 25, 84
Z-Plastik 40, 87, 89

Bildtafeln

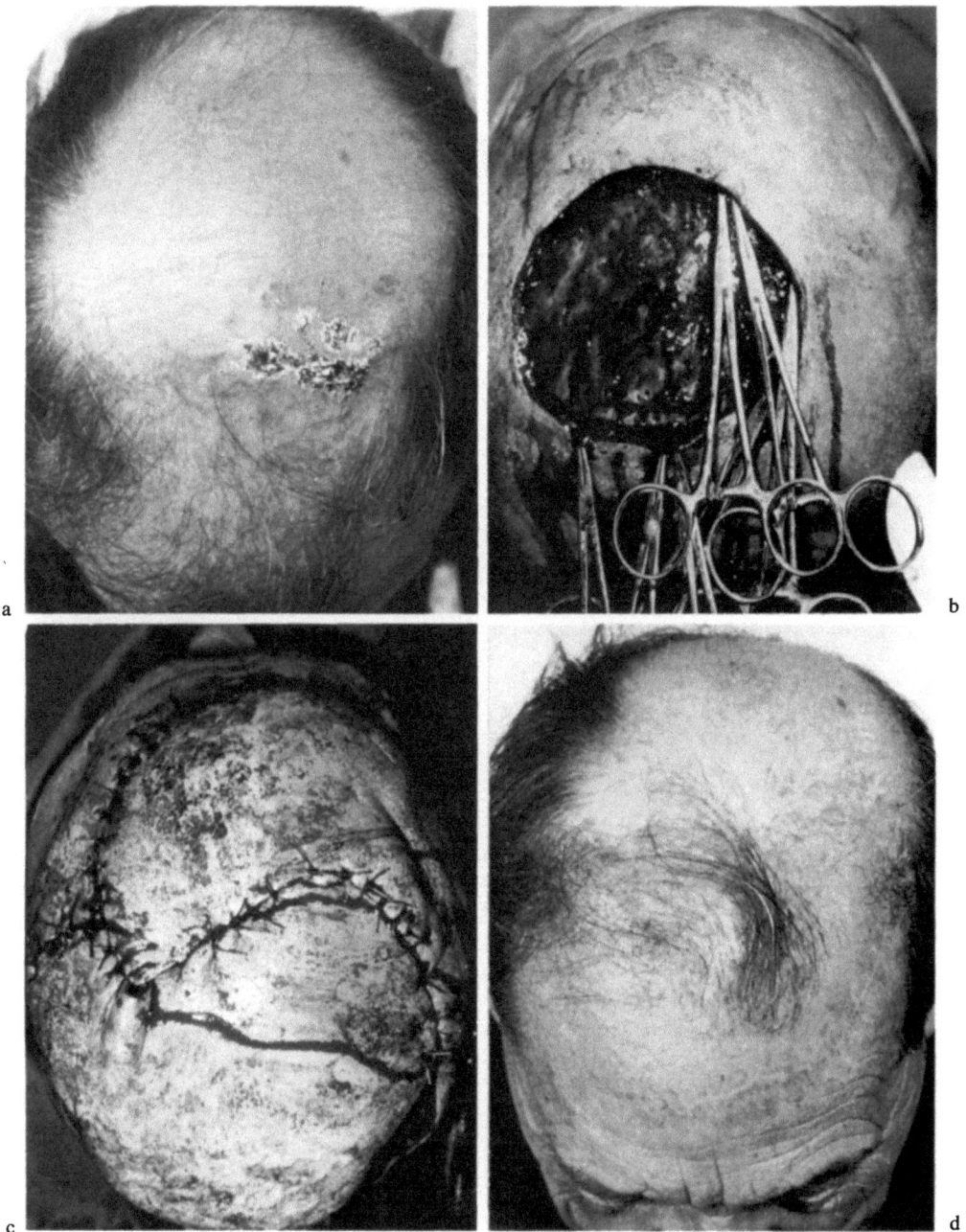

Tafel 1a–d (vgl. S. 48). N. F. 64jähriger Mann. Sklerodermiformes Basaliom im Scheitelbereich. — 1a. Zustand vor operativem Eingriff. — 1b. Befund nach Tumorexcision. — 1c. Zustand nach Deckung des Operationsdefekts mittels doppelter Rotationsplastik von frontal und occipital. — 1d. Endzustand 18 Monate p. op.

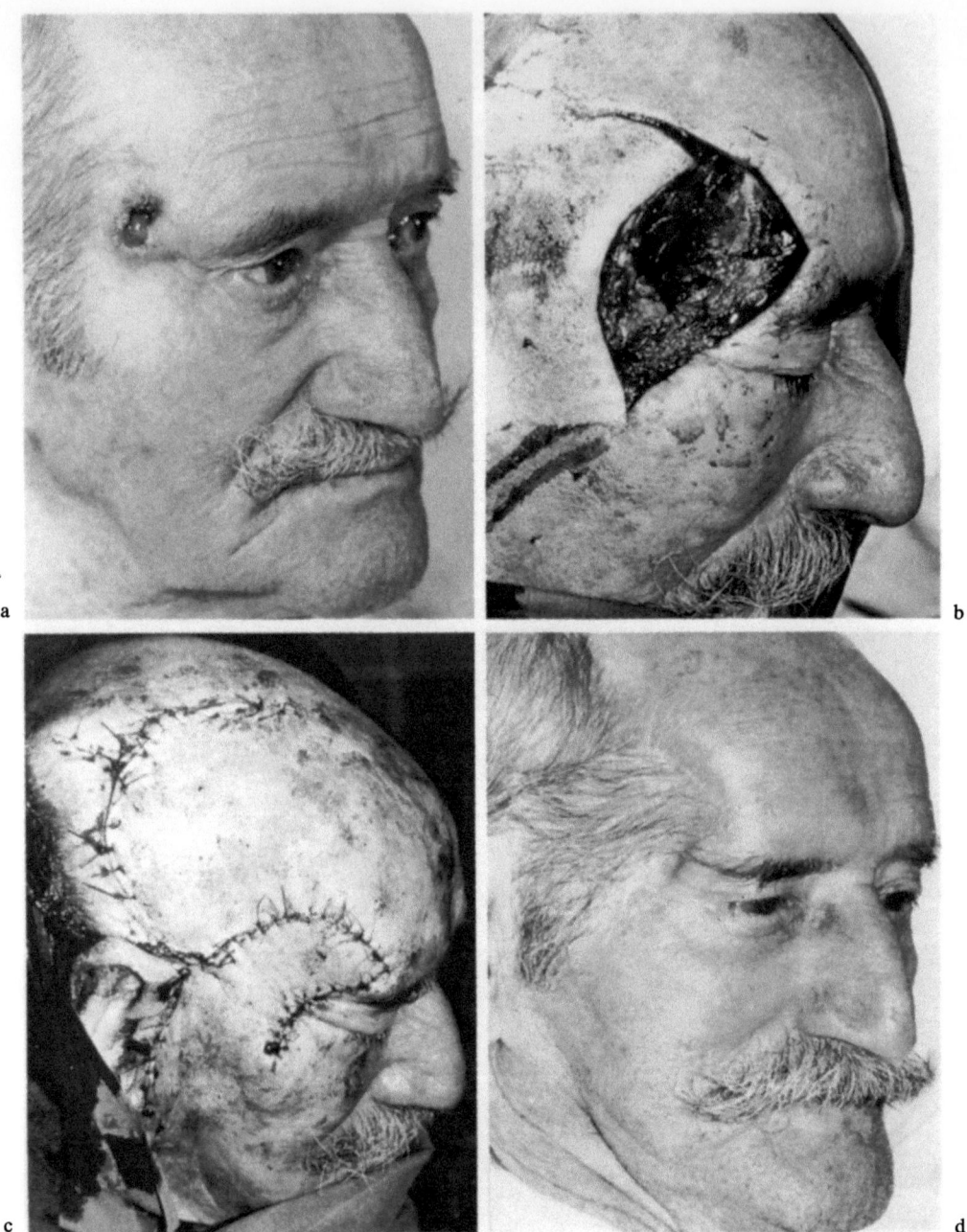

Tafel 2a–d (vgl. S. 52). D.O. 82jähriger Mann. Basaliom rechte Schläfe. – 2a. Zustand vor operativem Eingriff. – 2b. Befund nach keilförmiger Excision des Krankheitsherdes. – 2c. Zustand nach Deckung des Operationsdefekts durch kombinierte Verschiebe-Rotationsplastik von caudal und frontoparietal. – 2d. Zustand 12 Monate p.op.

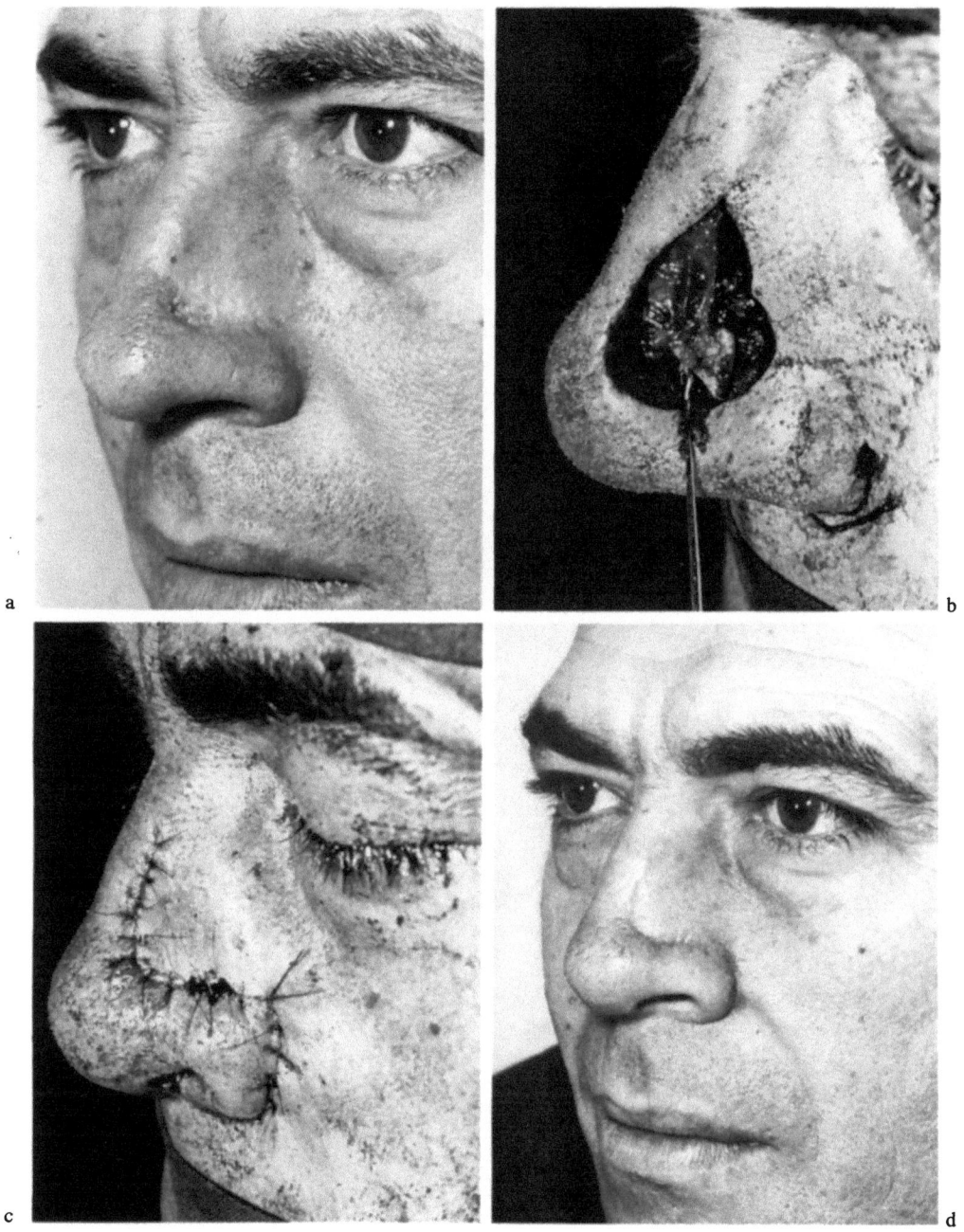

Tafel 3a–d (vgl. S. 54). R.D. 39jähriger Mann. Basaliom im Bereich des linken Nasenflügels. – 3a. Zustand vor operativem Eingriff. – 3b. Nach Excision des Krankheitsherdes und Versorgung eines ca. pfennigstückgroßen Schleimhautdefekts mittels eines gestielten Hautlappens aus der Umgebung. – 3c Befund nach Deckung des Operationsdefekts mittels einer Verschiebeplastik von lateral. – 3d. Zustand 9 Monate p.op.

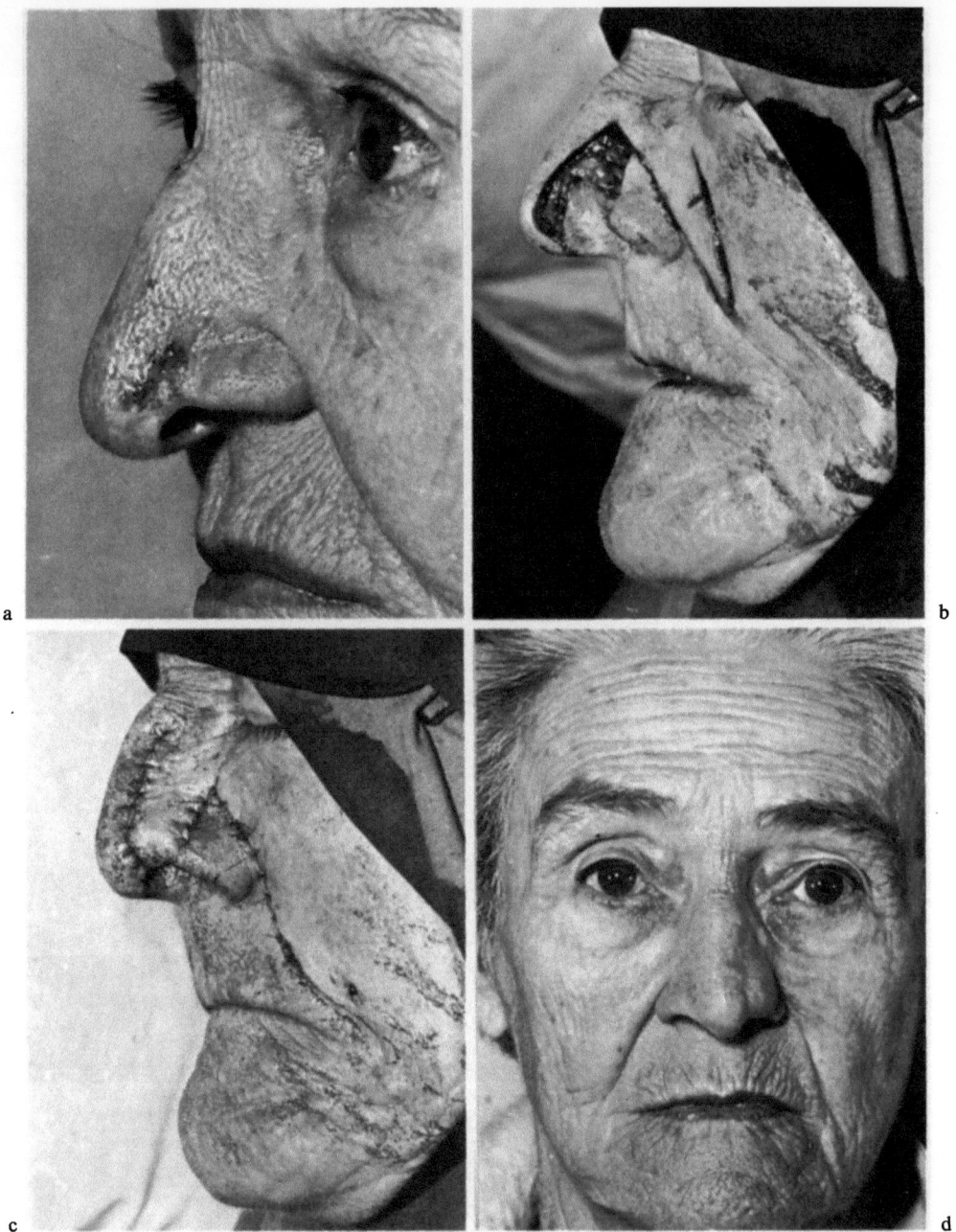

Tafel 4a–d (vgl. S. 55). V.H.G. 68jährige Frau. Cystisches Basaliom der seitlichen Nasenspitze links. – 4a. Vor operativem Eingriff. – 4b. Zustand nach Excision des Krankheitsherdes und Vorbereitung eines nasolabialen Schwenklappens. – 4c. Zustand bei Operationsende. Die distale Hälfte des Nasolabiallappens wurde zur Innenauskleidung der Nase verwandt. – 4d. Zustand 6 Monate p.op.

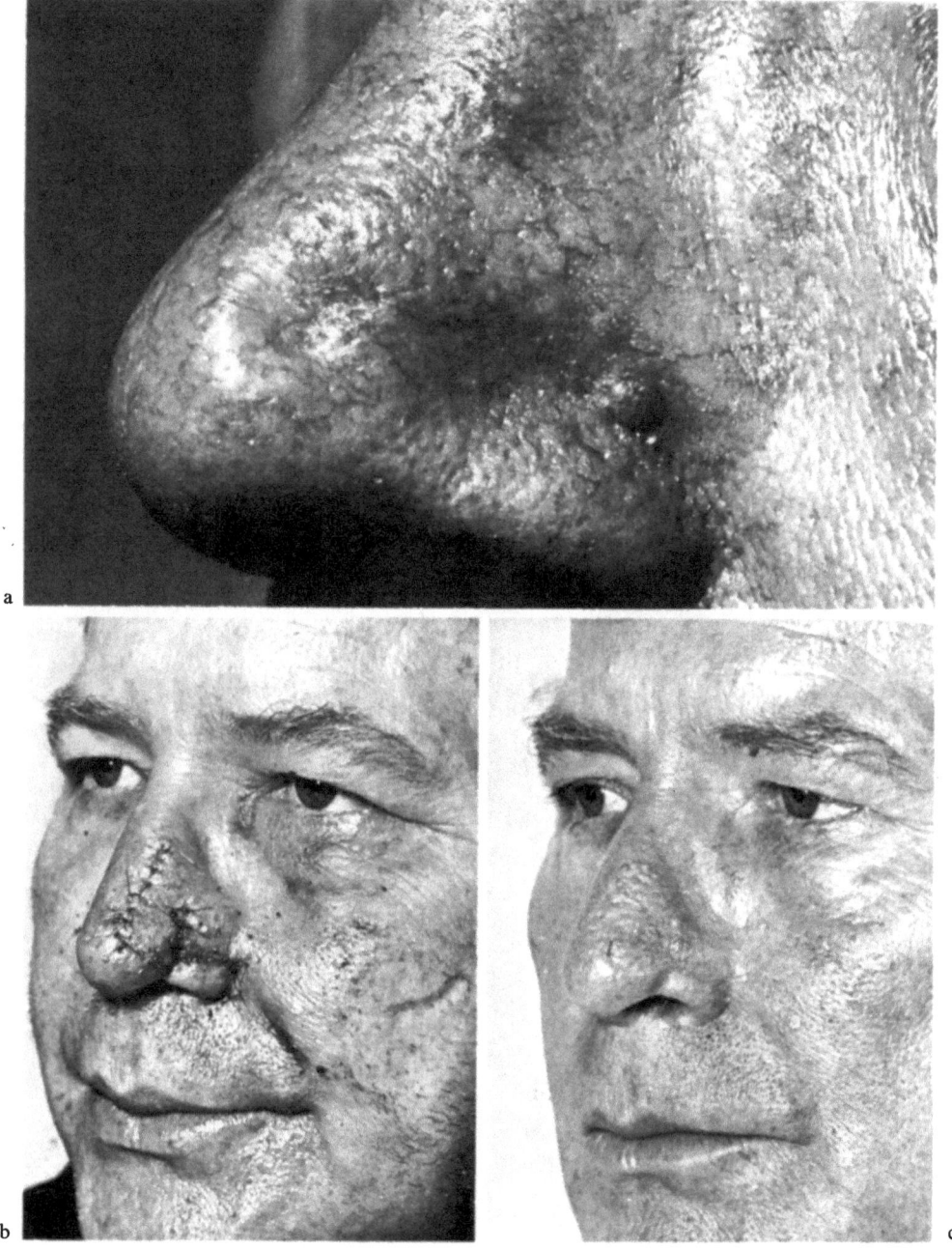

Tafel 5a–c (vgl. S. 55). F.H. 58jähriger Mann. Basaliom der seitlichen Nasenspitze links. – 5a. Zustand vor operativem Eingriff. – 5b. Zustand 5 Tage nach Excision des Krankheitsherdes und Deckung des Defekts mittels eines Schwenklappens vom Nasenflügel. Der Sekundärdefekt am Nasenflügel wurde wiederum durch einen kleinen Sichellappen aus der Nasolabialregion versorgt. – 5c. Zustand 4 Monate p. op.

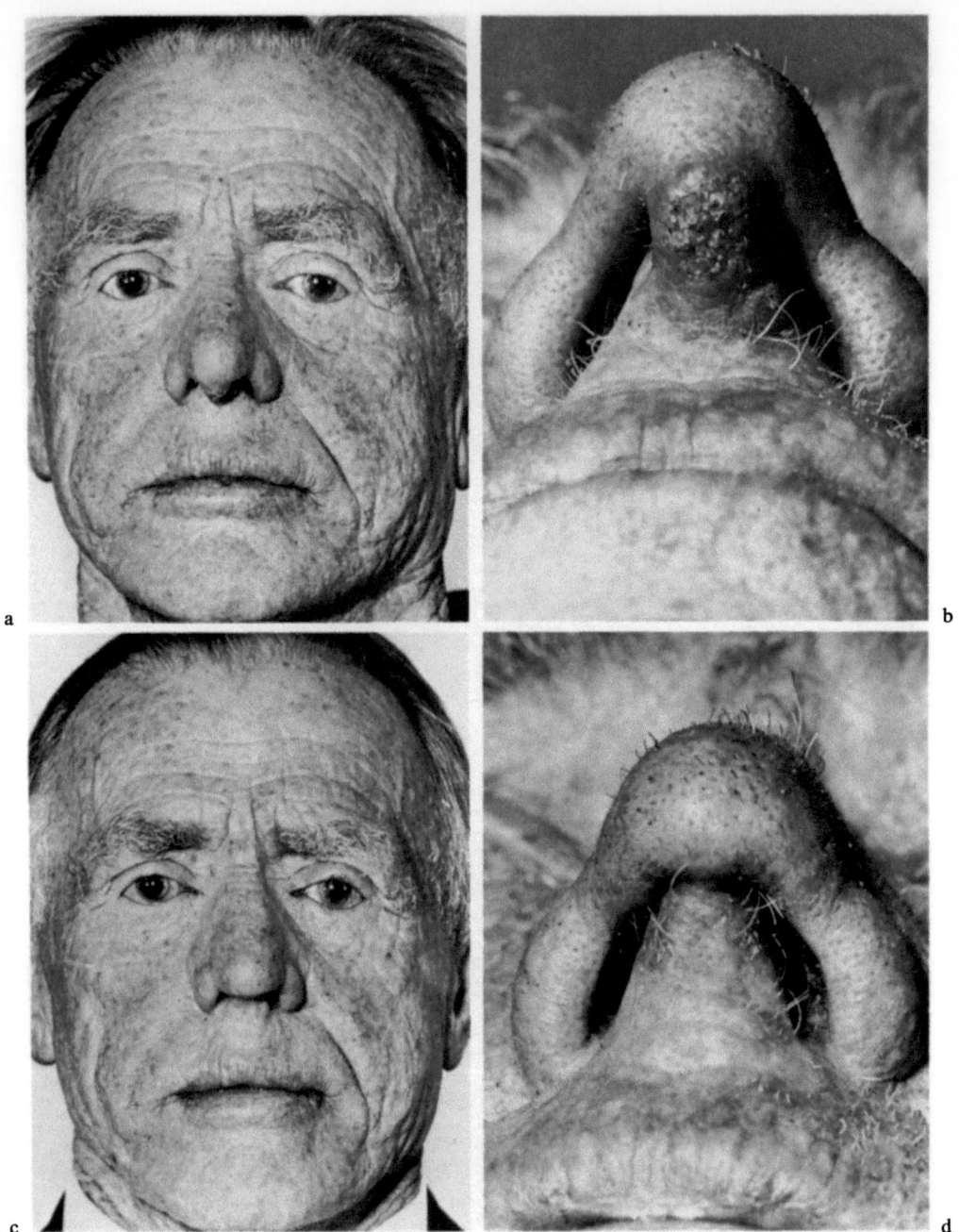

Tafel 6a–d (vgl. S. 60). F.H. 70jähriger Mann. Keratotisches Basaliom der Columella. — 6a und b. Zustand vor operativem Eingriff. — 6c und d. Befund 10 Monate nach Tumorexcision und Neuaufbau der Columella mittels zweier Schwenklappen aus der Oberlippe

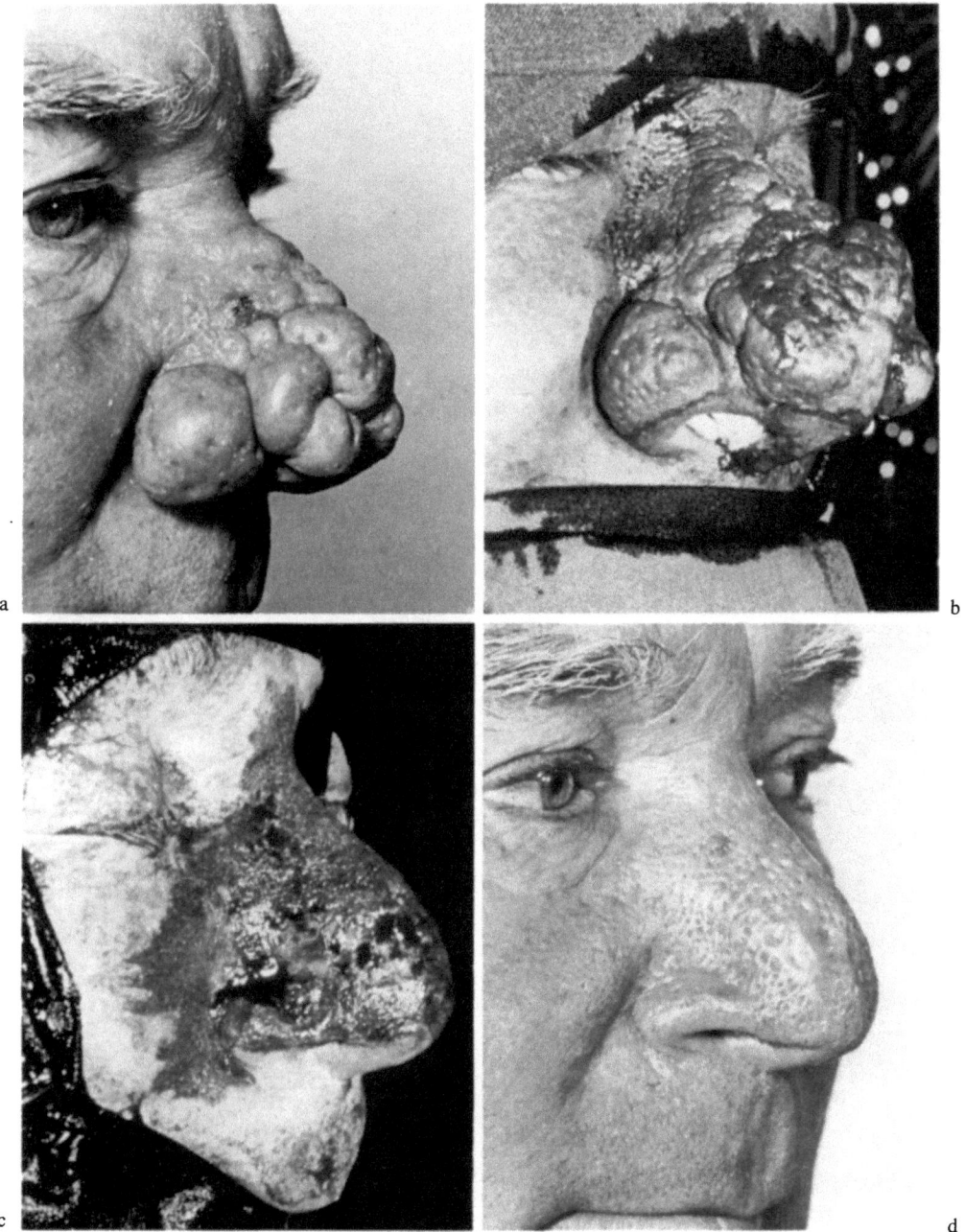

Tafel 7a–d (vgl. S. 61). K.O. 72jähriger Mann. Rhinophym. — 7a und b. Zustand vor operativem Eingriff. — 7c. Befund nach Excision der Knoten mit dem Skalpell und Nachmodellieren mittels der hochtourigen Fräse. — 7d. 6 Monate p. op.

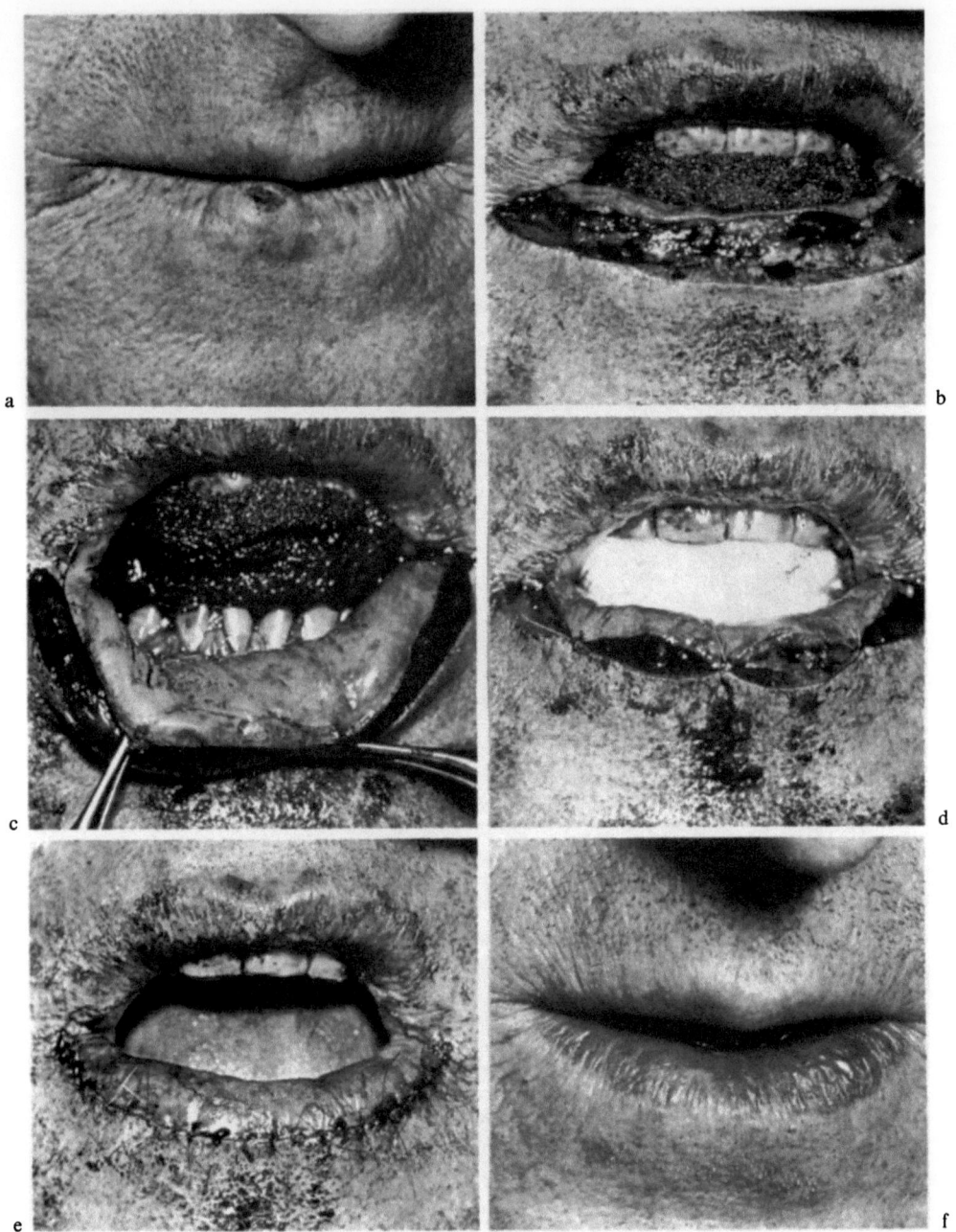

Tafel 8a–f (vgl. S. 62). D.J. 42jähriger Mann. Carcinoma spinocellulare der Unterlippe. – 8a. Zustand vor operativem Eingriff. – 8b. Nach Excision des Krankheitsherdes einschließlich des gesamten Unterlippenrots entsprechend der Technik nach Langenbeck-von Bruns. – 8c. Vorziehen der submucös mobilisierten buccalen Unterlippenschleimhaut. – 8d. Fixierung der Unterlippenschleimhaut mit atraumatischen Nähten an der Lippenrotgrenze. – 8e. Zustand nach Beendigung der Langenbeck-von Brunsschen Plastik. – 8f. Zustand 12 Monate p. op.

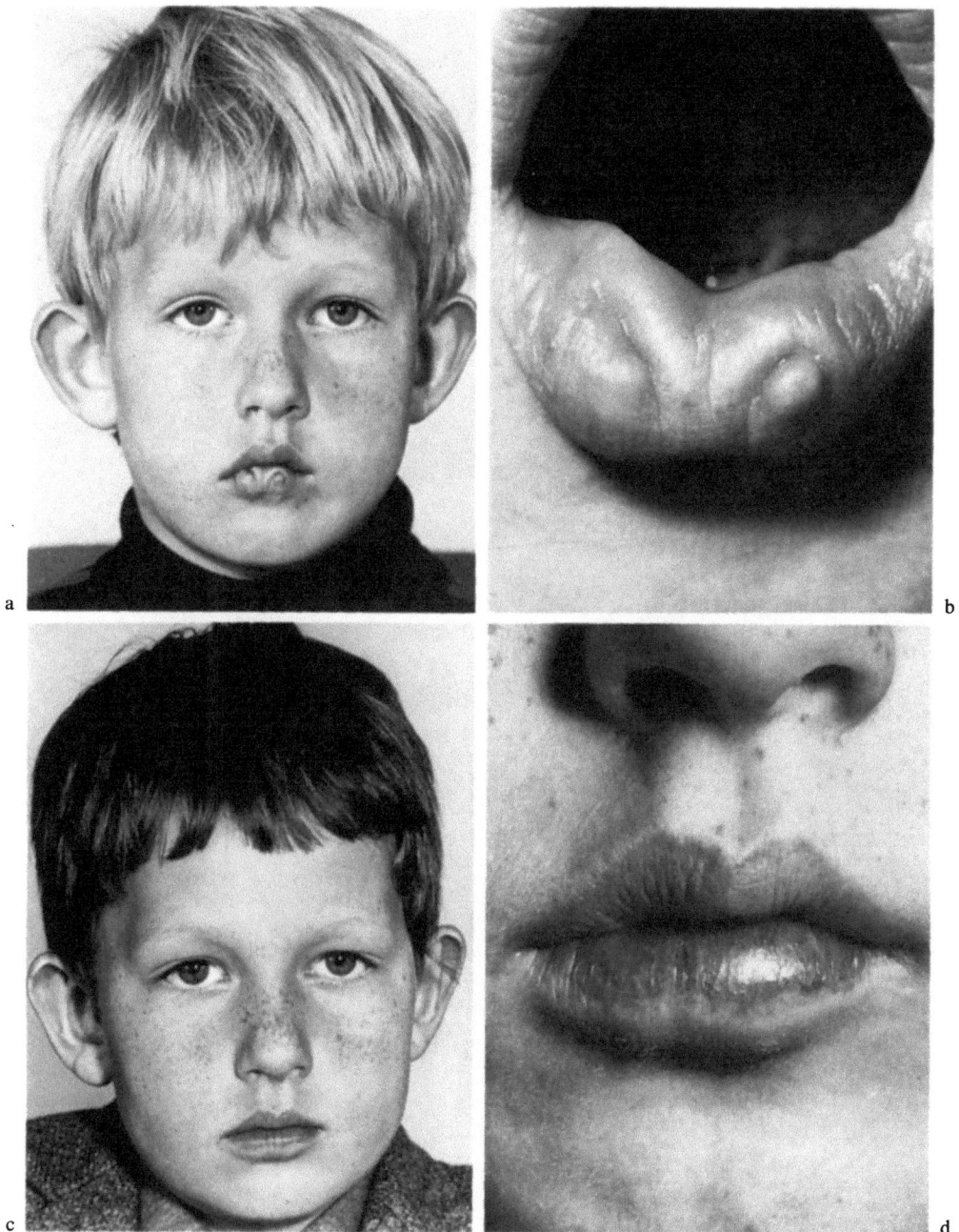

Tafel 9a–d (vgl. S. 63). A.D. 5jähriger Knabe. Congenitale Lippengrübchen. — 9a und b. Zustand vor operativem Eingriff. — 9c und d. Zustand 5 Monate nach Excision der Unterlippenmißbildung und Deckung des Operationsdefekts im Sinne einer Unterlippenplastik nach Langenbeck-von Bruns

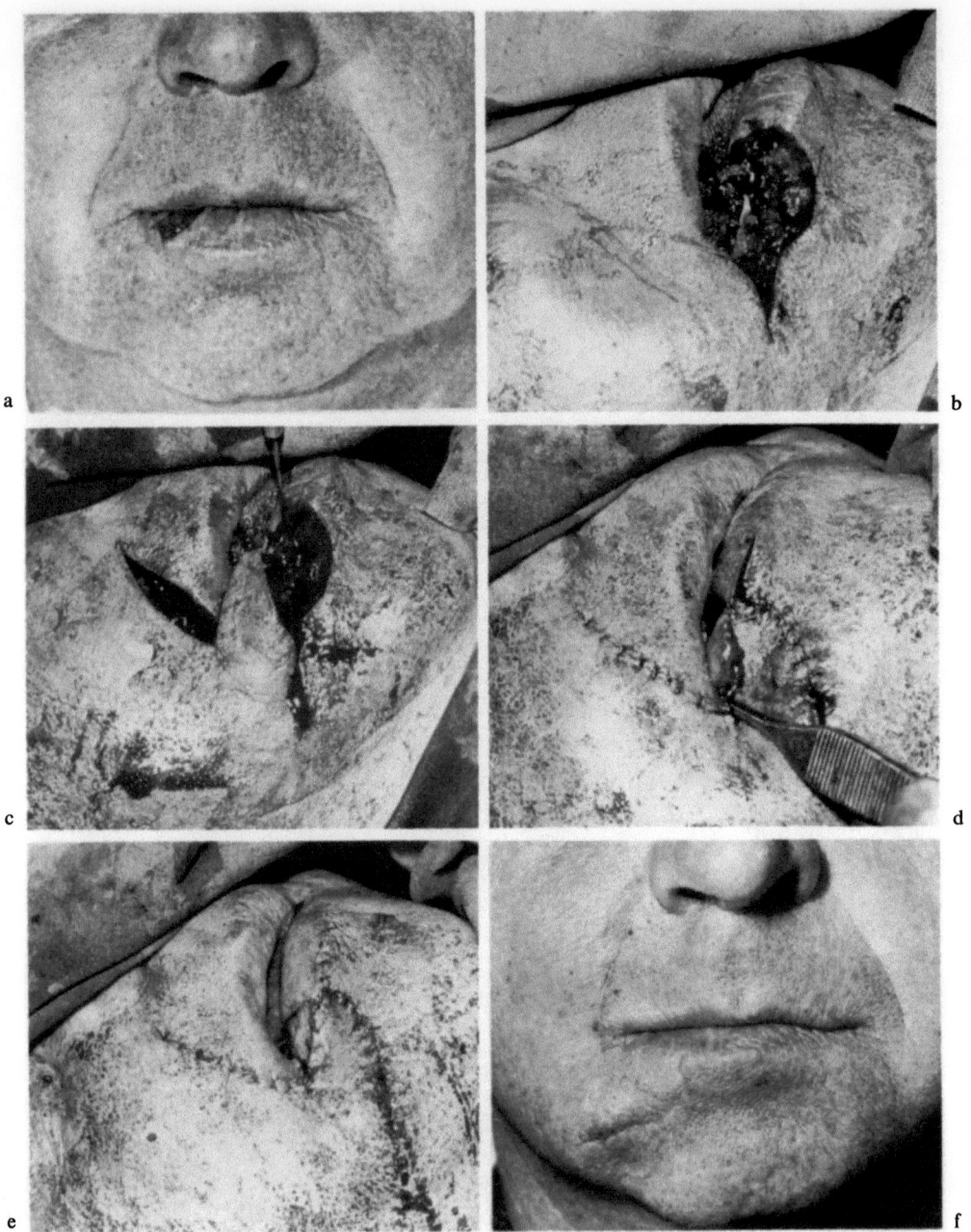

Tafel 10a–f (vgl. S. 65). K.A. 60jähriger Mann. Carcinoma spinocellulare der Unterlippe. – 10a. Zustand vor operativem Eingriff. – 10b. Nach Excision des Krankheitsherdes. – 10c. Ein nasolabialer Schwenklappen wird in den Unterlippendefekt gebracht. – 10d. Neuaufbau des Unterlippenrots durch Verschiebung von Wangenschleimhaut. – 10e. Zustand bei Operationsende. – 10f. Zustand 2 Monate p. op.

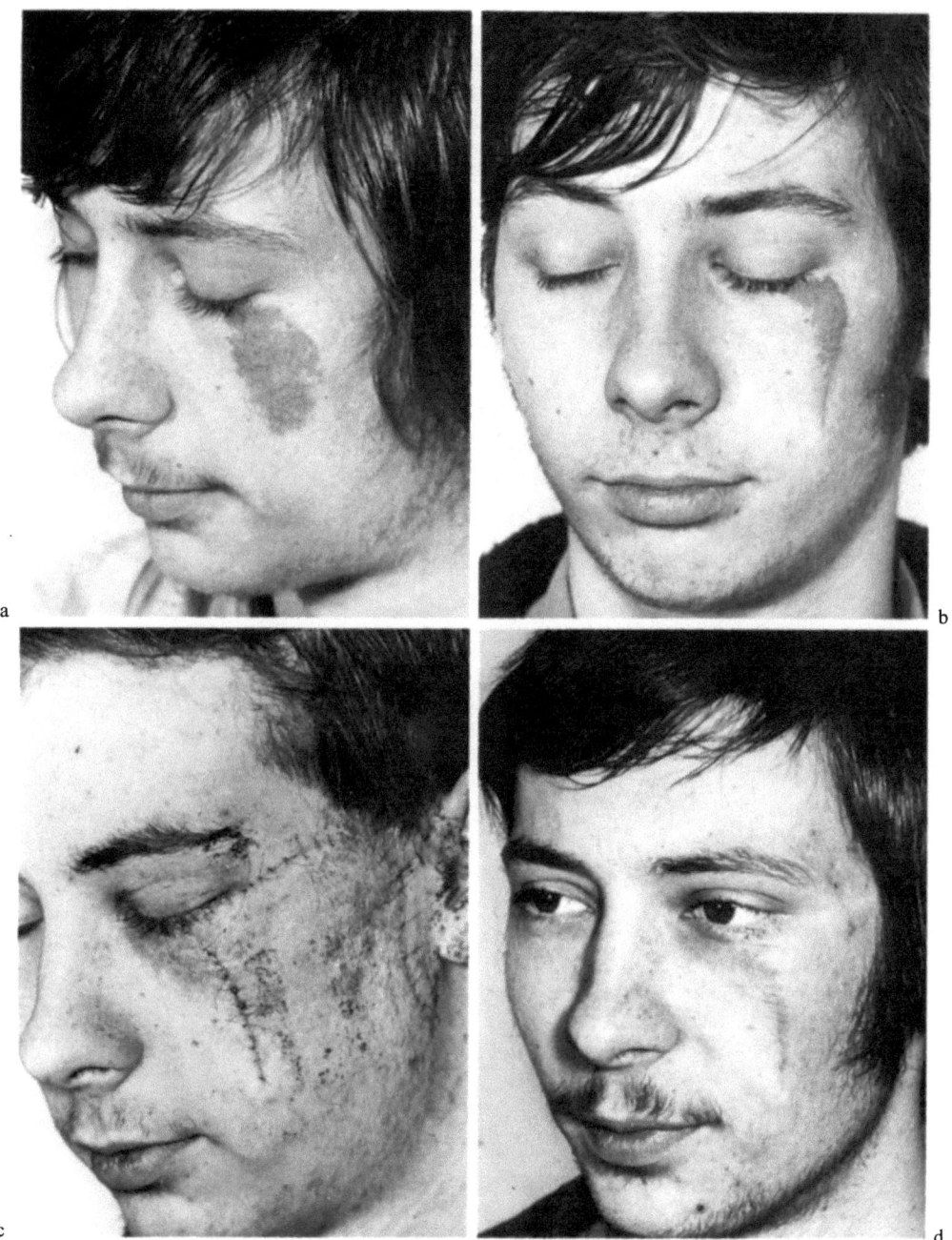

Tafel 11a–d (vgl. S. 70). F. E. 17jähriger Mann. Naevus flammeus des linken Unterlids und der linken Wange. – 11a. Zustand vor Excision. – 11b. 9 Monate nach partieller Excision des Krankheitsherdes und Deckung des Defekts in einer Dehnungsplastik. – 11c. 4 Tage nach Excision des Restherdes und Defektdeckung mit Hilfe einer Rotationsplastik nach Imre. – 11d. Endzustand 14 Monate nach Rotationsplastik

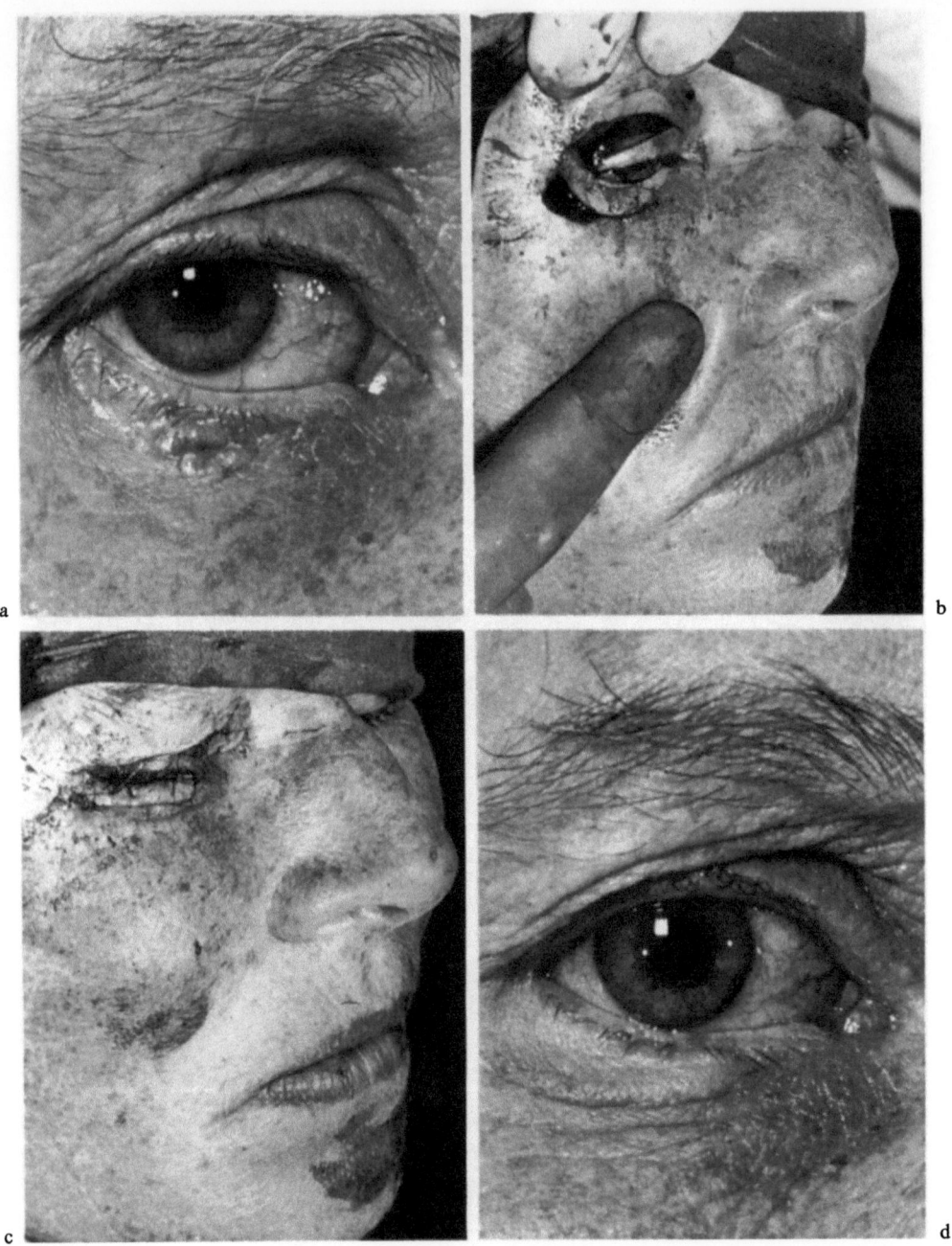

Tafel 12a–d (vgl. S. 71). F. M. 52jährige Frau. Basaliom im Bereich des rechten Unterlids. — 12a. Zustand vor operativem Eingriff. — 12b. Nach Excision des Krankheitsherdes und Verlagerung eines Schwenklappens aus dem Oberlid in den Unterliddefekt. — 12c. Lappenentnahmestelle am Oberlid durch primäre Wundnaht geschlossen. Schwenklappen im Unterliddefekt fixiert. — 12d. Zustand 12 Monate p. op.

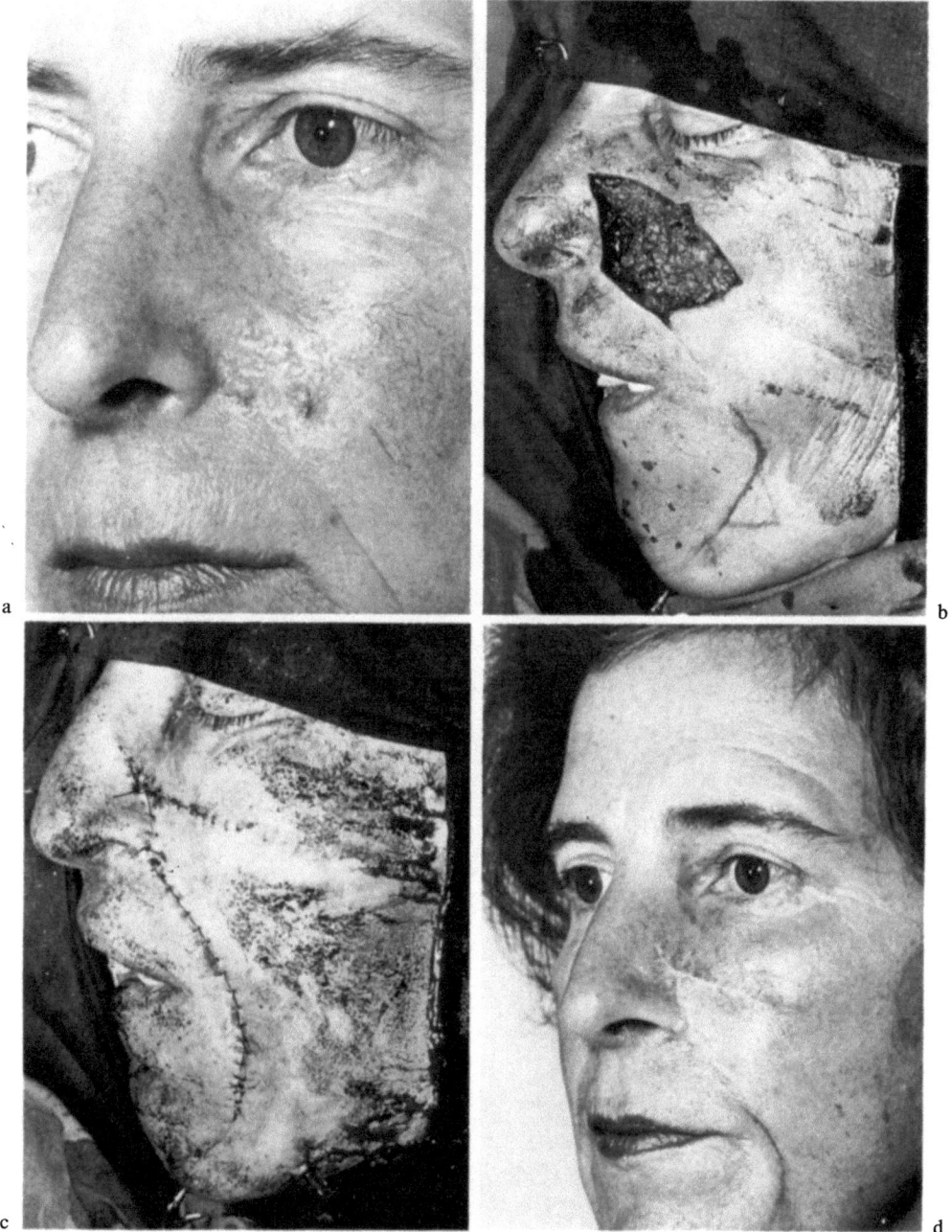

Tafel 13 a–d (vgl. S. 75). D.H. 50jährige Frau. Basaliom linke Wange. – 13a. Zustand vor operativem Eingriff. – 13b. Nach Excision des Krankheitsherdes. – 13c. Zustand nach Deckung des Operationsdefekts mittels einer Verschiebeplastik von caudal. – 13d. 6 Monate p. op.

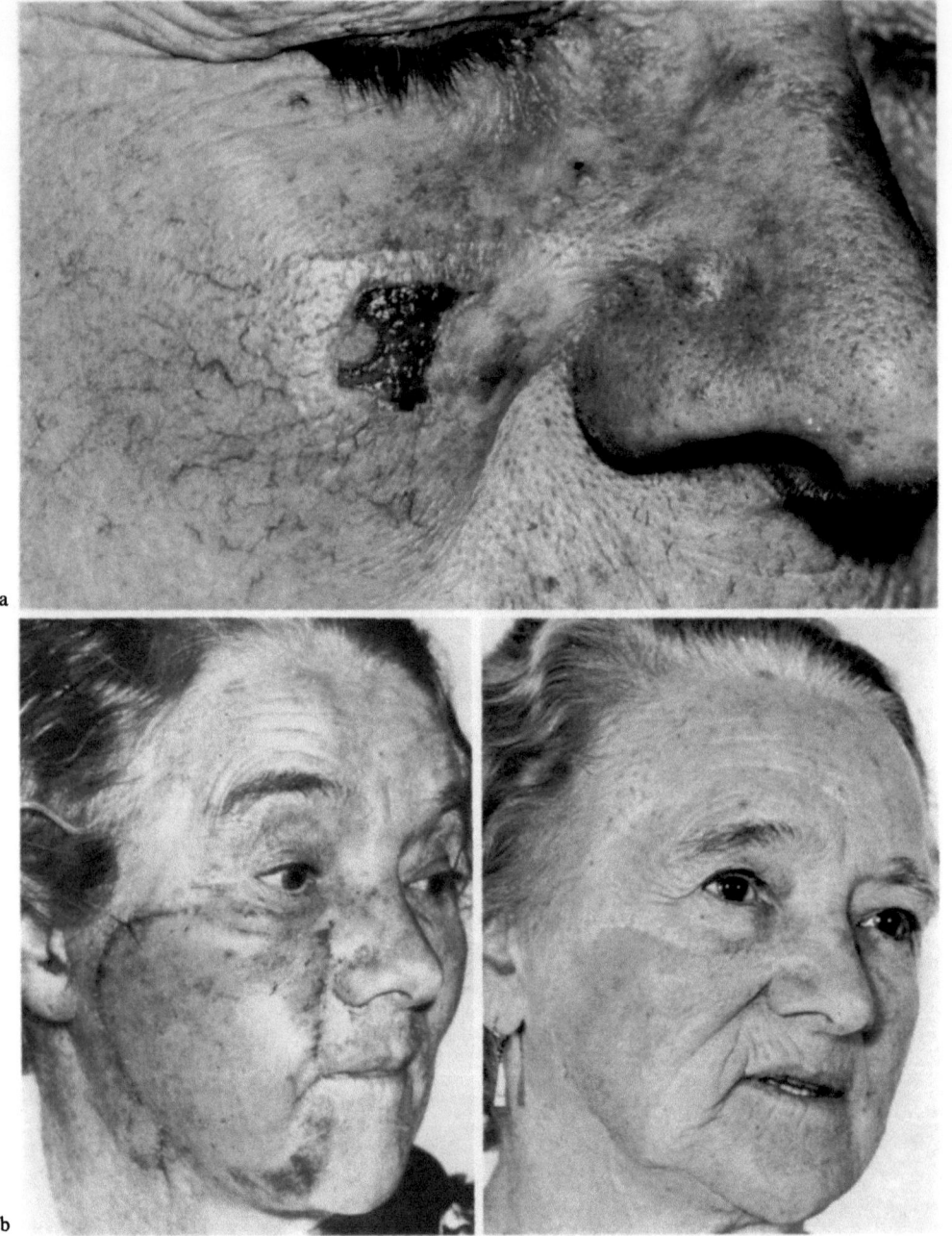

Tafel 14a–c (vgl. S. 75). 74jährige Frau. Basaliom im Bereich der rechten Wange. 12 Jahre zuvor wurde an gleicher Stelle ein „Epitheliom" mit insgesamt 3000 rd bestrahlt. – 14a. Zustand vor operativem Eingriff. – 14b. 10 Tage nach Tumorexcision und Deckung des Defekts mittels einer Rotationsplastik. – 14c. Zustand 6 Jahre p. op.

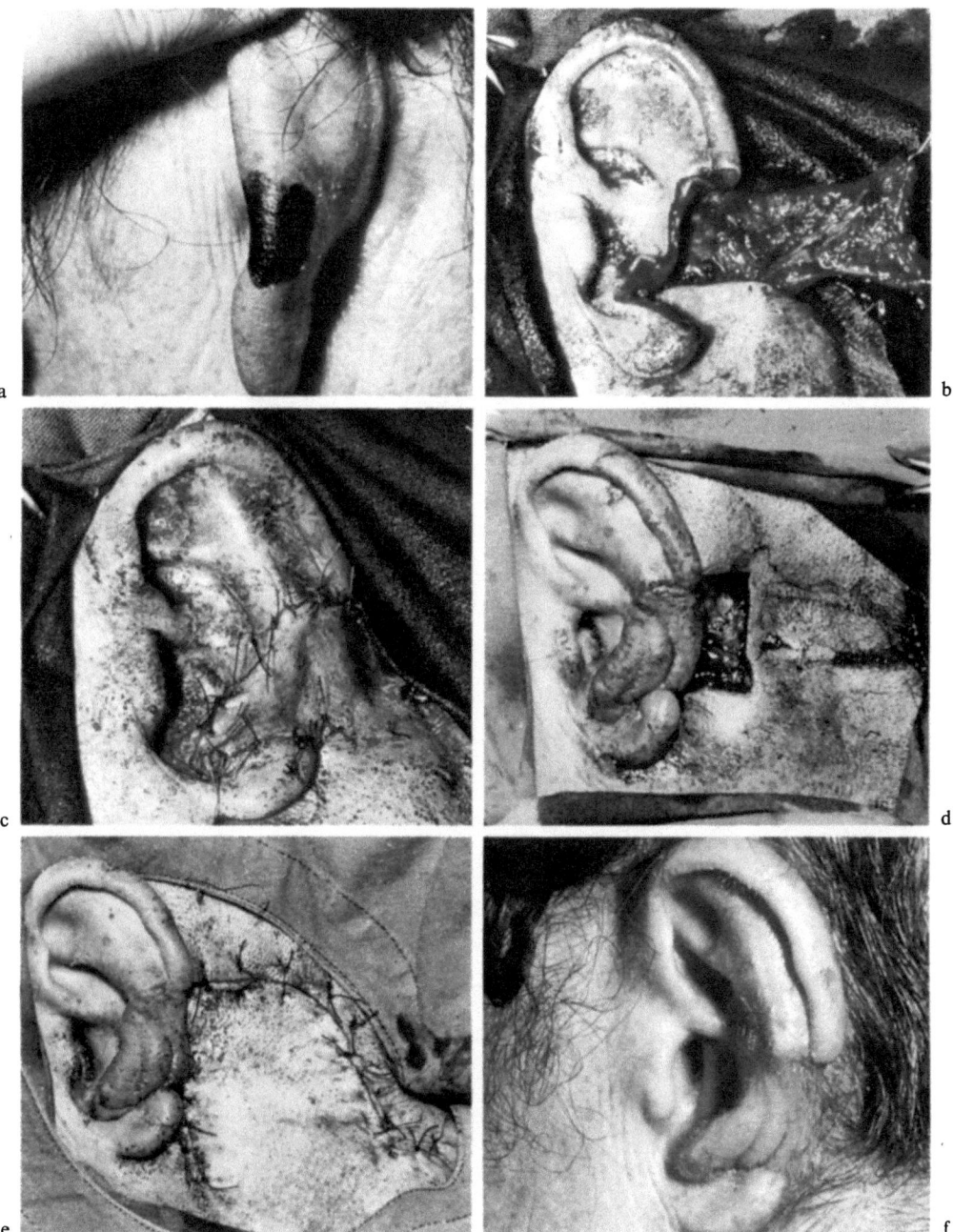

Tafel 15a–f (vgl. S. 76). R.E. 64jährige Frau. Malignes Melanom vom Typ des spindelzelligen superficial spreading melanoma. – 15a. Zustand vor operativem Eingriff. – 15b. Befund nach Tumorexcision und Vorbereitung eines retroauriculären Hautlappens. – 15c. Fixierung des retroauriculären Lappens in den Operationsdefekt mit Hilfe von Einzelknopfnähten. – 15d. 8 Wochen nach dem ersten Eingriff wurde der Lappenstiel durchtrennt und nach dorsal zwecks Aufbau der Rückwand der Ohrmuschel eingeschlagen. – 15e. Deckung der Lappenentnahmestelle mittels einer Rotationsplastik vom Nacken her. – 15f. Zustand 4 Monate nach dem zweiten operativen Eingriff

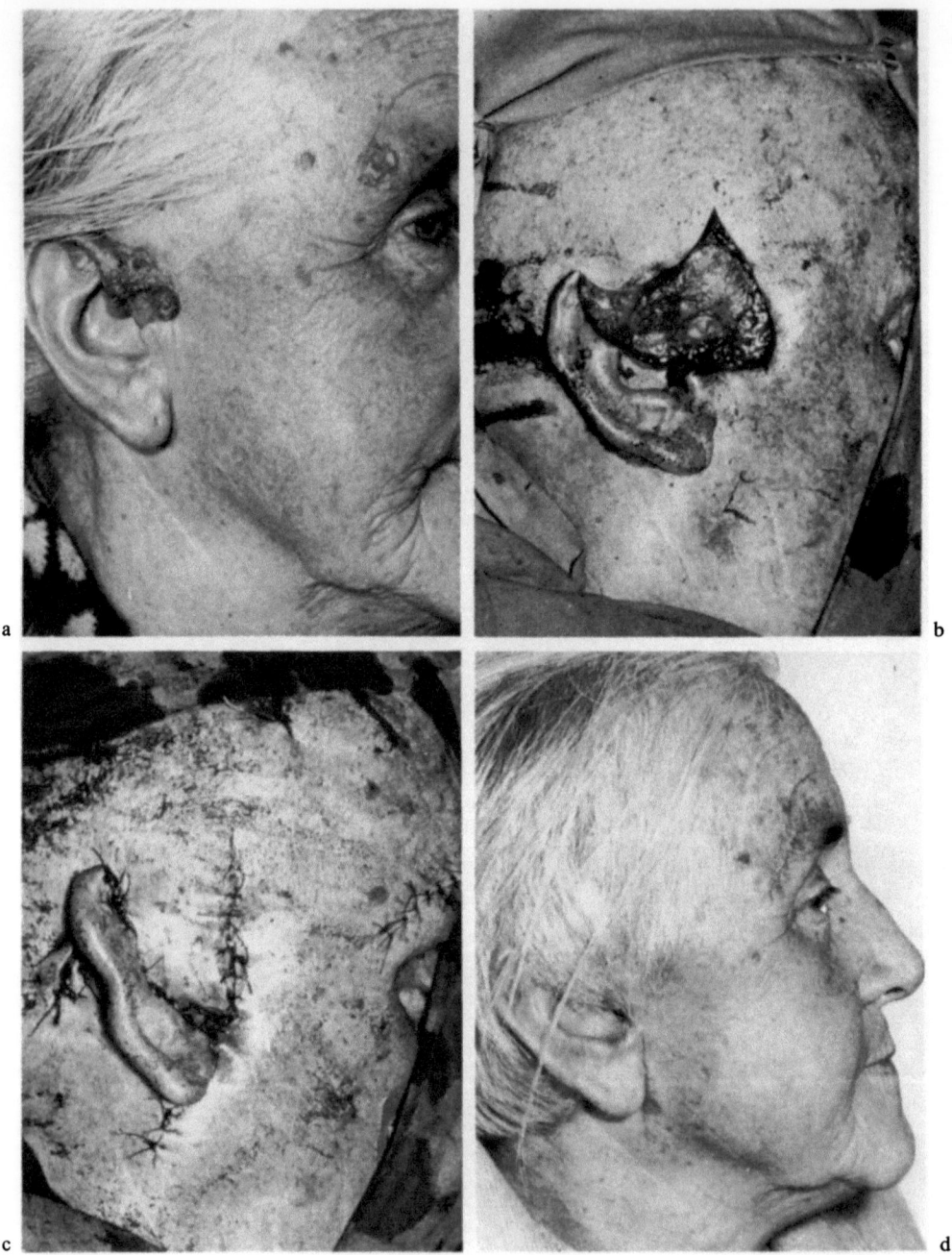

Tafel 16a–d (vgl. S. 78). H. I. 72jährige Frau. Morbus Bowen im Bereich des rechten Ohrmuschelansatzes. – 16a. Zustand ante operationem. – 16b. Befund nach Tumorexcision. – 16c. Zustand nach Deckung des Operationsdefekts mit Hilfe eines retroauriculären Hautlappens. – 16d. Zustand 4 Monate p.op.

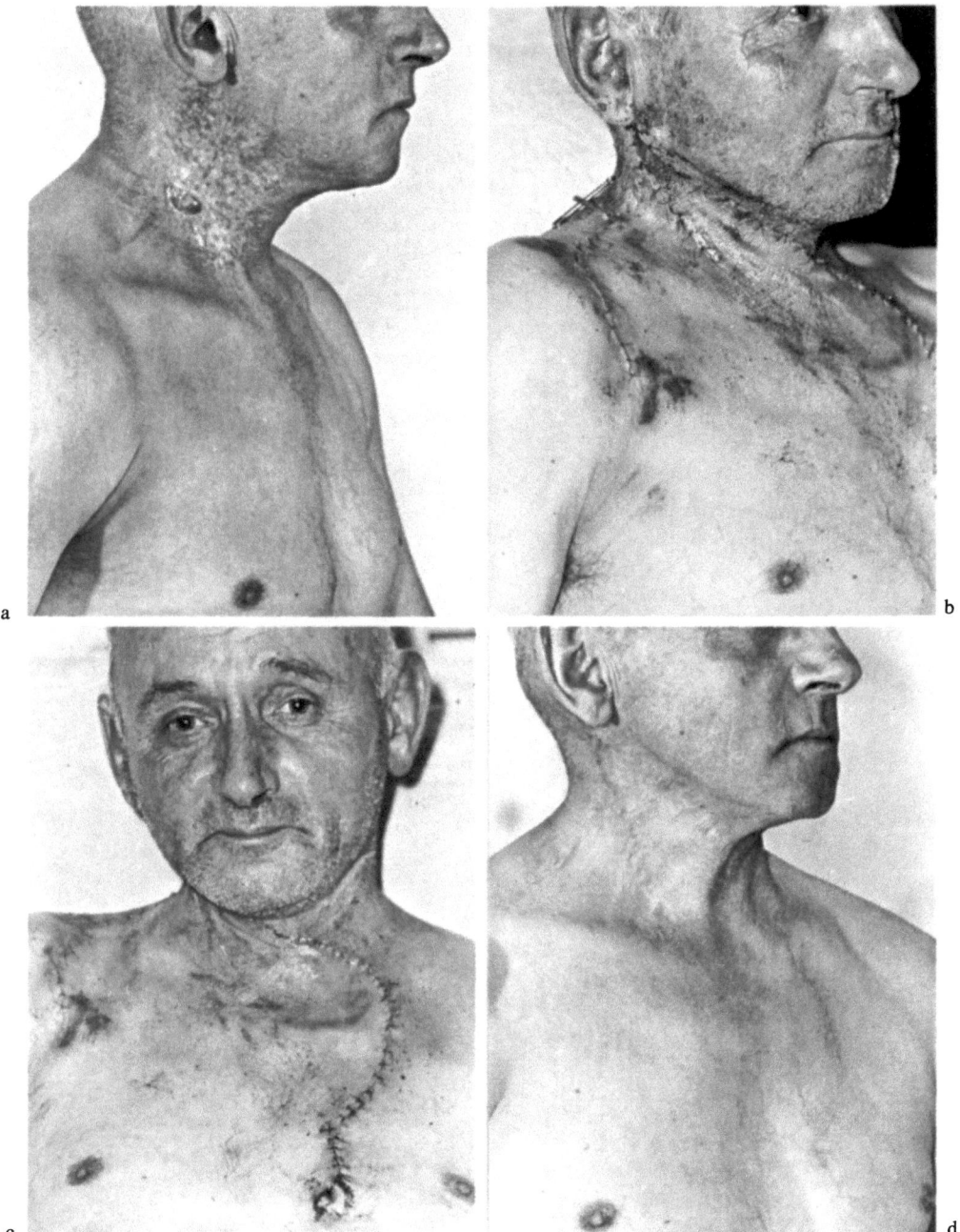

Tafel 17a–d (vgl. S. 80). M.F. 60jähriger Mann. Carcinoma spinocellulare auf dem Boden einer alten Strahlennarbe im Bereich der rechten Halsseite. Die Röntgenbehandlung war 16 Jahre zuvor wegen einer Aktinomykose erfolgt. – 17a. Zustand vor operativem Eingriff. – 17b und c. 8 Tage nach Excision des Krankheitsherdes einschließlich des gesamten Strahlenfeldes und Defektdeckung mittels doppelter Rotationsplastik von Schulter und Thorax her. – 17d. 18 Monate p. op.

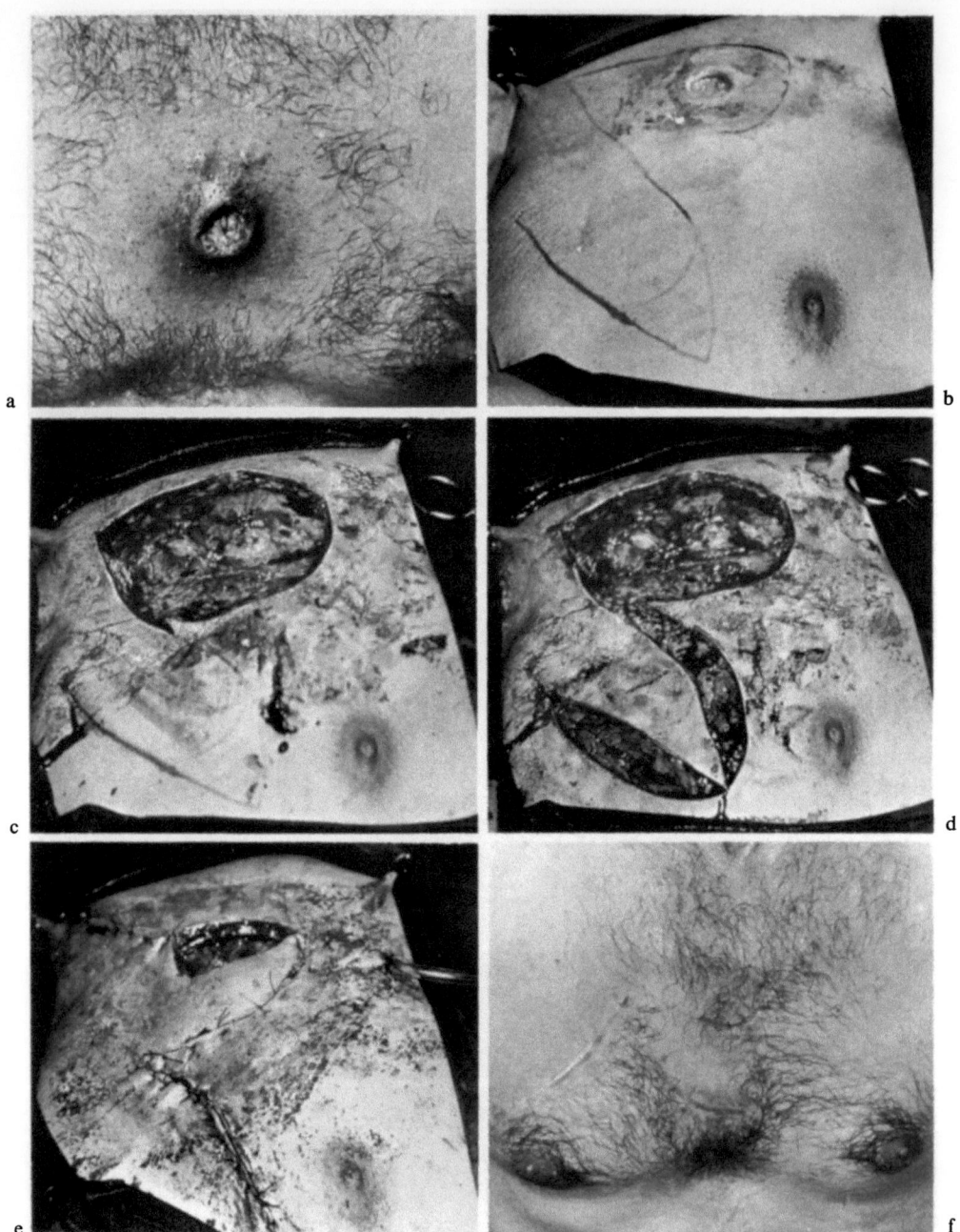

Tafel 18a–f (vgl. S. 80). R.G. 37jähriger Mann. Chronisches Ulcus über dem Sternum, histologisch kein sicherer Anhalt für Malignität. – 18a. Zustand vor operativem Eingriff. – 18b. Operationsskizze für Schwenklappenplastik. – 18c. Operationsdefekt nach Excision des Krankheitsherdes. – 18d. Schwenklappen zur Defektdeckung vorbereitet. – 18e. Wunde nach primärer Wundnaht der Lappenentnahmestelle und Transposition des Schwenklappens in den primären Operationsdefekt. – 18f. 7 Monate p. op.

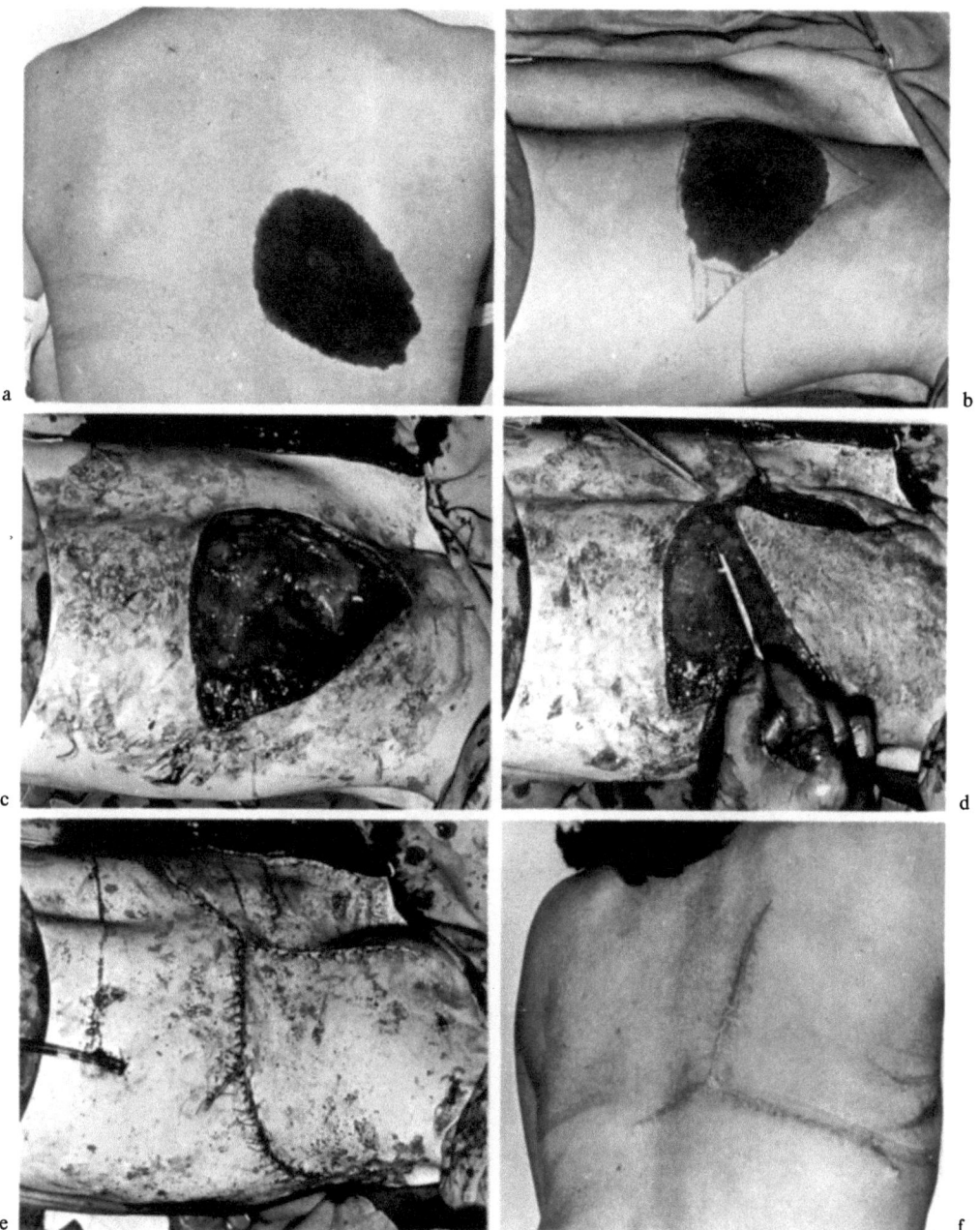

Tafel 19 a–f (vgl. S. 80). M. I. 28jährige Frau. Tierfellnaevus im Bereich der rechten Rückenhälfte. — 19a und b. Zustand vor operativem Eingriff. — 19c. Nach Excision des Krankheitsherdes. — 19d. Rotationslappen in den Operationsdefekt gebracht. — 19e. Operationsdefekt im Sinne einer Rotationsplastik geschlossen. — 19f. Zustand 6 Monate p. op.

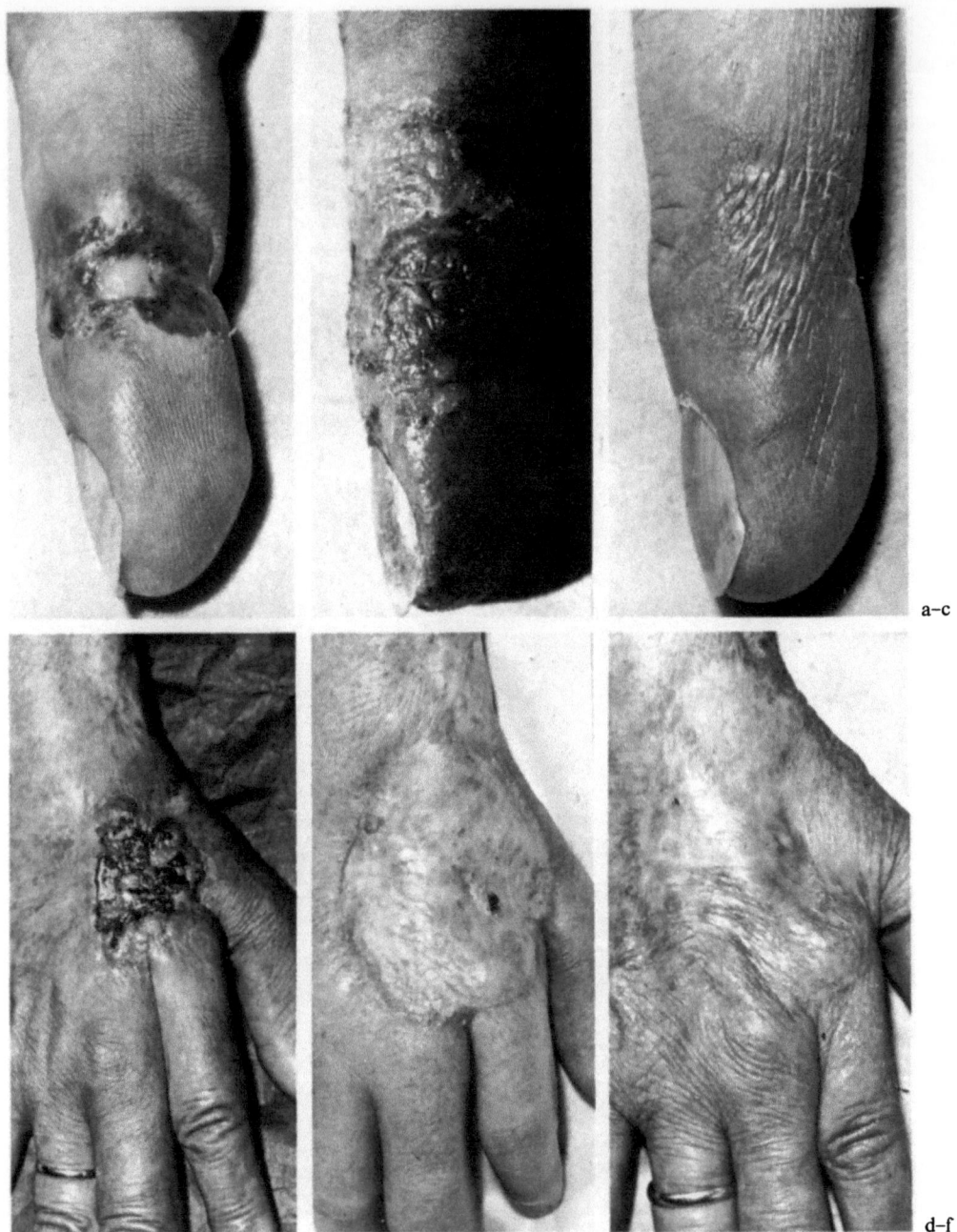

Tafel 20a–f (vgl. S. 89). a–c. C.H. 50jähriger Mann. Röntgenulcus am zweiten Finger links nach „Warzen-Bestrahlung" 7 Jahre zuvor. – 20a. Zustand vor operativem Eingriff. – 20b. 10 Tage nach Excision des Krankheitsherdes und Deckung des Defekts mit einem freien autologen Vollhauttransplantat (livide Verfärbung des Transplantats). – 20c. Zustand zwei Jahre p. op.
d–f. T.M. 66jährige Frau. Carcinoma spinocellulare im Bereich des linken Handrückens, das auf dem Boden einer Narbe nach Verbrühung im Kindesalter entstanden war. – 20d. Zustand vor operativem Eingriff. – 20e. 2 Monate p. op. – 20f. Zustand 14 Monate p. op.

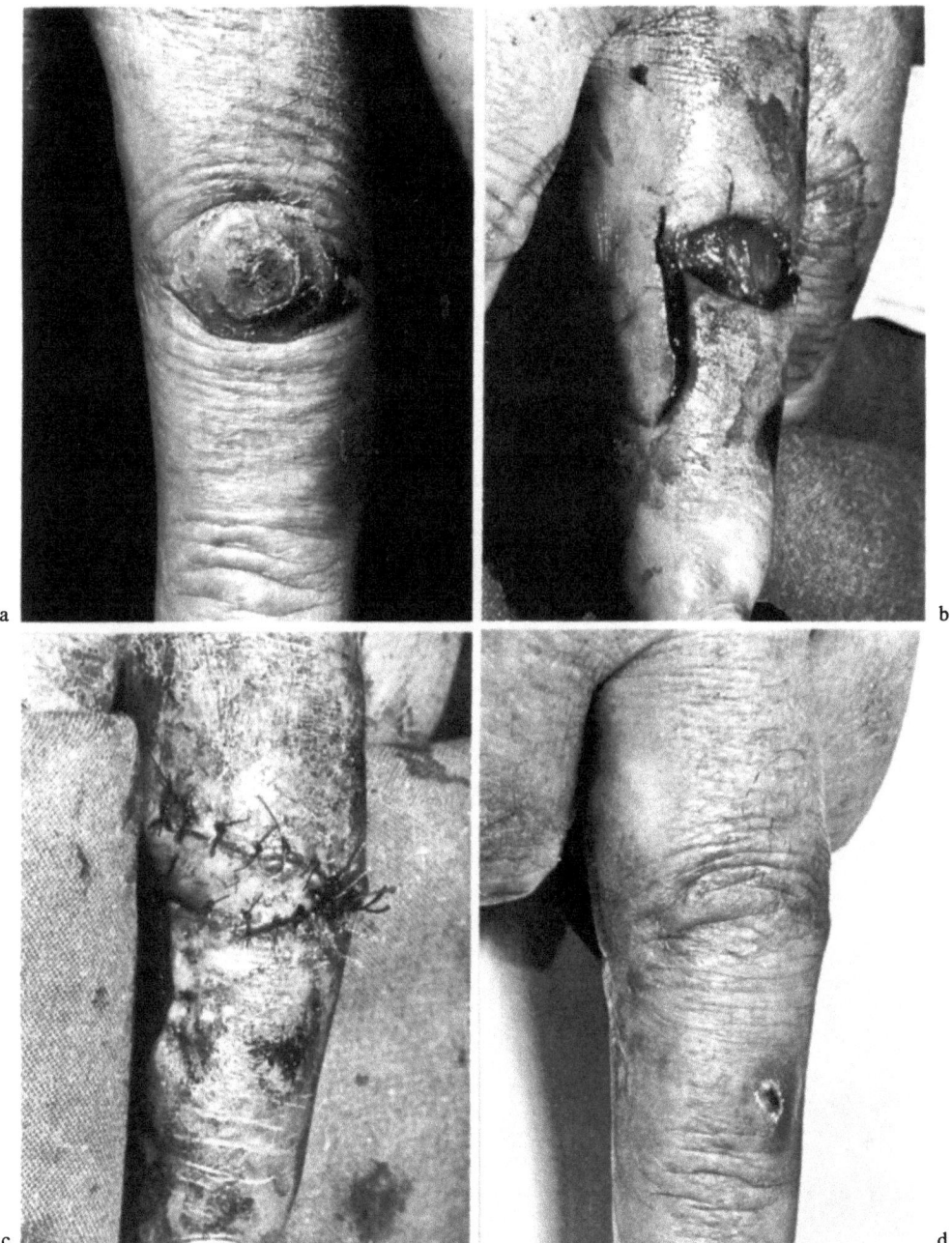

Tafel 21 a–d (vgl. S. 89). H. W. 49 jähriger Mann. Seit mehreren Jahren therapieresistente Verruca vulgaris über dem proximalen Interphalangal-Gelenk des 4. Fingers links. – 21 a. Zustand vor operativem Eingriff. – 21 b. Nach Excision des Krankheitsherdes. – 21 c. Befund nach Deckung des Operationsdefekts mittels eines Schwenklappens von der medialen Fingerseite her. Lappenentnahmestelle durch primäre Wundnaht geschlossen. – 21 d. 10 Monate p. op.

**Handbuch der Haut-
und Geschlechtskrankheiten**
Herausgeber: J. Jadassohn
In 23 Bänden

**Handbuch der Haut-
und Geschlechtskrankheiten**
J. Jadassohn. Ergänzungswerk.
Herausgeber: A. Marchionini
Schriftleitung: C.G. Schirren
Prospekt auf Anforderung

**Fortschritte der praktischen
Dermatologie und Venerologie
Band 7:**
Vorträge des 7. Fortbildungskurses
der Dermatologischen Klinik und
Poliklinik der Universität München
in Verbindung mit dem Verband
der Niedergelassenen Dermatologen
Deutschlands e.V. vom 22. bis
27. Juli 1973
Herausgeber: O. Braun-Falco,
D. Petzold
66 Abbildungen. IX, 334 Seiten
1973. DM 78,—; US $32.00
ISBN 3-540-06606-3

Haut
und Anhangsgebilde
Spezielle Histopathologie. Redigiert
von U.W. Schnyder
476 Abbildungen in 575 Einzeldar-
stellungen. XXVII, 793 Seiten. 1973
(Spezielle pathologische Anatomie,
Band 7)
Gebunden DM 294,—; US $120.60
ISBN 3-540-06010-3

**G. Stüttgen, H. Schaefer
Funktionelle Dermatologie**
Grundlagen der Morphokinetik,
Pathophysiologie, Pharmakoanalyse
und Therapie von Dermatosen
Unter Mitwirkung von L. Juhlin,
W. Lindemayr, A. Zesch, P. Harth
120 Abbildungen. 338 Tabellen
XVI, 531 Seiten. 1974
Gebunden DM 198,—; US $81.20
ISBN 3-540-06370-6

**H.J. Denecke, R. Meyer
Plastische Operationen
an Kopf und Hals**
In zwei Bänden

1. Band:
**Korrigierende und rekonstruktive
Nasenplastik**
515 größtenteils farb. Abbildungen
XII, 538 Seiten. 1964
Gebunden DM 368,—; US $150.90
ISBN 3-540-03108-1

2. Band:
**Plastiken des Gesichts, der Ohren
und des Halses** (einschl. Larynx,
Halstrachea und Pharynx).
In Vorbereitung

**T. Nasemann, W. Sauerbrey
Lehrbuch der Hautkrankheiten
und venerischen Infektionen**
für Studierende und Ärzte
300 Abbildungen. XX, 401 Seiten
1974. DM 48,—; US $19.70
ISBN 3-540-06439-7

Preisänderungen vorbehalten

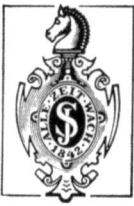

Springer-Verlag
Berlin
Heidelberg
New York

O. Braun-Falco, S. Lukacs
Dermatologische Röntgentherapie
Ein Leitfaden für die Praxis
40 Abbildungen (davon 9 farbig)
XVI, 175 Seiten. 1973
DM 32,–; US $13.20
ISBN 3-540-06321-8

A. Greither
Dermatologie und Venerologie
Eine Propädeutik und Systematik
82 Abbildungen. XIV, 212 Seiten
1972 (Heidelberger Taschenbücher,
Band 113, Basistext Medizin).
DM 16,80; US $6.90
ISBN 3-540-05957-1

H.-J. Bandmann, S. Fregert
Epicutantestung
Einführung in die Praxis
Im Namen der International Contact
Dermatitis Research Group
4 Abbildungen. 17 Tabellen
VII, 100 Seiten. 1973 (Ein Klinik-
taschenbuch). DM 12,80; US $5.30
ISBN 3-540-06237-8

Der Hautarzt
Zeitschrift für Dermatologie,
Venerologie und verwandte Gebiete
Organ der Deutschen Dermatolo-
gischen Gesellschaft
Titel Nr. 105
Schriftleitung: O. Braun-Falco,
D. Petzold

**Archiv für Dermatologische
Forschung
Archives for Dermatological
Research**
Titel Nr. 403
Schriftleitung: O. Braun-Falco,
J. Kimmig, G.W. Korting,
R.H. Cormane

Dermatology
**Zentralblatt für
Haut- und Geschlechtskrankheiten
sowie deren Grenzgebiete**
Zugleich Referatenteil des
Archivs für Dermatologische
Forschung/Archives for Dermatolo-
gical Research. Kongreßorgan der
Deutschen Dermatologischen
Gesellschaft
Titel Nr. 307
Schriftleitung: J. Schönfeld, R. Wolf

Probehefte und Auskunft über
Abonnementsbedingungen sowie
Preis und Lieferbarkeit antiquarischer
Bände erhalten Sie auf Anfrage.

Bitte schreiben Sie an:

Springer-Verlag
Werbeabteilung 4021
1000 Berlin 33
Heidelberger Platz 3

Preisänderungen vorbehalten

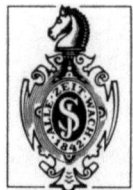

**Springer-Verlag
Berlin
Heidelberg
New York**

If you have any concerns about our products,
you can contact us on
ProductSafety@springernature.com

In case Publisher is established outside the EU,
the EU authorized representative is:
**Springer Nature Customer Service Center GmbH
Europaplatz 3, 69115 Heidelberg, Germany**

Printed by Libri Plureos GmbH
in Hamburg, Germany